中医药百年老字号

李沙 主编

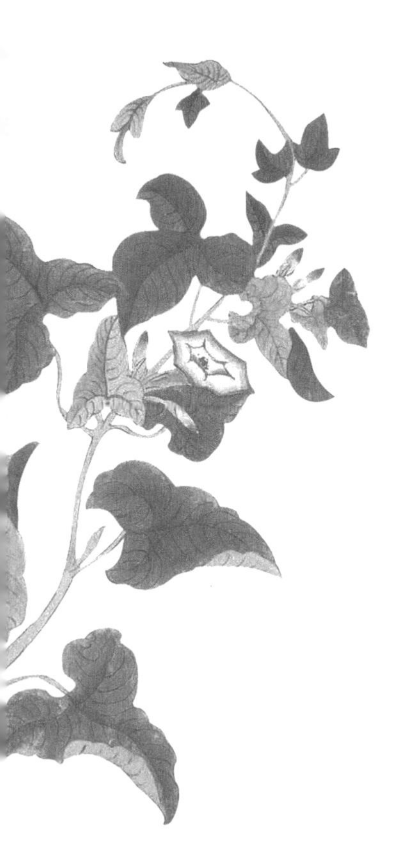

學苑出版社

图书在版编目（CIP）数据

中医药百年老字号 / 李沙主编 . — 北京 ：学苑出版社，2024.5

ISBN 978-7-5077-6964-7

Ⅰ . ①中… Ⅱ . ①李… Ⅲ . ①中成药－老字号－介绍－中国 Ⅳ . ① R286

中国国家版本馆 CIP 数据核字 (2024) 第 093223 号

责任编辑：战葆红
出版发行：学苑出版社
社　　址：北京市丰台区南方庄 2 号院 1 号楼
邮政编码：100079
网　　址：www.book001.com
电子信箱：xueyuanpress@163.com
联系电话：010-67601101（销售部）　010-67603091（总编室）
印 刷 厂：北京建宏印刷有限公司
开本尺寸：710 mm × 1000 mm　1/16
印　　张：24.25
字　　数：300 千字
版　　次：2024 年 5 月第 1 版
印　　次：2024 年 5 月第 1 次印刷
定　　价：100.00 元

目 录

前 言

纵观历史，每个行业都有老字号，中医药行业也有。那么，什么是老字号？什么是中医药百年老字号呢？

笔者认为，老字号是指历史悠久的各类经营主体（包括市场主体和非市场主体）在发展过程中形成的著名品牌。该经营主体具有以著名字号为核心部分构成的名称和以特色产品、技艺或服务为主要载体的品牌。这些名称和品牌体现的是深厚的文化底蕴、广泛的社会认同和良好的商业信誉。中医药百年老字号是指中医药领域创立及经营时间在百年以上的药店、药厂、医院和诊所等中医药经营机构形成的著名品牌。不过时间上也存在例外：一是中医药经营机构创立历史在百年以上，但其经营曾经中断过，累计经营时间不足百年。二是中医药经营机构创立及经营历史均在百年以上，但其名称使用曾经变更过，累计使用时间不足百年。

根据《中华人民共和国中医药法》关于“中医药是包括汉族和少数民族医药在内的我国各民族医药的统称”的规定，中医药涵盖我国各民族医药，既有汉族医药又有藏族、蒙古族、维吾尔族、傣族等少数民族医药。中医药学是中华民族的伟大创造，是中华民族原创的医学科学。中医药为中华民族的繁衍生息做出了巨大贡献，对世界文明进步产生了积极影响。其中，中医药百年老字号功不可没，熠熠生辉。几百年来，山西广誉远的龟龄集、苏州雷允上的六神丸，患者好评如潮；漳州片仔癀的神奇药片、武汉马应龙的独特痔膏，令人爱不释手；北京同仁堂的工匠精神、广州陈李济的创业故事，早已成为中医药界的行业楷模；长沙九芝堂的传统中药文化、杭州朱养心的传统膏药制作技艺，始终让数代人受益匪浅。

有鉴于此，国务院在《中医药发展战略规划纲要（2016—2030年）》中明确指出："加强对中医药百年老字号的保护。"这是国家层面首次提出"中医药百年老字号"的概念并将其写进政策法规文件，具有重要的历史意义和现实意义。

中医药百年老字号绝大多数植根于中小微民族企业。加强对其保护，充分发挥老字号的品牌和文化优势，贯彻实施国家中医药发展战略，激励老字号品牌振兴改革，扶持老字号品牌创新发展，有利于促进中医药企业做精做强做大，提高其优势病种诊疗能力、综合服务能力，增强中医药行业的国际竞争力。中医药百年老字号是我国民族医药行业发展中孕育的自主品牌，在全国人民、海外华人和国际友人当中具有深远影响。加强对其保护，整合中医药机构拥有的能力、品质、声誉、文化和影响等要素共同形成的综合形象，贯彻实施中医药机构自身品牌发展战略，激励承载单位重视品牌战略、加强品牌建设、依靠品牌发展、传播品牌文化，有利于不断提升中医药老字号品牌的社会影响力和竞争力，实现中医药机构的自主创新目标。

加强对中医药百年老字号的保护，也是本书出版的目的之一。本书的论述对象包括110个中医药百年老字号，分布在全国30个省、自治区和直辖市。其中97个为商务部认定复核的中华老字号（《关于中华老字号复核结果的公示》，商务部流通业发展司2023年7月31日），已在每篇文中标明；13个来源于相关省、自治区、直辖市的卫生医药志。为方便读者阅读和查询，全书便以老字号的分布地域进行分类，并以其创建时间的先后顺序进行排序。笔者用简传方式对其创建时间、历史沿革、文化传承、重要人物和产品、特色技艺和服务进行重点描述，同时突出其发展现状、社会贡献及对中医药百年老字号知识产权的保护。由于年代久远，凡涉及人物事件，历史文献难免存在错讹，专家学者亦会产生争议，故本书主要以地方专志作为依据并尽可能与传主单位官网的表述保持一致，意在坚持实事求是的客观原则，还原历史本来面目。

抚今追昔，中医药百年老字号普遍经历创业之艰难，饱尝实业之艰辛。为治病救人，它们曾努力研发新药提供诊疗，获得大众口碑；为夺取市场份额，它们曾展开不见硝烟的经营大战，获得竞争胜利。经过岁月的洗礼，存留下来的中医药百年老字号历久弥新，书写了流动鲜活的风情画卷，令人肃然起敬。因此，出版本书，不仅要为加强对中医药百年老字号的保护贡献力量，而且要为促进中医药传承创新发展贡献力量。通过本书，笔者希望进一步挖掘培育壮大中医药产业具有百年以上历史的优秀品牌，彰显其资源优势、竞争优势和品牌优势，提升其知名度、美誉度和影响力，增加其品牌价值、经济价值和文化价值，进一步推动中医药百年老字号满足人民群众对简便验廉的中医药服务需求，为大众提供信誉好、质量优的中医药产品和服务，并拓宽中医药服务领域，丰富和满足大众医疗健康需求。

李 沙

2023 年 12 月

北京市

鹤年堂

鹤年堂是目前中国已知现存最长寿的医疗机构之一，迄今已有 600 多年的历史。2011 年 3 月被商务部认定为第二批“中华老字号”（名单序号：北京 33），代表性注册商标是“鹤年堂”。

鹤年堂问世于明永乐三年（1405 年），当时是由元末明初湖北武昌籍人氏丁鹤年（回民）在北京创建的民间医药铺，原址坐落在现西城区菜市口大街铁门胡同迤西路北、骡马市大街西口处，与回民聚居的牛街相邻。令人钦佩的是，丁鹤年是在 70 岁高龄创业。面对这样一位高寿长者创办的医药铺，老百姓自然多了几分信任。有资料显示，截至 1956 年，鹤年堂经以下四大家族 17 代人共计传承 551 年。

丁鹤年家族，4 代 120 年（1405 ~ 1525 年）。创始人丁鹤年是养生家。明永乐六年（1408 年），中国南方暴发大瘟疫，丁鹤年结合祖传验方和当时疫情研制出“避瘟金汤”（后定名“鹤年甘露饮”），无偿赠送灾民。明永乐七年（1409 年），郑和第三次下西洋，将中国预防和治疗疫疹之法与鹤年甘露饮传入印度、斯里兰卡等国。

曹蒲飒家族，7 代 230 年（1525 ~ 1755 年）。鹤年堂第五代传承人曹蒲飒是浙江药商。明嘉靖三十五年（1556年），鹤年堂进入全盛时期，以菜市口起源店为总号，相继开设东、西、南、北4家分号，有“五鹤朝天”之称。明嘉靖三十六年（1557年），鹤年堂秘制“长生不老鹤年春酒”和“鹤年四宝酒”，并被嘉靖皇帝收用且列为宫廷秘方。明隆庆二年（1568年），相传抗倭名将戚继光为鹤年堂题写“调元气”“养太和”这代表鹤年堂养生理念精髓的牌匾。

王圣一家族，4代172年（1755 ~ 1927年）。鹤年堂第十二代传承人王圣一是京城名医。清乾隆二十三年（1758年），鹤年堂出版发行《西鹤年堂丸散目录》，记载着516种中药及功能、主治、服用方法等，是中国最早公开发行的“百姓用药指南”。同年，鹤年堂在正阳门开设分号。

刘一峰家族，2代29年（1927 ~ 1956年）。鹤年堂第十六代传承人刘一峰是两代御医之后。自1927年他执掌西鹤年堂后，再次大规模扩张。1929年初，西鹤年堂在东安市场正门内头道街开设第一支店。1934年，作为西鹤年堂掌柜、北平国药公会主任委员，刘一峰在爱国人士冯玉祥的支持下，联合北平医药界人士强烈抗议国民党政府的《废止中医案》，社会反响强烈，为中华优秀传统中医药文化的延续和复兴做出了重要贡献。1935年，鹤年堂出版发行《西鹤年堂参茸醪醴丸散膏丹价目表》，记载了694种中药，而传承配本上记载的品种更多。如曾是宫廷贡酒的佛手酒、玫瑰酒、金桔酒、茵陈酒以及养生“四宝酒”“甘露饮”“午时茶”等，成为鹤年堂最具特色、具有广阔产业前景的传统中医药养生宝库。同年8月，西鹤年堂在西单北大街开设第二支店并在陶然亭建立鹿苑和药圃。对此，1935年12月刊行的《旧都文物略》曾评价说：“同仁堂及西鹤年堂药铺，皆数百年营业，声闻全国。近虽西药林立，即同仁、鹤年二家家族，于北平四城设公肆无数，而购药者不约而同趋前门菜市口两处。”1936年4月，西鹤年堂又在陕西省西安市鼓楼南街开设第三支店，享誉四方。

因鹤年堂以养生立店，充分发挥中医药的作用，且效果显著，故受到明清以来历朝皇亲国戚、官宦名人及庶民百姓的普遍赞誉。鹤年堂起源店现悬有匾额两方：店堂内悬“鹤年堂”横匾一方，金底黑字；店门外悬“西鹤年堂”横匾一方，白底黑字。据民国文人陈宗藩在其所著《燕都丛考》中的考证：鹤年堂匾为清代盛本所书，西鹤年堂匾为清代李忠丞所书。在独特养生思想指导下，鹤年堂的中药饮片炮制技术享誉京城。据《北京市志稿》中描述：“本市药业，鹤年堂以精制饮片著名，其炮制皆遵古法。”《北京卫生大事记》记载：“早年间北京就曾流传着这样的说法：‘要吃丸散膏丹请到同仁堂，要吃汤剂饮片请到鹤年堂’。”

1956 年实行公私合营，西鹤年堂更名为“公私合营西鹤年堂”，先后归属北京市药材公司、宣武区一商局、宣武区医药药材总公司。其间，1958 年陶然亭地区城市改造、建立陶然亭公园时，陶然亭鹿苑和药圃被关闭撤销。不久，东安市场支店和西单支店、中药生产厂也从西鹤年堂资产中剥离，只剩下西鹤年堂菜市口总店。直到 1964 年 6 月，西鹤年堂注册成立“北京西鹤年堂中药铺”，走更加专业化、特色化的发展之路。1967 年，西鹤年堂更名为“人民药店”，“鹤年堂”匾额被北京市文物局收藏。1978 年，又更名为“宣武区菜市口药店”。

改革开放后，鹤年堂砥砺前行，发展迅速。1981 年，鹤年堂恢复老字号，菜市口药店更名为“北京市宣武区鹤年堂中药店”，“鹤年堂”匾额从市文物局所属首都博物馆领回。1991 年 9 月，经国家商标局核准，北京市宣武区鹤年堂中药店获得“鹤年堂”注册商标专用权，核定使用商品为第 5 类：药品、膏药、消毒剂、中药材、药茶、药酒等，企业在知识产权保护方面迈出重要一步，为以商标作为品牌载体、不断拓展品牌空间打下良好基础。1995 年，鹤年堂中药店改制更名为“北京市宣武区鹤年堂药品经营公司”，企业突出鲜明的市场色彩。1997 年 8 月，以鹤年堂公司为龙头合并广安门中西药品批发站、牛街药品批发站、樱桃园药店，注册成立“北京市鹤年堂药品经营公司”，企业走向规模化、集约化和现代化。2002 年 8 月，实行经济体制改造，组建为“北京鹤年堂医药有限责任公司”，企业踏上新征程。2008 年 6 月，“传统中医药文化（鹤年堂中医药养生文化）”被国务院确定为第二批国家级非物质文化遗产代表性项目，在鹤年堂发展史上又增加了一座新的里程碑。这是目前全国非物质文化遗产保护名录中唯一关于养生方面的项目，也是唯一的中医药养生项目。2012 年 4 月，鹤年堂医药公司成立“北京鹤年堂中医医院有限公司”，开设中医科、内科、外科、妇产科、儿科、皮肤科、耳鼻咽喉科、肿瘤科、骨伤科、老年病科、针灸科、推拿科康复医学专业/中西医结合科等专业科室，秉承 600 多年鹤年堂中医药治病、防病、养生“三位一体”特色精髓，兼容西医，名医、名药、名方、名法荟萃，发挥对各类常见病、慢性病、易复发顽固性病症、西医不明病症、疑难杂症的诊断治疗以及中医治未病、养生方面的优势。

鹤年堂是中国传统医药的传承者和弘扬者，数百年坚持“生身以养寿为先，养身以却病为急”的理念，形成了以“调元气，养太和”为文化内涵的鹤年堂中医药养生文化，包括“和者鹤寿”的天年观，“阴阳之律，性命之本”的认知观，“终身养生不辍，整体平衡不偏”的整体观及形养术、神养术、药护术、食养术、按摩术等。鹤年堂中医药养生文化有着跨越几个世纪的实践基础，是数百年来祖国中医药曲折发展的历史缩影。

永安堂

永安堂是北京著名中医药机构，迄今已有近 600 年历史。2011 年 3 月被商务部认定为第二批“中华老字号”（名单序号：北京 32），代表性注册商标是“永安堂”。

永安堂始创于明永乐十四年（1416 年），对此，永安堂原主人之一于清乾隆九年（1744 年）编撰的《北京永安堂参茸胶醴丸散膏丹药目序》中曾有记载。不过由于史料匮乏，永安堂前期 300 多年的发展情况目前大多已无从可考。仅相传，明景泰朝进士、翰林院编修江朝宗曾为该店题有“济世寿民”牌匾。永安堂早年的地址位于北京齐化门街（今朝阳门内大街），即原东四牌楼东南角，故清代以来有“内永安、外同仁”之说，指永安堂在城里，同仁堂在城外。永安堂两层楼面，门楹中央悬挂“永安堂”颜体楷书匾额，由清代文人钟少儒题写；匾额两端则分挂“采云”“炼月”的金字配匾；高雅严肃，庄重气派。

据上述《北京永安堂参茸胶醴丸散膏丹药目序》中称，永安堂的经商宗旨是“实与名副，财以道生”。虽历经数百年风雨洗礼，永安堂始终恪守这一店规祖训，并秉承“讲究配方、精选药材、苛求质量”的优良传统，使其商业诚信位列京城乃至全国医药界前茅。在几十代人的艰苦创业下，正如民国时期所刻《永安堂重刊参茸胶醴丸散丹价目表声明》中所说：“久研病理，深攻药性，专运各省地道生熟药材，遵照古方暨名医秘授，虔修各种丸散膏丹，精选上品参茸胶醴，并制南北精良饮片。货真价实，驰名久远。”

清光绪三十三年（1907 年），河北三河县（今三河市）人、清光绪十八年（1892 年）走进永安堂的老员工杨周臣出任永安堂总经理。他精通业务，勤于管理，或坐堂闻听，或后堂（药厂）查看，并一贯秉承自己制定的“监制者责任重大，终日督饬，唯恐疏漏，虽神疲力竭，亦弗敢稍懈”的治店原则，使永安堂进一步欣欣向荣，生意兴隆，门庭若市，故杨周臣堪称永安堂史上最杰出的贡献者。在他带领下，至 20 世纪 30 年代，永安堂的发展达到鼎盛时期，成为能够自制 16 个门类、约 1100 种中成药的大型国药店，外厂药品一律不销。其中独门名药有羚翘解毒丸、神授化痞丹、西黄清醒丸、紫雪丹、肺灵和疥药一扫光等，供不应求，备受推崇。特别是在1915年9月北京出品展览会上，羚翘解毒丸还曾获得京都市政公所出品协会颁发的特等奖；另有一些1935年获北平市政府特等奖和全国铁路沿线出产货品展览会超等奖。民国时期，永安堂还率先开展药品邮寄业务，在永安堂一些门店都设立了邮寄专柜，邮寄业务辐射全国30多个省市地区，而且为顾客邮寄药品均为免费，深受广大顾客欢迎。

新中国成立后，永安堂始终坚持诚信经营，货真价实，使得1952年在资本主义工商业开展“五反”运动后，它在众多药商中被定为“完全守法户”。1956年1月实行公私合营，因中成药改由国营批发部门计划供应，故永安堂原有生产部门被撤销，以往前店后场、自产自销的经营模式停止。“文革”期间，清代钟少儒题写的“永安堂”牌匾被取下（后丢失），永安堂也被迫更名为“曙光药店”。

改革开放后，永安堂迅速踏上新征程，一路高歌猛进。1988年，永安堂恢复原名，老字号东山再起，获得新生。1994年5月，永安堂经大规模改建装修后竣工，重新开业。其建筑风格既保留了传统的古朴典雅，又具有亮丽的现代气息。1995年，成立“北京永安堂医药公司连锁店”，共设7家分店，开始规模经营，实行统一进货、统一配送、统一管理和统一核算。1997年9月，经国家商标局核准，北京永安堂医药公司连锁店获得“永安堂”注册商标专用权，核定服务项目为第42类：医药咨询，企业知识产权保护达到全新高度，进一步拓宽了知名品牌的市场化运作空间。1998年11月，成立“北京永安医药总公司”，企业走向正规化、集约化和现代化。2001年3～12月，永安堂又陆续设立了和平里、朝内、宽街等6家连锁经营门店，企业规模更加扩大。2002年6月，北京永安医药总公司对旗下原有永安堂、永仁堂、保和堂、宏仁堂等20多家优秀品牌门店进行整合，改制成立“北京永安堂医药连锁有限责任公司”，形成统一名称、统一字号、统一门头装修风格，并由总部进行统一管理、统一配送的连锁经营模式，总部设在东城区东四南大街118号，下设门店27家，分布在东城区王府井、东单、东四、和平里、北新桥、安定门、东直门、北京站等主要街区，百年老店一片繁荣景象。如此连锁经营为永安堂发挥其坐堂医生的传统特色提供了广阔空间。2003年6月，北京永安堂医药连锁有限责任公司先后成立宏仁堂、王府井、东华门、永仁堂等9家中医诊所，这些诊所均为永安堂公司的分支机构，分别开展中医科诊疗服务，实现中医与中药紧密结合的格局。截至2005年，该公司在北京已经是拥有38家直营药店、15家加盟药店的重磅零售连锁企业。

2016年7月，北京永安堂医药连锁有限责任公司被中国医药协会认定为“最佳药品零售连锁企业管理奖”，企业锦上添花。2019年11月，由北京市东城区市场监管局牵头组织，永安堂等5家药品零售连锁总部与北京协和医院、北京医院等5家地处东城区的医疗机构，签订《东城区医疗机构与区属药品零售连锁总部药学服务“帮扶结对”合作协议书》。根据协议，医院将为帮扶结对药店提供专业药学服务，帮扶药店在经营过程中则可以通过邮箱、微信等方式，及时向结对医疗机构咨询服务中遇到的疑难问题。

同仁堂

同仁堂是家喻户晓的中国医药业著名百年老店，迄今已有350多年的历史。2006年11月被商务部认定为第一批“中华老字号”（名单序号：北京35），代表性注册商标是“同仁堂牌”。

相传明代永乐年间，浙江宁波府慈溪县（今宁波市江北区慈城镇）人乐良才举家迁往北京，以走街串巷、行医卖药为生，当时称为铃医。清代初期，乐氏在京第四代传人乐显扬也如其曾祖父一样是个铃医，但不久乐显扬入职皇宫太医院担任吏目（医官），这使他有机会收集大量的宫廷秘方、民间验方及祖传配方等。清康熙八年（1669年），乐显扬兼职行医，并在前门西打磨厂街创办同仁堂药室，世代相传，又称乐家老铺，从此开启了百年老字号同仁堂走向无限辉煌的历史大幕。

清康熙四十一年（1702年），乐氏第五代传承人、乐显扬第三子乐凤鸣接续祖业，迁址前门外大栅栏路南，更名为“同仁堂药铺”，前店后场、自产自销，并在宫廷秘方、民间验方、祖传配方基础上总结前人制药经验，于清康熙四十五年（1706年）汇集完成《同仁堂乐氏世代祖传丸散膏丹下料配方》（简称同仁堂传统配本）和《同仁堂虔修诸门应症丸散膏丹总目》（简称同仁堂药目）两部书，为同仁堂享誉全国、药香四海做出了卓越贡献。尤其乐凤鸣在同仁堂药目一书序言明确提出“炮制虽繁必不敢省人工，品味虽贵必不敢减物力”的训条，成为历代同仁堂人的诚信制药原则，且作为门楹，夺人眼目。不但一般病家、客商云集赐顾，就连皇家也离不开同仁堂。清雍正元年（1723年），由皇帝钦定同仁堂供奉清宫御药房用药，此后同仁堂独家承办官药，服务清廷凡188年之久，历经8代皇帝。其自制的王牌名药包括牛黄清心丸、安宫牛黄丸、乌鸡白凤丸、大活络丸等，深受各界欢迎，至今行销于世。在跨越3个世纪的时间里，同仁堂遵照皇家挑选药材标准、恪守皇宫秘方和制药方法，形成一套严格的质量监督制度，同仁堂与清宫太医院、御药房之间有机地融合和影响，形成了同仁堂中药的特殊风格。

18世纪末至19世纪初，同仁堂股权旁落，步履维艰。清道光十一年（1831年），乐氏第十代传承人乐平泉仅作为同仁堂每日可领取微薄“字号银”的铺东，而没有任何经营权。面对同仁堂由外姓人掌控的局面，乐平泉开设“广仁堂”药室积累资金，直至清道光二十三年（1843年），才终于收回了落入他人之手90年的同仁堂，史称“同仁堂中兴”，乐平泉也成为同仁堂继往开来的重要人物。

自清光绪三十三年（1907 年）至民国时期，乐氏族人分别在上海、天津、汉口、长春、西安、长沙、福州等地开设分店共计 44 家，但其店名不以同仁堂称，而是只在店名前冠以“乐家老铺”四个字。1948 年，乐氏第十三代传承人乐松生接任同仁堂经理，迎来新中国成立的曙光。1954 年 8 月，同仁堂率先实行公私合营，并于 1957 年成立“同仁堂中药提炼厂”，开创了中药西制的先河。

伴随改革开放的大潮，同仁堂获得新生。1979 年，同仁堂厂、店、牌号均得以恢复，百年中医药老字号犹如插上腾飞的翅膀。1983 年 2 月，经国家商标局核准，北京同仁堂获得“同仁堂”注册商标专用权，核定使用商品为第 5 类：中药。同仁堂知识产权意识十分超前，以商标作为著名品牌核心价值，品牌市场化运作空间进一步扩大。1989 年 11 月，“同仁堂”注册商标被国家工商局认定为“中国驰名商标”，受到国家特别保护，这是第一件被认定为驰名商标的国内商标，企业喜获殊荣。1992 年 8 月，“中国北京同仁堂集团公司”组建成立，同仁堂开始实行现代企业制度，集团公司以中药为主导，集产供销、科工贸于一体。

1997 年 6 月，由集团公司下属 6 家绩优企业组建成立“北京同仁堂股份有限公司”，同月，同仁堂股票在上海证券交易所主板 A 股上市，标志着同仁堂进入资本市场。2000 年 5 月，成立“北京同仁堂科技发展股份有限公司”，同年 10 月在香港联合证券交易所创业板上市，创下了国内首家 A 股分拆成功上市的纪录。2001 年 7 月，中国北京同仁堂集团公司变更企业名称，由北京市政府授权的“中国北京同仁堂（集团）有限责任公司”正式挂牌，标志着同仁堂实现了规范化和现代化的公司制转变，堪称企业体制上的一次重大变革。2006 年 3 月，同仁堂博物馆开建，公司大举进军文化创意产业，充分诠释了“文化是企业长寿基因”的道理。同年 5 月，“同仁堂中医药文化”被国务院确定为第一批国家级非物质文化遗产代表性项目，在同仁堂发展史上又增加了一座新的里程碑。同仁堂中医药文化集中体现在“同修仁德，济世养生”的价值观、“炮制虽繁必不敢省人工，品味虽贵必不敢减物力”的质量观、“讲信义，重人和”的经营理念、“童叟无欺，一视同仁”的职业道德，以及同仁堂的品牌和特有标记。同仁堂传统中药炮制技术、同仁堂的制药特色即传统中医药与宫廷制药的融合，堪称“处方独特、选料上乘、工艺精湛、疗效显著”。2014 年 11 月，同仁堂的“中医传统制剂方法（安宫牛黄丸制作技艺）”又被国务院确定为第四批国家级非物质文化遗产代表性扩展项目。安宫牛黄丸系同仁堂传统品种，被誉为“温病三宝”之一，具有清热开窍、豁痰解毒的功效，有“救垂危于顷刻，救急症于即时”的美誉，故常被百姓作为家中必备之良药。此两项国家荣誉成为同仁堂获得的最有代表性的荣誉，同仁堂成为国内不多的先后拥有两项国家级非物质文化遗产的企业。

长期以来，成绩斐然、荣誉等身，同仁堂在中医药产业已是世界公认的领袖型企业。截至 2021 年底，公司以生产和销售传统中成药为主业，拥有以安宫牛黄丸、同仁牛黄清心丸、同仁大活络丸等为代表的产品以及众多经典药品，常年生产的中成药超过 400 个品规，产品剂型丰富，覆盖内科、外科、妇科、儿科等类别，可较好地满足不同年龄层次、不同类别中药消费群体的多样化需求。其中，为提高市场占有率，公司销售部门对主力品种、发展品种、药酒品种、潜力品种 4 类品种群分类运作，同时进一步明确终端工作方向及定位。以同仁牛黄清心丸和同仁大活络丸为代表的主力品种，继续以联合营销模式为基础，规范渠道秩序，扩充讲师队伍，加大空白市场开发力度，推动终端实销上量；发展品种侧重强化经销商品种运作意识，遴选品种单独定策，进一步加大市场管控范围及力度；药酒品种继续突出区域管理，对部分品种重新梳理分销渠道，强化考核严肃性；

而潜力品种在保证经营质量的基础上，明确考核体系、优化奖励方案，激励经销商发挥主动性。营销团队在坚持四类品种群分类运作的基础上，特别选取坤宝丸、五子衍宗丸、国公酒、调经促孕丸在内的8个重点品种实行控销管理，有效提升了产品获利能力，同时很好地传承和弘扬了中华优秀传统中医药文化。

白塔寺药店

白塔寺药店是北京著名药店，迄今已有150多年的历史。2006年11月被商务部认定为第一批“中华老字号”（名单序号：北京24），代表性注册商标是“白塔寺药店”。

白塔寺药店的前身是早年创建、后衰退的“琪卉堂”和“大和堂”这两家药铺，均问世于清同治十一年（1872年）。清光绪七年（1881年），曾任宫廷御医的吴霭廷收购“千芝堂”药铺，聘请王子丰担任掌柜。后吴、王二人反目，吴霭廷便请吴受臣负责经营。1917年，吴受臣买下“琪卉堂”字号，王子丰买下“大和堂”字号，各自分别迁址，在阜成门大街白塔寺开办“琪卉堂”药铺和“大和堂”药铺，展开市场竞争。

1942年，琪卉堂和大和堂先后被资本家谢康夫买下，他在营业执照上增添“新记”二字，称“北京琪卉堂新记”和“北京大和堂新记”。谢家经营的这两家药铺既做零售又搞批发，以选料道地、调剂讲究、饮片精纯、药品齐全、服务优良闻名。

1953年，北京琪卉堂新记和北京大和堂新记这两家药铺都被收归国有，成立“中国医药公司北京市公司第二门市部”，并于1954年开业。1955年，该门市部转由北京市药材公司管理，更名为“北京市药材公司第二门市部”。此后的20多年间，“国营二门”的简称一直走俏。由于国家对医药机构的重视和扶持，使该门市部生意日益红火，尤其是保持了饮片为主的经营特色。在计划经济时期，药品和其他商品一样，经常发生短缺某一种成药（或饮片）的情况，而该门市部以饮片齐全闻名京城，抓草药到“国营二门”已成为北京人的共识。

改革开放后，白塔寺药店发展得更好。20 世纪 70 年代末，白塔寺药店在原址之上翻建为中西合璧建筑风格的 5 层大楼，经营面积为 1200 平方米。翻建后的白塔寺药店于 1980 年 3 月重张开业，正式启用“白塔寺药店”的名称，老舍先生的夫人、著名书画家胡絜青女士为其题写“白塔寺药店”匾额。在保持名店经营特色和老字号优良传统的基础上，白塔寺药店提出了“以药品质量为生命线，创建放心药店，重塑国有企业社会形象”的奋斗目标；坚持以市场为导向，强调“信誉、特色与质量共存”。药店严把药品进货验收、检测复核、效期管理和贮存养护；为保障饮片的质量，药店聘请专家对库存商品进行鉴定。药店在青海省西宁市城东区西旱台拥有一座 500 亩绿色中药材种植基地，从源头上保证道地药材的品质，主要产品实现原料基地化生产。如黄芪、甘草，务必选内蒙古自治区所产；川贝、黄连，必择于四川所出，突出了选料道地、加工精细、炮制适度的特色。

1995 年 7 月，成立“北京金象复兴医药股份有限公司白塔寺药店”，白塔寺药店为金象医药公司的分支机构。同年，白塔寺药店创办京城首家中医诊所——北京白塔寺中医诊所，现已形成中医内科、妇科、儿科、理疗、肿瘤、心理咨询、养生保健等多种诊疗特色，聘请享受国务院特殊津贴的名老专家、国家级市级名老中医、中医世家传承人等声誉颇高的中医名家坐诊，深受社会好评。自古以来，中医的特点是医药不分家，曾经的老药铺坐堂应诊是传统中医行医的特有方式，也是中医最基本的存在方式。白塔寺药店将坐堂医转变为中医诊所模式，是传统中医坐堂模式的升级与迭变，社会意义和现实意义十分深远。1996 年 7 月，白塔寺药店成为北京市经营企业首批“消费者满意商店”之一，知名度和影响力大幅提升。1998 年 1 月，经国家商标局核准，北京金象复兴医药股份有限公司白塔寺药店获得“白塔寺”注册商标专用权，核定服务项目为第 35 类：推销（为他人），企业知识产权保护迈出重要一步，为知名品牌市场化运作打下良好基础。1999 年，该药店设立了精制饮片专柜，并实行代客煎药、外配加工、为顾客邮寄商品、租借轮椅等多项便民服务措施。2003 年 7 月，白塔寺中医诊所更名为“北京金象复星医药股份有限公司白塔寺妙应堂中医诊所”，妙应堂中医诊所为金象医药公司的分支机构，企业开启新时代。自 2006 年起，白塔寺药店与北京阜外心血管医院合作，由药店“承包”医院的中药房。药店利用中药饮片的品牌优势，获得稳定的处方量。医院利用药店的资源，有效节约院方支出及精力投入。患者则以药店零售价格获得有质量保证的中药饮片，同时还享受免费代煎服务和相对便捷的调配。2013 年 4 月，为配合北京市政府对“阜景文脉一条街”的改造，白塔寺药店这座存在了 30 多年的 5 层大楼，启动了降层工程——削去 3 层，再建一个仿古的屋顶，一改行人从药店南边看不到白塔的现状。2018 年 9 月，小米公司、一好科技、白塔寺药店三者结合，在白塔寺药店旁开了一家快闪店——参餐厅，这是全国首家海参主题的养生快闪店。小米有品作为小米新零售行业的主阵地之一，是把小米做智能产品的极致性价比模式，延展到更多的生活消费品领域。而一好科技旗下的明星产品一支好参，则是基于“高品质、高颜值、高性价比”的小米价值观，在小米有品深度参与整个选品与产品设计的过程中，协同这家专注于大健康领域的新兴互联网科技公司，推出的第一个品类。此项产品做到了科技范，无论是简洁的包装还是主打的 8 小时速发技术，都很“小米”，很互联网化，和传统的海参产品有很大的不同。同时有利于百年老字号白塔寺药店进一步传承和弘扬中华优秀传统中医药文化。

时至今日，在日趋激烈的市场竞争中，白塔寺药店充分利用现代化计算机科技管理手段，加大企业商品管理、经营管理、核算管理、信息化管理力度，努力向管理要效益。其经营范围包括道地汤剂饮片、名贵中药材、高档参茸滋补品等特色产品及中西成药、家庭常用医疗保健器械、生物制品、进口药品、计生用品等，多达8000余种。

宣武中医医院

北京市宣武中医医院是北京著名医疗机构，迄今已有110多年的历史。它的前身是两所公办小医院，即位于内城钱粮胡同的“内城官医院”和位于宣武门外梁家园的“外城官医院”，清光绪三十二年（1906年）由清政府民政部分别设立直辖，均有中医和西医。清宣统二年（1910年），这两家医院隶属北京内外城巡警总厅管理。1917年5月，位于香厂路的“京都市仁民医院”因故停办。同年9月，外城官医院趁机借其房屋建筑及附近空地进行扩充并开设西医诊所。1927年，因经费紧张，内城官医院被政府裁撤归并于外城官医院。1933年，外城官医院变更为“北平市市立医院”，下设东、西、南、北郊、北城、内城6家诊所及妓女检治所。1942年9月，市立医院变更为“北平市市立第一医院”，院址仍在香厂路。

1954年4月，经北京市人民政府批准，北平市市立第一医院定名为“北京市第一医院”。在香厂路邻万明路8号（今万明路13号）创建。“文革”期间，医院发生较大变化。1968年9月，“北京市宣武区工农兵门诊部”成立。1970年1月，北京市第一医院整体迁往甘肃省。1970年5月，宣武区工农兵门诊部迁至第一医院旧址万明路甲8号。1972年3月，经北京市革命委员会文教卫生组批准，该门诊部更名为“北京市宣武区中医医院”。

改革开放后，宣武区中医医院迅速踏上新征程。1980 年，医院新建的门诊楼、病房楼落成，次年 2 月 16 日，门诊迁入新楼应诊。1982 年 7 月，病房筹备工作就绪，设床位 252 张，逐渐分批开放。1983 年 12 月，宣武区中医医院被北京市卫生局确定为北京中医学院分院的教学医院。1987 年 7 月，该医院成立“光明中医烧伤疮疡研究所，北京市宣武区中医医院烧伤疮疡医疗中心”。1992 年 11 月，宣武中医医院成立“脉管炎病治疗中心”。

该医院脉管炎科是我国最早从事中医周围血管疾病临床研究的单位之一。经过多年的临床实践，结合前人的经验及现代有关理论，初步形成了较为完整的针对周围血管疾病的中医理、法、方、药相结合的辨证治疗体系，建立了各周围血管专病的中医诊疗常规。相继研制出了内服的脉通灵合剂、通脉丸、活血通脉丸、清热除湿合剂，以及外用的脉管炎 1 ~ 6 号膏、海马膏、苦荞膏、芙蓉膏、化毒散膏等治疗周围血管疾病的系列药物近 20 种。

这些制剂的运用形成了该医院治疗专科疾病的主要特色，用于治疗血栓闭塞性脉管炎、动脉硬化性闭塞症、深静脉血栓形成、血栓性浅静脉炎、血管炎等周围血管疾病以及痛风性关节炎、坏疽性脓皮病、下肢慢性溃疡、丹毒、带状疱疹、类风湿关节炎、风湿关节炎、骨关节炎、乳腺疾病和系统性硬皮病、白塞氏综合征等疾病引起的肢体溃疡、坏死等皮外科疾病，积累了丰富经验，获得了独特疗效。

1995 年 6 月，该医院被北京市卫生局确定为北京中医药大学教学医院。2010 年原宣武区与西城区两区合并后，经北京市机构编制委员会批准，于 2011 年 5 月将“北京市宣武区中医医院”更名为“北京市宣武中医医院”，沿用至今。2012 年 12 月，宣武中医医院药剂科被评为北京市中医药管理局“示范中药房”，医院知名度和影响力得到提升。

2022年7月，宣武中医医院获得一项实用新型专利授权，医院知识产权保护攀上一个新高峰。该实用新型公开了一种食管滴酸试验用导管，包括导管，导管的表面设有固定架，固定架的两端均设有挂耳架，挂耳架与固定架之间通过调节机构相连接，固定架的中部设有用于固定导管的夹持机构，固定架的外侧开设有凹槽，凹槽的一侧壁设有若干个均匀等距排列的卡环，通过固定架、挂耳架、凹槽、卡环和导管等装置的设置，使得在医务人员对受检者进行滴酸实验时，先利用调节机构对各级进行调节，使得固定架固定在受检者上嘴唇处，再利用夹持机构对导管进行夹持，并将导管卡接在卡环内，使其沿固定架固定至挂耳架处再向下垂下，从而降低导管对受检者的阻碍，进而有效地提高了导管的稳定性，既而降低由于导管活动对受检者造成的不适。

至2023年底，作为中医药百年老字号，北京市宣武中医医院隶属西城区卫生局，是一所集医疗、科研、教学、预防、保健、康复为一体的综合性三级乙等中医医院，是北京中医药大学和首都医科大学中医药学院的临床教学医院，在医疗上具有鲜明的专科特色。现医院占地面积8800平方米，总建筑面积18563平方米，医疗用房14500平方米，分别建有门诊楼、病房楼、感染性疾病楼、制剂楼、教学楼、行政办公楼、职工和营养食堂、多功能厅等建筑。该医院在外设有洋桥门诊部和天桥社区中心。社区中心下设3个社区站：仁民路站、东经路站、虎坊桥站。医院在医疗建设中，以发展中医为根本，坚持以中医为主、中西医结合的方针，坚持突出中医特色和发挥中医优势。以中药、针灸、推拿、康复训练、药治等中医传统治疗方法为主，结合现代医疗手段开展临床医疗。特别是在专科专病建设上，周围血管病科、脾胃病科、老年病科、骨伤科、呼吸科、烧伤科等专科特色医疗已被社会广泛了解。

德寿堂

德寿堂是北京著名医药机构，迄今已有100多年的历史。2011年3月被商务部认定为第二批“中华老字号”（名单序号：北京43），代表性注册商标是“德寿堂”。

德寿堂始建于1920年，初名“德寿堂药铺总号”，坐落在北京崇文门外花市大街东头南小市，创办人为北京东郊半壁店人康伯卿。康氏早年曾入位于西单的怀仁堂药铺当学徒，不久便开始自制丸散膏丹等中成小药，并在个人实力增强后自立门户当老板。1921年下半年，康伯卿以鸡鹤图案申请注册商标，并研制推出以其姓氏命名的“康氏牛黄解毒丸”，逐渐声名鹊起。1928年，康氏在崇文门外东花市设立“德寿堂药店（东号）”，事业日益兴旺。1934年，康氏又在珠市口西大街开办“德寿堂药店（南号）”，2层结构，内设制药作坊，药铺规模更加扩大。3家药铺均以经营自制的丸散膏丹为主，后扩大到汤剂饮片，但南号最大，流传至今。南号开业之初，康伯卿颇有广告意识，他命人在药店屋顶铺设了一条环形轨道，并定制了一辆燃油驱动的仿真小火车，配合大钟整点运转，来回穿梭于两个涵洞之间，借此招揽顾客。在当时火车尚未普及的年代，仿真小火车“轰动全城，观众人山人海，竟至交通堵塞”[1]。

然而，康氏深知自己的小药铺难以与京城的大药店抗衡，而缺医少药的普通大众特别是山野村民却最需要货小价廉的药品。因此，德寿堂不走同仁堂的御药之路，而是将乡镇小客商作为主要营销对象，坚持民间方向。决策正确，货到即空。同时，康氏恪守“定价极廉批发格外从轻，非图厚利以便畅销耳”的原则，开创了中成药批发业务，推动药品销至国内各商

1 北京市政协文史资料研究委员会、北京市崇文区政协文史资料委员会编：《花市一条街》，北京出版社，1990年，第208页。

埠乃至东南亚各国。

另一方面，德寿堂锐意创新，不断变革。康氏在世时常说："自古以来中成药，凡有进取之新药剂，均以古方为本改进而成。"故德寿堂依照京师国药商会的1171种配方制药，其中经过创新研制的丸散膏丹就有200多种。尤其在20世纪30年代，以"鸡鹤"为注册商标的"康氏牛黄解毒丸"，更是一炮打响，很快享誉京城。该药令德寿堂永远引以为荣，是康氏在原配方中加入薄荷脑之后的杰作，不仅疗效大为提高，还起到了对丸药中雄黄恶臭气味的矫味作用。

1945年康伯卿逝世后，其子康燕侠成为德寿堂第二代传承人。1956年实行公私合营，康燕侠将康氏牛黄解毒丸秘方交出，后转给同仁堂生产和销售。1957年，天育堂、西庆仁堂药店并入德寿堂，企业实力明显增加。1958年，因北京市调整商业网点，德寿堂总号、东号被撤销，仅留德寿堂南号，并更名为"公私合营北京德寿堂药店"。"文革"期间，德寿堂遭遇挫折，被迫更名为"北京市宣武区虎坊桥中药店"。

改革开放后，德寿堂发展迅速，成就斐然。1979年，恢复德寿堂老字号，称"德寿堂药店"，隶属北京市一商局宣武区百货公司管理。1987年，北京市宣武区政府将德寿堂列为区级文物保护单位。1988年，德寿堂进行大规模改造装修，前店是二层楼阁，后连二进院落，彰显出一座中西结合式建筑的魅力。1992年，德寿堂等数家药店划离宣武区百货公司，隶属宣武医药药材总公司。1999年10月，该总公司重组成立北京金座投资管理公司，德寿堂成为金座公司所属企业。2000年，因广安大街工程铺设地下管道，德寿堂的老建筑不堪重负，整体结构濒临失稳，药店被迫停业。德寿堂便租用永安路上的一间店面继续经营，始终坚持在京城医药市场。同年，德寿堂被北京市劳动和社会保障局确定为"基本医疗保险定点零售药店"，企业更加贴近百姓。2001年4月，成立"北京德寿堂医药有限公司"，企业实现集约化、规模化和现代化。同月，经国家商标局核准，德寿堂药店获得“德寿堂”注册商标专用权，核定服务项目为第35类：药用、兽医用、卫生用制剂和医疗用品的零售或批发服务等，企业知识产权保护迈出重要一步，知名品牌商业化运作拉开序幕。2002年12月，德寿堂药店开设医疗类分支机构，成立“德寿堂中医诊所”，设立中医科、内科、妇产科、儿科等专业，深受广大患者欢迎。2003年，政府文物部门投入200万元资金对德寿堂原址进行修缮，老字号化险为夷。同年，德寿堂因西洋建筑造型与中式装饰题材合二为一被列入北京市市级文物保护单位，成为北京市唯一完整保留店堂历史原貌的老字号中药店。2004年，德寿堂被北京市旅游局确认为“旅游定点单位”，企业文化创意产业逐渐发展。同年11月，德寿堂在珠市口西大街南号原址重新开业，企业一路向前。2005年4月，金座公司整体改制为北京金座投资管理有限公司。同年8月，该公司出资将德寿堂药店更名并组建“北京德寿堂医药有限公司”，德寿堂为其子公司。

长期以来，德寿堂一贯坚持“重医德，顾客至上；守信誉，诚信无欺”的经营宗旨，视药品质量为企业生命，把顾客放心满意作为立店之本。企业建立了完善的药品质量管理制度和规范的药品质量管理责任制，坚持严把药品进货、验收、仓储、销售质量关。为满足顾客的需要，不断增加名特优新经营品种和特色便民服务项目。由于德寿堂多年来经营讲信誉，管理重质量，服务求特色，企业知名度和影响力日益扩大，因而慕名登门者和回头客越来越多，企业社会效益和经济效益逐年提高。

天津市

隆顺榕

隆顺榕是天津著名医药机构，迄今已有 190 多年的历史。2006 年 11 月被商务部认定为第一批“中华老字号”（名单序号：天津 5），代表性注册商标是“隆顺榕”。

隆顺榕原为家庭药铺，清道光十三年（1833 年）由江苏武进县（今常州市武进区）人卞树榕（字楚芳）创建。卞氏家族早在清康熙五十四年（1715 年）就已迁居天津，最初经营棉布庄，字号“隆顺”。但因南人北居，水土不服，时常患病，卞家遂自研医理，自行医治，并制丸散膏丹类药自用并惠及亲友。后卞树榕立志“济世寿人，泽及四方”，并于清道光三十年（1850 年）在天津北大关针市街（今北门外针市街）开设药铺，取名“隆顺榕药局”，并坐堂行医。因家境殷实，且所售药品均沿古方自制，选料真、配料细、疗效好，故很快声名鹊起，顾客盈门。不久，该药局更名为“隆顺榕药庄”。初期的隆顺榕仅作门市零售，所需药材原料多由河北祁州（今河北省安国市）庙会购进。另外，隆顺榕的经营管理也值得称道。自清咸丰十年（1860 年）起，隆顺榕实行每年农历正月十四结账，盈利只分三分之二，其余三分之一存储，谓之“厚成”，以利积累。

清光绪九年（1883年）卞树榕去世后，隆顺榕药庄由卞家管家冯氏父子代理经营。因生意兴隆，便把原来的1间门脸房增扩至4间。1914年卞家析产时，隆顺榕药庄分给卞树榕之孙卞燕昌，后由卞燕昌的独子卞俶成继承。1915年，卞俶成在原来字号里加上“成记”二字，更名为“隆顺榕成记药庄”。卞俶成曾留学英美两国，1917年回国后，他将欧美国家的管理理论与其曾祖父的管理经验相结合，首先于1920年把隆顺榕原4间门面扩建成5间门面的三层大楼，然后陆续在北门外针市街、梨栈大街（今和平路劝业场）、劝业场外、金汤大马路（今建国道）、山西路黄家花园、东马路东门外等地相继开设了6家分号，大力开展成药零售及批发，并经营药材批发和进出口业务。不久，隆顺榕又在辽宁营口设立驻庄，专事采办东北参茸销往天津。其后又陆续在上海、香港、广州、台湾等地设立驻庄，以药材批发及进出口为主，致使隆顺榕后来居上、弱旅转强，经营规模迅速扩大，市场范围逐渐拓宽，一举成为“卫药”（天津卫药业）的领军企业。20世纪40年代中期，隆顺榕将传统固定工资制改为业务提成制，即从营业额中提出30%，以其中1%给卖货人优先扣取，其余29%分给员工。此举极大地调动了员工积极性，效果良好，彰显了近现代企业管理制度的优势。

新中国成立后，隆顺榕药庄经理刘华圃出任第一届天津国药商业同业公会主任委员。针对大众缺医少药之现状，他提出“发展国药，研究提炼，改革剂型，进一步发展中成药”和“成药下乡”的建议，得到周恩来总理的大力支持。1953年10月，在筹建及研制新药一年多的基础上，隆顺榕药庄成立“隆顺榕成记国药提炼部”，并创建“国药改进研究室”，开始了中国中药史上“中药西制”的大胆创新和尝试，即将传统的丸散膏丹改制成片剂、液剂等剂型。经过反复实验、筛选后，至1953年底，隆顺榕研制成功中国中药史上第一粒片剂——银翘解毒片，标志着中药制剂技术进入一个新的历史阶段，迈出了中药现代化的第一步。1954 年，隆顺榕又成功研制出中国第一个中成药酊水剂——藿香正气水，令人刮目相看。该经典方剂源自宋代《太平惠民和剂局方》，至今已有近 900 年历史。1955 年 1 月，中国药材公司天津市公司成立。同年 9 月，隆顺榕实行公私合营，更名为“天津市公私合营隆顺榕中药店”，隶属中国药材公司天津市公司，企业开启一个新时代。1957 年 1 月，隆顺榕成记国药提炼部与乐仁堂国药提炼部合并扩建为“天津市药材公司中药提炼厂”，老字号名称停用，后几经周折又更名为“天津市中药制药厂”。1967 年，该厂更名为“天津市第一中药厂”。

改革开放以来，隆顺榕发展迅速，日益繁荣。1979 年，在全国首届国家级优质产品评选会上，天津市第一中药厂的藿香正气水荣膺国家优质产品银质奖，此后又多次获得此项殊荣。同年，该厂又研制成功牛黄解毒片、桑菊感冒片、羚羊感冒片等几十个产品。1996 年 12 月，天津市第一中药厂更名为“天津市中药制药厂”，企业重新使用 20 世纪 50 年代的名称。2000 年 3 月，经国家商标局核准，天津市中药制药厂获得“隆顺榕”注册商标专用权，核定服务项目为第 35 类：药品、医疗用品或批发服务，企业知识产权保护达到全新高度。以商标作为品牌核心价值，品牌市场化运作空间进一步扩大。2000 年 6 月，成立“天津中新药业集团股份有限公司天津中药制药厂”，为中新药业集团分支机构。2003 年 5 月，企业恢复“隆顺榕”老字号，该厂更名为“天津中新药业集团股份有限公司隆顺榕制药厂”，百年药庄获得新生。2004 年 6 月，隆顺榕整体搬迁至位于天津经济技术开发区的中新药业现代中药产业园，企业更加规模化、现代化、绿色化。2007 年 6 月，“隆顺榕中药生产技艺”被天津市确认为第一批市级非物质文化遗产，百年品牌喜获殊荣。2012 年 12 月，“隆顺榕”注册商标被国家工商总局认定为“中国驰名商标”，企业知识产权依法受到国家特别保护。2014 年 11 月，“中医传统制剂方法（隆顺榕卫药制作技艺）”被国务院确定为第四批国家级非物质文化遗产代表性扩展项目，中华老字号知名度和影响力大幅提升。2022 年 5 月，隆顺榕母公司更名为津药达仁堂集团股份有限公司。

至 2023 年底，隆顺榕制药厂是隶属于津药达仁堂集团股份有限公司的核心企业，在全国制药行业中具有较高的知名度，是规模较大的药品制剂生产企业之一。其代表药品有藿香正气水、金芪降糖片、紫龙金片及精制银翘解毒片、女金片、六经头疼片、蒲地蓝消炎片、内消瘰疬片等。隆顺榕在中国中药现代化的进程中堪称走在最前列，无疑是中国中药现代化的发源地之一。其历史功绩包括中国中药史上第一个中药片剂、第一个中药酊剂、第一个中药静脉注射针剂、第一个中药颗粒剂，等等，享有“卫药魁首”、国药栋梁的美誉。

天津同仁堂

天津同仁堂是天津著名医药机构，迄今已有 170 多年的历史。2006 年 11 月被商务部认定为第一批“中华老字号”（名单序号：天津 25），代表性注册商标是“太阳”。

天津同仁堂与北京同仁堂存在一定的历史渊源。清乾隆十八年（1753 年）至道光二十三年（1843 年），乐氏创建的北京同仁堂股权旁落，步履维艰。道光年间，乐家姻亲即乐家女婿、安徽寿州（今淮南市寿县）人张益堂入股北京同仁堂，开始统领经营、分管制药。清道光二十三年（1843 年），乐平泉成功将北京同仁堂收回自营，而张益堂也从北京同仁堂赎回股份，于清咸丰二年（1852 年）在天津北大关针市街（今北门外针市街）设立“京都同仁堂张家老药铺”，一度曾为北京同仁堂在天津的代理商。

20 世纪初，北京同仁堂起诉天津同仁堂侵权。天津同仁堂败诉，被判决禁止销售北京同仁堂的药品，也不允许其使用北京同仁堂的商标。此后，京都同仁堂张家老药铺更名为“天津同仁堂张记”，不再从北京同仁堂进货，并凭借自家生产的丸散膏丹，特别是药酒逐渐声名鹊起，畅销海内外。例如 1930 年前后，天津同仁堂的浑汁虎骨酒，每月都向美国旧金山永德公司、永利公司出口各 120 桶，据称曾获美国海关发给的进口免检铜牌。同时，该酒还销往英国及新加坡、泰国、马来西亚等东南亚国家，生意十分火爆。1933 年 10 月，天津同仁堂在天津繁华的劝业场商圈长春道设立一处分号，标志天津同仁堂进入历史发展的鼎盛时期。

抗战全面爆发后，天津同仁堂日益衰落。1945 年，企业被迫出让股权进行重组。老股东张叔良、张执叔叔侄二人占两股，与其他外姓四股共同投资经营同仁堂，更名为“天津同仁堂和记”。

20 世纪 50 年代初期，天津同仁堂采取前店后场的制药作坊模式，重点发展阿胶生产，产品使用“天工”商标，产量居全国前列，行销全国各地。1956 年，天津同仁堂实行公私合营，传统医药经营体制开始改变。1958 年，天津同仁堂整体迁往红桥区西于庄，成为具有现代因素的制药厂。1966 年“文革”初期，天津市同仁堂制药厂更名为“天津市先锋中药厂”，老字号传统中医药文化遭遇挫折。1973 年，该厂更名为“天津市第四中药厂”，但精制狗皮膏仍常年出口，使用“太阳”商标的伤湿祛痛膏也销往全国各地。

改革开放后，天津同仁堂继续前行，渐入佳境。1989 年 3 月，天津市第四中药厂更名为“天津同仁堂制药厂”，沉睡多年的医药老字号得以恢复。1992 年 1 月，经国家商标局核准，天津同仁堂制药厂获得第二件“太阳”注册商标专用权，核定使用商品为第 5 类：新药、成药等，企业知识产权保护迈出重要一步，为以商标作为品牌载体、不断拓展品牌空间打下了良好基础。然而，该制药厂不久就陷入困境，发展后劲严重不足。

1993年，举步维艰的天津同仁堂首次改制，国有独资企业改制为股份制企业，天津医药总公司为国有股占93%，企业职工股占7%，企业迎来新的发展机遇，但是好景不长。2002年5月，濒临破产的天津同仁堂再次改制，天津市有关部门同意天津市医药集团有限公司将所属天津市药材集团公司的全资子企业天津同仁堂制药厂的全部资产（含商标、土地使用权等无形资产）及负债纳入股份制改制范围，并作为主发起人吸收数家国有企事业单位和几个民营企业家共同出资组建混合所有制企业，将天津同仁堂制药厂更名为“天津同仁堂股份有限公司”，企业开始规模化、专业化、现代化，改制不足一年时间即扭亏为盈。新公司承继了原天津同仁堂制药厂的全部业务。经营范围包括片剂、颗粒剂、口服液、橡胶膏剂、硬胶囊剂、糖浆剂生产；汽车货运业务（危险品运输除外）（以上范围内国家有专营专项规定的按规定办理）；公司主要业务则为中成药产品的研发、生产与销售。

2003年4月，天津同仁堂使用的“太阳”注册商标被天津市工商局认定为“天津市著名商标”，企业知识产权保护达到一个新阶段。2005年2月，天津同仁堂参加国有企业资产拍卖，以1.06亿元成功竞买另一家百年老字号企业天津狗不理。此举吸引了全国各地媒体的极大关注，是天津同仁堂发展史上资本运作的一次大手笔，堪称老字号医药品牌跨类延伸使企业焕发活力的一项重要策略选择。2008年4月，该公司更名为“天津同仁堂集团股份有限公司”，企业进一步走上以质量打造产品、以创新发展品牌的道路。2015年12月11日，天津同仁堂在全国中小企业股份转让系统挂牌交易，百年医药老字号企业步入资本市场，公司知名度和影响力大幅提升。2019年5月，工信部认定了第一批248家专精特新“小巨人”企业，其中天津同仁堂集团股份有限公司榜上有名。

作为医药业中华老字号，天津同仁堂主营业务为中成药的研发、生产和销售，产品覆盖片剂、硬胶囊剂、颗粒剂、糖浆剂、口服液、口服溶液剂、橡胶膏剂、散剂等 8 种剂型，涉及治疗领域包括泌尿系统中的肾脏病、心脑血管疾病及周围血管疾病等。有效期内药品批准文号 114 个，包括 22 项独家品种，34 种药品被列入国家医保目录、13 种药品被列入国家基本药物目录。这些品种构建的产品群，使天津同仁堂形成了产品整合能力、品类规划能力和产品覆盖能力。有资料显示，公司主要产品为肾炎康复片、血府逐瘀胶囊和脉管复康片。近年来，公司持续加大核心产品肾炎康复片、血府逐瘀胶囊和脉管复康片的市场覆盖力度和科技研发投入，致使其营业收入增长明显。据 2021 年公司年报载，天津同仁堂的肾炎康复片、血府逐瘀胶囊、脉管复康片的年销售收入共计占公司营业收入的比重为 88.00%，其中：肾炎康复片较上年增加 9247.91 万元，增幅 30.63%；脉管复康片较上年增加 4409.38 万元，增幅 44.94%；血府逐瘀胶囊较上年增加 4289.62 万元，增幅 13.80%。这使天津同仁堂不但成为专精特新中小企业，而且一举登上工信部首批认定的专精特新“小巨人”企业榜单，为中华老字号增光添彩。

达仁堂

达仁堂是天津著名医药机构，迄今已有 100 多年的历史。2011 年 3 月被商务部认定为第二批“中华老字号”（名单序号：天津 25），代表性注册商标是“达仁堂”。

达仁堂创建于 1914 年，由北京同仁堂乐家第十二代传承人乐达仁开办。1912 年，乐达仁在北京设立“京都达仁堂乐家老药铺”，两年后来到天津在估衣街西口设立“达仁堂药店”。乐达仁曾留学德国，掌握了西方一些先进的企业管理与经营方法，故其治下的达仁堂并未采取固有的传统中药店铺的经营模式，而是引入西方先进制药理念与方法。1916 年，乐达仁在大经路（今中山路）设立“达仁堂制药厂”，成为中国第一家中药工厂。它以专用制药工厂替代传统手工作坊，并引入机器取代石磨，极大地提高了生产力。乐达仁鼓励员工学习英语，时刻了解世界先进制药动态，还派出专人出国考察、学习，以西方模式管理、经营达仁堂，可谓前无古人之举。

自 1917 年起，达仁堂先后在北京、青岛、西安、长沙、福州、长春、大连、香港等全国 18 个重要商埠开设多家分店，制售药品 1000 多种。与此同时，达仁堂还从事多元化发展，市场占有率逐步提高，经营规模居同行业前列，经济效益迅速增长。达仁堂的早期发展史，突出表现了乐达仁所具有的卓越领导能力和现代化管理经验。如 1921 年开办达仁女校、1924 年开办达仁眼科诊所、1929 年开办达仁化学工业社和渤海化学工业股份有限公司等，实业救国的理念与实践堪称典范。

1934 年乐达仁病逝后，其侄子乐肇基成为达仁堂第二代传承人，出任达仁堂经理。他将乐达仁对企业的经营管理方法完全继承下来，并且加入自己独有的管理哲学。乐肇基要求员工严格执行企业规章制度，强调纪律是一切的前提，对于违规行为采取“零容忍”态度，使达仁堂的企业形象进一步提升，市场占有率达到历史新高度。

1952 年，成立“天津达仁堂国药总店驻京办事处国药改进研究室”，1953 年制出牛黄解毒片、香连片、黄连上清片、女金片 4 种中药片剂。1954 年成立“达仁堂国药提炼厂”，月产片剂 15 万片，片剂类型增至 13 个品种。1955 年 5 月实行公私合营，达仁堂调整机构，厂店分开，药厂隶属天津市药材公司，时名“天津市公私合营达仁堂制药厂”。1966 年该药厂更名为“天津工农兵中药厂”。1973 年 7 月又更名为“天津第二中药厂”。

改革开放后，达仁堂进入快车道，谱写新篇章。1980 年 5 月，恢复“达仁堂”老字号，成立“天津达仁堂制药厂”。1982 年，北京中医专家陈可冀教授主持的清宫医药研究室与达仁堂科技人员，在对清代宫廷医疗保健经验整理挖掘的基础上，共同研制“清宫寿桃丸”获得成功，填补了国内外采用植物药延缓衰老的空白。达仁堂也因此成为国内这一具有悠久历史的宫廷名药、国家中药保护品种的独家生产企业。1994 年 7 月，经国家商标局核准，天津达仁堂制药厂获得“回生”注册商标专用权，核定使用商品为第 5 类：中成药，企业知识产权保护迈出重要一步。1996 年 8 月，经国家商标局核准，天津达仁堂制药厂又获得“达仁堂”注册商标专用权，核定使用商品为第 5 类：中药成药、丸、散、膏、丹、胶囊等，商标名称与企业名称一致，为以商标作为品牌载体、不断拓展品牌空间打下了良好基础。1999 年，达仁堂使用的“回生”注册商标被天津市工商局认定为“天津市著名商标”，企业知识产权保护达到一个新高峰。2000 年 9 月，达仁堂并入天津中新药业集团，成立“天津中新药业集团股份有限公司达仁堂制药厂”，为中新药业集团的分支机构。2009 年 4 月，“达仁堂”注册商标被国家工商总局认定为“中国驰名商标”，为达仁堂聚集了优质无形资产，增强了企业品牌的软实力，提高了企业的市场竞争力，十分有利于企业的产业化发展。

2011 年 5 月，“中医传统制剂方法（达仁堂清宫寿桃丸传统制作技艺）”被国务院确定为第三批国家级非物质文化遗产代表性扩展项目，企业知名度和影响力大幅提升。清宫寿桃丸作为达仁堂制药厂独家品种，原名“蟠桃丸”，由人参、当归、地黄、枸杞子、分心木等多种名贵药材组成，是清朝“古稀天子”乾隆的御用秘方，最早的记载见于《清宫医案》的乾隆朝医案中。达仁堂制作清宫寿桃丸坚持清代宫廷制药的选料方法和原则，以优质道地药材入药，遵循古法炮制技艺，使得清宫寿桃丸达到宫廷秘制药的水平。2014 年 11 月，达仁堂的“中医传统制剂方法（安宫牛黄丸制作技艺）”被国务院确定为第四批国家级非物质文化遗产代表性扩展项目。

2021年5月，达仁堂的“中医传统制剂方法（达仁堂牛黄清心丸制作技艺）”被国务院确定为第五批国家级非物质文化遗产代表性扩展项目。以上三项国家级非遗荣誉成为达仁堂获得的最有代表性的荣誉，达仁堂成为国内不多的先后拥有三项国家级非物质文化遗产的企业。2018年1月，由健康报社有限公司、39健康网、健康中国指数研究院联合主办的“健康中国2030品牌计划”第10届健康中国总评榜发布，天津中新药业集团股份有限公司达仁堂制药厂达仁堂“清肺消炎丸”获得品牌类单项奖之“年度质量表现奖”。2022年5月，达仁堂制药厂更名为津药达仁堂集团股份有限公司达仁堂制药厂。

作为百年老店，达仁堂承载着过去的荣光，也肩负着未来更长远发展的重任。多年来，它深耕国内市场，并积极布局海外，建设现代化的工厂和产业园区，大力推广中医、中药养生文化，坚守百年理想，践行作为一家中医药老字号的历史责任与担当。

京万红

京万红是天津著名制药机构，迄今已有100多年的历史。2011年3月被商务部认定为第二批“中华老字号”（名单序号：天津27），代表性注册商标是“京万红”。

京万红的前身为天津达仁堂的制药机构，创建于1916年。那年，由北京同仁堂乐家第十二代传承人乐达仁开办的天津“达仁堂药店”在天津大经路（今中山路）增设“达仁堂制药厂”，成为中国第一家中药工厂。

1955年5月实行公私合营，达仁堂调整机构，厂店分开，药厂隶属天津市药材公司，时名“天津市公私合营达仁堂制药厂”。“文革”期间，达仁堂历经坎坷，一度衰落。1966年该药厂更名为“天津工农兵中药厂”；

1973 年 7 月又更名为“天津第二中药厂”。在 1973 年的广交会上，药厂将研制多年的中成药“健春牌”烫伤油膏产品第一次使用“京万红”的名称推出，颇受顾客青睐，获得诸多好评。

改革开放以来，天津第二中药厂一路春风，发展迅速。1980 年 5 月，恢复“达仁堂”老字号，成立“天津达仁堂制药厂”。1982 年，为从事特色经营和进行专业管理，上级有关部门将专门从事膏剂、酒剂生产的天津达仁堂制药厂的五车间，扩建成为“天津达仁堂制药二厂”。该厂位于天津市西站西横堤外玉门路，占地 3 万平方米。但建厂初期，全厂只有药酒、油膏、黑膏药 3 种剂型，34 个品种，且经常生产的品种只有十几个，经营规模不大，品牌有待提升。1984 年 2 月，经国家商标局核准，天津达仁堂制药二厂获得“健春”注册商标专用权，核定使用商品为第 5 类：中成药、西药等，企业知识产权的含金量充分彰显，百年品牌商业化运作一片坦途。1987 年，该厂被列为天津市重点企业，当年与建厂初期相比产值已由 400 万元增加到 1029 万元；利润亦由 80 万元增加到 320 万元；销售额由 500 万元增加到 1350 万元；企业大步前进，再创辉煌。

1997 年 2 月，经国家商标局核准，天津达仁堂制药二厂获得“京万红”注册商标专用权，核定使用商品为第 5 类：油膏等，企业知识产权保护迈上一个新台阶。1999 年，“京万红”注册商标被天津市工商局认定为“天津市著名商标”，企业发展竖起一座新的里程碑。2002 年 12 月，天津达仁堂制药二厂的中药软膏剂、蜜丸剂、胶囊剂、糖浆剂、药酒剂、膏药剂、合剂、擦剂等八大剂型一次性通过国家《药品生产质量管理规范》（以下简称 GMP）认证，这种情况在全国绝无仅有。2007 年 12 月，天津达仁堂达二药业有限公司更名为“天津达仁堂京万红药业有限公司”，百年老企业开启品牌化运作的新纪元，实现了企业名称、产品名称、注册商标名称三位一体相统一，使企业品牌、产品品牌的传播相互依托、相互影响，为品牌传播与推广的集中发力、影响力和价值提升创造了良好的着力点。完成“京万红”的品牌聚焦之后，京万红公司自2008年始便以“京万红”商标替代“健春牌”商标启用于产品包装上，同时确立了以“京万红”为主品牌的多品牌战略。此后，京万红不断提升企业核心竞争力和企业品牌的社会价值和市场张力，实现了企业品牌的健康成长及企业的快速发展。

与此同时，随着国家中医药发展黄金时代的到来，京万红不遗余力地进军文化创意产业，于2009年12月在天津设立了“乐家老铺沽上药酒工坊”。该工坊是在京万红企业传统药酒车间的基础上创建的一座集药酒生产、药酒文化、艺术品创作、中医药文物收藏、参观品购五位一体的药酒博物馆，占地面积达1000平方米，是中国国内第一家以药酒为主题的博物馆。它以中华老字号的企业优势，普及和推广中医药知识，传承和弘扬中医药文化。

2013年10月，“乐家老铺沽上药酒传统制作技艺”被天津市确定为天津市第三批非物质文化遗产，中华老字号企业的知名度和影响力大幅提升。2014年11月，“中医传统制剂方法（京万红软膏组方与制作技艺）”被国务院确定为第四批国家级非物质文化遗产代表性扩展项目，中华老字号企业的知名度和影响力更加提升。公司拥有软膏剂、胶囊剂、丸剂、糖浆剂、合剂、酒剂、膏药、搽剂八大剂型，有京万红软膏、橡皮生肌膏、痹祺胶囊、益肾液等8个自主知识产权品种和4个国家中药保护品种。公司现有的90多个品种，以其稳定的质量、显著的疗效，深受广大患者信赖。京万红药业虽然生产众多剂型，但以软膏剂最为突出。其中独家产品京万红烫伤膏，是我国中药烫伤药中最负盛名之品牌，也是中药为数不多的国家级保密品种之一。经过近半个世纪的检验，成为使用面极广、深受国内外广大患者喜爱的经典名药。“京万红”这个名字在中国大地上几乎家喻户晓，也几乎成为烫伤药膏的别称。例如，在2008年四川汶川地震和2010年青海玉树地震灾难中，京万红药业捐赠的京万红软膏治愈了众多患者的伤痛，与西药相比其作用更加明显，受到各界广泛欢迎。多年来，“京万红”烫伤膏也凭借其独特的疗效、可靠的质量远销东南亚、澳大利亚和欧美等国家与地区，享誉四方，令人瞩目。

2018 年 9 月 3 日，中国社会福利基金会烧烫伤关爱公益基金联合京万红在北京启动“京万红关爱儿童远离烫伤”公益项目。京万红在全国范围内普及烧烫伤科普教育，从治疗轻微烧烫伤的产品功效环节延伸至预防烧烫伤的科普环节，结合防与治，轻松应对烧烫伤。京万红此举不仅带来良好口碑，而且填补了中国儿童预防烧烫伤科普系统化教育的空白。从预防角度出发，着实改变了以往人们更专注于药品“治”的固定思维，故科学预防烧烫伤是京万红软膏营销的另一个切入点。作为中医药行业的中华老字号品牌，京万红通过多维度创新营销，塑造出企业年轻化的品牌形象，焕发了品牌新活力。2022 年 9 月，京万红母公司津药达仁堂集团股份有限公司以自有资金收购天津津兰集团公司所持有的京万红药业 47.9826% 股权，使京万红药业成为其全资子公司，有利于提高母公司对子公司的决策效率，降低管理成本与风险。京万红药业的主要产品“京万红软膏”与“痹祺胶囊”分别是达仁堂“三核九翼”战略的主打产品，故此次收购有利于公司聚焦“三核”之一的“皮肤创面修复”与“九翼”之一的“风湿骨病”领域，进一步深耕细作；有利于提高归属于母公司股东的净利润，提升公司的整体经济效益。

乐仁堂

乐仁堂是天津著名医药机构，与北京同仁堂同出一宗而又独具特色，迄今已有 100 多年的历史。2006 年 11 月被商务部认定为第一批“中华老字号”（名单序号：天津 8），代表性注册商标是“乐仁堂”。

乐仁堂初名“乐寿堂药店”，1921 年由北京同仁堂乐家第十三代传承人乐佑申在北京创建，主营丸散膏丹等乐家传统医药产品。1930 年，乐佑申在天津梨栈（今和平路）设立“乐仁堂”总店，并在估衣街设立分店（1935 年迁至东马路），当年 5 月，这两家药店同日开业。不久，乐仁堂还在北门鸽子集开设制药厂。

乐佑申曾留学法国，一方面传承弘扬百年同仁堂的中医药文化，一方面借鉴融汇西方医学与工业生产之长，故很快就将乐仁堂经营得风风火火。20 世纪 30 年代，乐仁堂先后在天津、山西太原与河北石家庄、保定以及河南开封等地建立了数家分号。一时间乐仁堂连锁经营范围扩大，采取天津总号统一生产、外埠各分号分散销售的自产自销方式，产品以道地药材、选料精良、工艺严格、疗效显著而闻名国内外。例如 1932 年 1 月设立的太原乐仁堂分号，秉承天津总号精益求精的制药原则和工匠精神，在当地药品零售市场脱颖而出，并在消费者当中享有很高的声誉。又如 1935 年设立的石家庄乐仁堂分号，登记业照的经理是乐佑申，一切业务均归天津总号统管，在当地仅是个“报账制”的单位，并不核算盈亏。

新中国成立后，天津多家制药栈铺并入乐仁堂，企业实力大增。1953 年 7 月，乐仁堂在天津汉阳道 23 号建立“乐仁堂中药提炼部”（提炼加工厂），研制出国内首创片剂新剂型，并开始正式生产各种改进剂型的新产品。1955 年 9 月实行公私合营，乐仁堂所属外埠分支机构全部归当地领导管理，天津乐仁堂也不再经营商业店铺，仅为一家中药厂，并更名为“天津市公私合营第二中药总店乐仁堂加工厂”。不久，该企业又成为独立的中成药生产厂，由专为乐仁堂各药店销售生产，改为面向全国各地中药批发零售单位供货。1958 年，乐仁堂更名为“天津市乐仁堂制药厂”，按产品分工主营水丸、浓缩蜜丸生产。1959 年，因成立乐仁堂制药二厂，乐仁堂制药厂更名为“乐仁堂制药一厂”。1965 年 1 月，由国医大师阮士怡研制的“通脉养心丸”经乐仁堂独家生产成功上市。该药是以益气养阴法治疗冠心病、心律失常的代表性药物。处方源自两大经典名方，一是东汉医圣张仲景的《炙甘草汤》，二是金代名医张元素的《生脉散》，方中 11 味药物均选用道地药材，9 味药食同源，疗效独特且安全无毒副作用。

1966 年 9 月，乐仁堂制药一厂被迫更名为“天津市东方红中药厂”，老字号传统中医药文化发展受阻。1971 年 1 月，该厂由鸽子集迁址红桥区子牙河南路新厂，企业厂房设备得以彻底更新。1976 年 10 月，天津市东方红中药厂更名为“天津市第三中药厂”，企业迎来一片春光。

随着改革开放的深入进行，乐仁堂进入新的鼎盛时期。1981 年，乐仁堂生产的天津感冒片获得国家优质产品金牌。1983 年，养阴清肺糖浆获得国家优质产品银牌。在产品出口上，乐仁堂巩固了东南亚各国及香港地区市场，打开了日本市场，特别是天津感冒片畅销日本，声名卓著。1983 年，乐仁堂制药厂被中国药材公司确定为全国 22 家重点中药厂家之一。1987 年 6 月，天津市第三中药厂更名为“天津乐仁堂制药厂”，百年老字号乐仁堂得以恢复。1989 年 2 月，经国家商标局核准，天津乐仁堂制药厂获得“乐仁堂”注册商标专用权，核定使用商品为第 5 类：中药成药等，知识产权保护意识十分超前，经济效益、文化效益和品牌效益明显。1997 年，经资产重组，乐仁堂成为天津中新药业集团股份有限公司的全资分公司，公司名称为“天津中新药业集团股份有限公司乐仁堂制药厂”，企业更加正规化、规模化、现代化。2000 年，乐仁堂建成符合 GMP 标准的厂房，厂区占地面积 37000 平方米，建筑面积 18000 平方米，并于 2001 年在同行业中率先通过片剂、丸剂、颗粒剂、胶囊剂、液体制剂五大剂型的 GMP 认证。其间还完成了通脉养心丸、更年安片、牛黄上清片、低醇养肺糖浆等一系列明星品种的工艺改进工作。2012 年，“乐仁堂”注册商标被国家工商局认定为“中国驰名商标”，企业知识产权保护达到全新高度，品牌市场化运作空间进一步扩大。

2014 年，乐仁堂成立通脉养心研究院，由临床药理组、中试车间组和质量检验组三部分构成：临床药理组负责通脉养心丸临床疗效观察和药理试验相关工作；中试车间组负责通脉养心丸的工艺优化并解决大生产中遇到的问题；质量检验组负责通脉养心丸的质量控制和质量标准提高工作。除了物质基础、治病机理的探索以外，二次技术开发团队还通过对多年来药物上市后药理、药效、临床试验及再评价研究的梳理，进一步诠释养心、护心、健心的理念和意义。2018 年 12 月 26 日，由中华中医药学会主办的“第四届中药大品种联盟论坛暨中药大品种科技竞争力排行榜发布会”在北京隆重举行，天津中新药业集团股份有限公司乐仁堂制药厂的两个科技重磅品种通脉养心丸和胃肠安丸榜上有名。此次评选，是在目前已上市中成药近 1 万个品种、近 6 万个产品中，按照“临床价值高、科学价值强、市场价值大”的原则，遴选出 569 个中成药大品种，这些产品是业内普遍认可、医生与患者耳熟能详的好产品。乐仁堂的产品入选，表明它的科技竞争力空前增强，亦将成为乐仁堂未来中药产品的核心竞争力。2022 年 5 月，乐仁堂母公司更名为津药达仁堂集团股份有限公司。

至 2023 年底，天津乐仁堂制药厂拥有片剂、丸剂、胶囊剂、颗粒剂、糖浆剂、合剂六大剂型，形成了以“六味地黄丸”“海马补肾丸”等传统经典名药、以“更年安片”“乌鸡白凤片”等现代高科技产品以及“胃肠安丸”等自主知识产权的品种为龙头的 160 多个优质系列产品。通脉养心丸作为中新药业重点培育的大品种，历经数年市场开拓，不仅进入国家医保目录，而且成为预防与治疗冠心病的必备药品，是国家中药保护品种。胃肠安丸同样跻身国家医保目录，成为众多家庭居家、出行时防治胃肠疾病的常用药品。

宏仁堂

宏仁堂是天津著名医药机构，与北京同仁堂同出一宗而又独具特色，迄今已有100年的历史。2006年11月被商务部认定为第一批“中华老字号”（名单序号：天津9），代表性注册商标是“红花”。

宏仁堂始创于1923年，由北京同仁堂乐家第十三代传承人乐笃周与兄弟乐佑申等合股在北京开办宏仁堂总店，继而又在天津、上海、青岛等地兴建宏仁堂分号。因早年曾留学欧洲，故乐笃周能将西方管理模式与中国传统经验较好地有机融合，并推动事业发展。1933年3月，乐笃周在天津英租界海大道（今小白楼）设立宏仁堂第一家天津分店。不久，宏仁堂又在日租界旭街47号（今和平路裕德里口）、官银号六吉里口（今东北角）、法租界梨栈大街（今和平路劝业场）相继开设了3家分店，乐笃周也凭此宏仁堂4家药店的宏大规模成功晋身于津门药业翘楚。当时宏仁堂各店除销售由北京总号供应的丸散膏丹外，还设专柜经营参茸和汤剂饮片，市场欣欣向荣。与此同时，宏仁堂还十分注重广告的作用，故20世纪三四十年代的天津《益世报》《大公报》等媒体，经常刊登宏仁堂投放的商业广告。如在一本1935年的天津电话簿里，就可以看到宏仁堂做的多张大幅广告，中页则穿插了其他大量宏仁堂的信息。此外，每逢开业纪念，宏仁堂都举办为期一个月的打折促销活动，并向顾客赠送日历、药碗以及常用药等，市场营销做得风生水起，效果甚佳。1937年抗战爆发后，宏仁堂为求得更大发展，在英租界威灵顿道“乐家公馆”（今马场道河北路口）开设制药作坊，配制丸散膏丹，并从北京同仁堂聘请精通业务、熟悉生产的制药技师指导生产中成药品。

在长期的实践中，乐笃周为宏仁堂定下“方名、料优、艺精、药灵”的经营理念，使企业产品质量、产品服务、品牌传播、品牌创新良性循环，口碑日隆，享誉四方。据20世纪40年代的宏仁堂统计材料显示，当时居销售前十位的产品是：安宫牛黄丸、再造丸、牛黄清心丸、局方至宝丹、紫雪丹、活络丹、虎骨酒、参茸卫生丸、女金丹、乌鸡白凤丸，其中配方均出自乐家祖传奇方、宋朝的和剂局方、明朝的金古方、清宫秘方以及民间验方，而老药工们优秀的职业素养和工匠精神使得料优、艺精的目标得以实现。

1956年1月实行公私合营，宏仁堂更名为“天津市公私合营第四中药总店宏仁堂加工厂”；1957年又更名为“天津市公私合营第四中药总店宏仁堂丸散加工厂”；1958年称“天津市公私合营宏仁堂制药厂”；1959年称“天津市公私合营乐仁堂制药二厂”。其间，按照中药产品剂型分工的原则，宏仁堂以生产散剂中药为主，并开始对药厂生产布局进行全面规划。“文革”期间的1966年12月，乐仁堂制药二厂更名为“天津市井冈山中药厂”，老字号传统中医药文化历经坎坷。1973年6月，该药厂定名为“天津市第五中药厂”，同年经国家商标局核准，天津市第五中药厂获得“红花”注册商标专用权，核定使用商品为第5类：中成药等，企业知识产权保护达到全新高度，进一步拓宽了知名品牌的市场化运作空间。

改革开放以来，宏仁堂更是如鱼得水。自1980年至1985年期间，企业共开发23种新产品，内有13种产品经天津市卫生局药政部门批准投产。其中胶囊新剂型的诞生，使该厂的产品大放异彩，跨入一个新的发展阶段。2003年12月，天津市第五中药厂变更企业名称，恢复“宏仁堂”老字号并成功进行改制，成立“天津宏仁堂药业有限公司”，成为以天津市医药集团有限公司、天津同仁堂股份有限公司为两大股东，天津市医药集团控股的国有控股公司。2010年，公司位于天津西青开发区的工业园开工，总占地面积47956平方米，总建筑面积16500平方米，投资总额6140万元，在原有胶囊剂、散剂、颗粒剂生产的基础上，增加滴丸剂和片剂生产线，年生产能力达到10亿粒，为企业发展增添新的动能。2011年，天津宏仁堂“红花”注册商标被国家商标局认定为“中国驰名商标”，并给予政策资金支持，企业知识产权保护攀上一个新高峰。2012年10月，宏仁堂锦上添花，正式获得新版GMP证书，成为天津市首家通过新版GMP认证的中药制药企业，在企业发展史上竖起一座新的里程碑。

2021年5月，宏仁堂的“中医传统制剂方法（宏仁堂紫雪散传统制作技艺）”被国务院确定为第五批国家级非物质文化遗产代表性扩展项目，百年老店再创辉煌。紫雪散为“温病三宝”之一，具有清热开窍、豁痰解毒的功效，为历代医家救治瘟疫瘴疠、高热惊风、拘挛抽搐的常备急救特效药，在现代救治因细菌病毒所引发的高烧不退、昏迷抽搐、流行性乙脑等危重病情中屡显功效。天津宏仁堂紫雪散传统制作技艺秉承《太平惠民和剂局方》组方及制法，历经家族传承、师徒传承共17代，依旧保持了御药风范，其最核心的震撼点在于其法承乐家老铺350年的全手工制造技艺，将道地药材、水飞修治、佐金煎煮、收膏火候、下硝时机、自然阴干、收固研兑的“技法七绝”极致发挥，尽展古法精髓，成为我国中医药悠久历史和现代科技相融合的集中再现。与此同时，近年来宏仁堂还不断进军文化创意产业，努力保护传承弘扬博大精深的优秀传统中医药文化，于2016年建立了“宏仁堂紫雪散传统制作技艺展馆”，使人们在展馆内可以看到布满了紫雪散制作技艺从创立后几代人使用的研制机器、工具和工艺器具，逐步了解紫雪散制作技艺传承的故事。

目前，宏仁堂公司产品以面散剂为传统、胶囊剂为特色，涉及内、外、妇、儿、皮肤、五官等科室，产品覆盖到我国20多个省市自治区，部分产品则已打入国际市场。主要产品有包括血府逐瘀胶囊、养血生发胶囊、白癜风胶囊、冠心苏合胶囊四大品种在内的56个中药精品，成为国内中成药硬胶囊剂型的发源地。

河北省

金牛

金牛是河北省保定定州市的著名制药机构，迄今已有 360 多年的历史。2011 年 3 月被商务部认定为第二批“中华老字号”（名单序号：河北 19），代表性注册商标是“金牛”。

金牛初名“张齐珠金牛眼药铺”，由定州人张齐珠于清康熙年间（1662 ~ 1722）在定州城内十字街北路东开设，为定州最早创办的眼药铺。张齐珠总结多年行医经验，创出状似瓜子的“八宝眼药”，且在药铺柜台摆放一只木雕“金牛”，故人称“金牛眼药”。相传，该店曾获清乾隆皇帝亲笔题写的“金牛张铺”匾额。

1915 年 2 月，金牛眼药参加在美国旧金山举行的巴拿马太平洋万国博览会，获得金奖，从此声名远播，世人皆知。

1956 年实行公私合营，金牛眼药铺更名为“河北省定县中药厂”，但金牛眼药仍为明星产品。据了解，1958 年的金牛眼药单品销售，支撑了河北定县一半以上财政收入。

改革开放后，金牛公司迎来自身发展史上的黄金时代。1983 年，中央国际广播电台用 32 种语言向 100 多个国家进行推广，堪称药品史上之最。

此举使古方八宝眼药声名鹊起，很多国家的患者和华侨纷纷来信购买，很快打开了海外销路。1986年，因定县升级为定州市，故河北省定县中药厂更名为“河北省定州市中药厂”，企业踏上新征程。

2000年10月，定州市中药厂成功改制，更名为“河北金牛制药有限公司”，企业一路高歌猛进。2002年，河北金牛制药有限公司的古方金牛八宝眼药更名为“金牛特灵眼药”并获批国药准字批号。2004年12月，金牛公司成为首批通过GMP认证的企业，中药生产迈上一个新台阶。2009年12月，金牛公司再次顺利通过国家药监局GMP认证，公司还独立投入数百万元资金，完成了设备改造及配套设施建设，并拥有建筑面积近万平方米的新制剂楼及库房。2011年，“金牛眼药制作技艺”被河北省确定为第二批省级非物质文化遗产，老字号知名度和影响力得到迅速提升。此后不久，为了适应市场经济大潮，加快企业发展步伐，定州市政府加大支持力度，招商引资，促使金牛公司与吉林万通药业集团合作，并于2012年3月更名为“河北万通金牛药业有限公司”，企业逐渐规模化、正规化和现代化。2014年11月，“中医传统制剂方法（金牛眼药制作技艺）”被国务院确定为第四批国家级非物质文化遗产代表性扩展项目，百年老字号企业的无形资产得到进一步发扬光大。金牛眼药制作技艺的成功入选具有突破性意义，填补了河北省传统医药类没有国家级名录项目的空白。有资料显示，金牛牌八宝眼药，采用上等珍珠、麝香等9味中药材精制而成，具有明目、消炎功能。用于治疗暴发火眼、眼眩赤烂、轻度砂眼、白睛红肿、黑睛昏暗及云翳眼等。药用原材料分别单项加工处理，炮制要求严谨并保持操作人员的相对稳定，投料精纯。甘石烧煅后还要水飞、珠珠炮制后再经球磨120个小时。《中国药典》规定眼用散剂细度为180目，而八宝眼药已达到260目，超过国家标准。

2015年，公司成立金牛药业创新工作室，将创新业务全面覆盖多个领域，包括生产车间、质检中心、研发中心等，重点是中药提取与纯化技术、中药制剂成型技术、中药制剂成分检测及质量控制，并获得数项专利权和软件著作权，企业科技化水平攀上一个新高峰。同年 12 月，河北万通金牛药业有限公司更名为“河北金牛原大药业科技有限公司”，并于 2018 年 12 月被评为“河北省百家优秀民营企业”，企业再获殊荣。2020 年 11 月，第三届中国国际进口博览会在上海举行，河北保定定州市仅 2 家企业受邀参加，其中包括金牛公司。第三届进博会首次设立非物质文化遗产板块，在河北非遗展览专区，河北金牛原大药业科技有限公司作为河北省唯一一家中华老字号制药企业，带着充分体现非遗项目“金牛眼药制作技艺”的产品隆重参展，受到一致好评，为传承和弘扬中华优秀传统中医药文化做出了积极贡献。同年 12 月，河北省中医药管理局和省文化和旅游厅联合发出通知，确定金牛等 13 家单位为河北省第一批中医药健康旅游示范基地。在金牛基地，主要有中医药文化展览馆、中药材种植实验园、现代化生产车间、基地网站等。其中，中医药文化展览馆占地 800 平方米，分为文献资料展示区、标本展示区、宣教区等区域，可通过文献记载、研究论著、画册等展现金牛的发展历程。展馆内还有上百种常用大宗及珍稀贵重中药材的标本，用于普及中药材知识和中药材的基本辨别。

山西省

广誉远

广誉远是山西省晋中市太谷区的著名医药机构，迄今已有480多年的历史。2006年11月被商务部认定为第一批“中华老字号”（名单序号：山西4），代表性注册商标是“广誉远”。

广誉远问世于明嘉靖二十年（1541年），由山西襄垣县中医石立生创建，时名“广盛号”药铺。它是中国最早的民间药店之一，比清康熙八年（1669年）创建的北京同仁堂和清同治十三年（1874年）开张的杭州胡庆余堂分别早128年和333年。清嘉庆十三年（1808年），广盛号进行了一次大规模的资产重组，由独资经营转为股份制合作，改商号为“广升聚”，又称“广升药店聚记”。广升聚商号共计存在了70年，其间在汉口、广州等地设立了6家分号，重点营销自制中成药龟龄集和定坤丹，极大地促进了企业发展。另据太平天国史料记载，清咸丰三年（1853年）3月太平天国攻克南京并定都后，洪秀全曾密令要将广升聚整体迁往南京，该店当时所享盛名由此可见一斑。清光绪四年（1878年），广升聚更名为“广升蔚”，又称“广升药店蔚记”。清光绪十年（1884年），二掌柜申守常等人退出广升蔚，另行成立“广升远”，又称“广升药店远记”。从此，两个“广升”

药店并存且相互竞争。然而始终是广升远占上风，其在香港、广州、济南、重庆先后设立了9家分号，使龟龄集的销量包括出口贸易达到极盛。清代后期，广升远曾与北京同仁堂、广州陈李济、杭州胡庆余堂并称为国内四大药店，知名度和影响力更加提高。清光绪三十三年（1907年），广升蔚更名为“广升誉”，后改称“广升誉正记”。1932年，广升誉再改称“广升裕”。

1954年实行公私合营，两个“广升”药店合并，成立“山西省公私合营太谷广誉远制药厂”，企业发展迈上一个新台阶。1966年，该厂更名为“太谷红卫制药厂”。1973年，又更名为“山西中药厂”。

改革开放后，广誉远如鱼得水，重新焕发青春。1992年3月，经国家商标局核准，山西中药厂获得“远”字注册商标专用权，核定使用商品为第5类：药酒、中成药，企业知识产权保护迈出重要一步，为以商标作为品牌载体、不断拓展品牌空间打下良好基础。1993年3月，经国家商标局核准，山西中药厂又获得“广誉远”注册商标专用权，核定使用商品为第5类：中药成药、药酒，成为企业开拓市场、参与竞争、发展生产、提高效益的锐利武器。1998年2月，山西中药厂整体改制，并更名为“山西广誉远中药有限公司”，百年老字号得到恢复。2003年8月，该公司由大型现代化医药企业——西安东盛集团投资控股，更名为“山西广誉远国药有限公司”，企业结合现代管理运营理念，将广誉远传统老店发展成为集中成药研发、生产、销售于一体的高科技现代化制药企业。其母公司西安东盛集团，1999年收购上市公司“青海同仁铝业股份有限公司”（股票简称为“青海同仁”），2000年3月更名为“东盛科技股份有限公司”（股票简称为“东盛科技”）。

广誉远的明星产品为龟龄集、定坤丹以及龟龄集酒、安宫牛黄丸、牛黄清心丸、六味地黄丸、乌鸡白凤丸、甘露消渴胶囊等，在广大消费者心中有很高的地位。其中，“龟龄集”系中国最早的中药复方升炼剂，距今已有 400 多年的悠久历史，是我国中成药历史宝库的珍贵遗产。其处方严谨，配料珍奇，炮制工艺精湛，升炼技术沿袭了道家炼丹的神秘和玄妙，具有补肾壮阳、强身健脑、调整肌体、促进新陈代谢等作用，故明清两代均被宫廷誉为“御用圣药”。1915 年 2 月，龟龄集参加在美国旧金山举行的巴拿马太平洋万国博览会获得金奖，从此药香四海、享誉五洲，声名远播、世人皆知。更值得关注的是，2004 年，龟龄集和定坤丹两药的“处方和工艺技术”被科技部和国家保密局联合审查、核准为“秘密级国家秘密技术”，受到国家最高行政保护。2008 年 6 月，“中医传统制剂方法（龟龄集传统制作技艺）”被国务院确定为第二批国家级非物质文化遗产代表性扩展项目，古方中药获得殊荣。“定坤丹”为妇科综合治疗制剂，也是广誉远传统的独特产品，系清代乾隆年间全国名医集体创造的中医妇科制剂中的一大珍品。它属于“古方所未备，珍秘而不传”的我国宝贵的中医药遗产，曾为 1995 年联合国第四次世界妇女大会唯一指定专用妇科中成药。2011 年 5 月，“中医传统制剂方法（定坤丹传统制作技艺）”被国务院确定为第三批国家级非物质文化遗产代表性扩展项目，古方中药再获殊荣。2013 年 7 月，东盛科技股份有限公司更名为“广誉远中药股份有限公司”（股票简称为“广誉远”），山西广誉远国药有限公司为其控股子公司。2014 年 11 月，广誉远的“中医传统制剂方法（安宫牛黄丸制作技艺）”被国务院确定为第四批国家级非物质文化遗产代表性扩展项目。安宫牛黄丸系广誉远传统品种，被誉为“温病三宝”之一，具有清热开窍、豁痰解毒的功效，有“救垂危于顷刻，救急症于即时”的美誉，故常被百姓作为家中必备之良药。上述三项国家荣誉成为广誉远国药有限公司获得的最有代表性的荣誉，该公司成为国内少有的先后拥有三项国家级非物质文化遗产的企业。

作为广誉远中药股份有限公司旗下的核心企业，广誉远国药有限公司始终不忘走出国门。2018 年中国国庆节，山西广誉远国药有限公司在巴黎举办中国中医药文化展。白天展出中医药文化，晚上做中药文化主题时装秀，把广誉远的产品、知识、文化理念与时装融合，向全世界推广。2020 年 8 月，在昆明举办的“2020 全国药店周暨中国医药工业百强年会”上，广誉远凭借强劲的实力再次入榜。

内蒙古自治区

鸿茅

鸿茅是内蒙古乌兰察布市著名医药机构，迄今已有280多年的历史。2011年3月被商务部认定为第二批“中华老字号”（名单序号：内蒙古6），代表性注册商标是“鸿茅”。

鸿茅原为“隆盛荣”作坊，由山西榆次王家铺中医王吉天于清雍正末年在凉城察哈尔营（今凉城县厂汉营乡）创立。当时他走西口采药行医来到这里开设作坊，主营粮油、烧酒。看到当地蒙汉群众因天气寒冷，常患腰疼腿酸、筋骨疼痛等病，遂以人参、豹骨、肉桂、豆蔻、红花、肉苁蓉、沉香、川芎等60余味药材组方入酒，并经“选药、炮制、膏煎、鼎合、封坛、泉浸、地养、茅缩”8步工艺流程，于清乾隆四年（1739年）成功创制出鸿茅酒。不久声誉卓著，顾客盈门，隆盛荣便以前店后场形式大量生产销售鸿茅酒，助人解除病痛。对此，《凉城县志》记载：“清乾隆四年（1739年），县境厂汉营始生产鸿茅酒，由山西榆次王家铺中医王吉天配制，内含69味中药材。该酒有祛风保温、补气通络、舒筋活血、健脾温肾之功效。”

清道光十年（1830年），隆盛荣第五代传承人获得殊荣。因大同府官员将鸿茅药酒敬献朝廷后，该酒被钦定为宫廷贡酒，从此身价倍增。

随着社会经济的发展，鸿茅酒逐渐闻名遐迩。据《绥远通志稿》载：“惟县属第三区厂汉营之隆盛荣，制有红毛酒一种，色如胭脂，香浓味醇。每壶二十四两，价一元二角。每瓶十二两，价七角。酒中所含热性药特多，妇女有患腰腿疼痛者，饮之每奏奇效。故价值虽昂，销路仍极发达，近而山西、内蒙古自治区，远而外蒙各地，皆有行销，蒙人对之尤视为珍品。其制法据云配有药品百余种，本号恐人仿制，密而不传……”[1]

到1945年隆盛荣第十代传人王继志主持店务时，企业规模更加扩大，市场销路迅速拓展，有土地5公顷，商业资金5500元，制酒作坊药工、磨工、伙夫、守夜等雇工共计200多人，鸿茅药酒年产量高达1000吨上下，老字号欣欣向荣。据凉城党史办存档的《白奇回忆录》记载：1945年中共七大在延安召开时期，时任绥南专署专员的郑天翔特派人用毛驴驮子装运一批鸿茅酒，出鄂尔多斯经榆林送到延安向七大献礼。中央领导喝过此酒给予高度评价，称“南有茅台，北有鸿茅”。[2] 1948年2月凉城解放后，隆盛荣被地方政府接管。1956年，凉城县政府清缴王家账簿时发现鸿茅酒手抄秘方，于是收归公有。1958年，凉城县联合厂扩建鸿茅酒车间，不断提高年产量。1962年，成立“内蒙古凉城县鸿茅酒厂”，属地方国营企业。

20世纪70年代，该厂经内蒙古自治区卫生局重新核定处方和制法，尤其在生产技术上改革原始的配酒方法，采用隔水加热蒸煮浸提新技术，使鸿茅酒年均产量达到约25吨，其中出口销售占企业总销售量的90%以上，创汇额同期名列我国中成药酒前茅。当时由中国土产畜产进出口总公司组织出口，出口商品名称为“鸿茅祛风酒”，不仅销往我国港澳地区，还销往马来西亚、新加坡、泰国、日本、俄罗斯等国家，彰显中华优秀中

---

1 绥远通志馆编纂.《绥远通志稿》第三册，内蒙古人民出版社，2007年，第74页。

2《探访蒙药瑰宝鸿茅酒之二 服务红色年代 屡受政府关怀》健康中国 http://health.china.com.cn。2013年12月5日。

医药文化，享誉海外。

改革开放以来，鸿茅阔步前进。1980 年，鸿茅酒厂迁址凉城县城关镇，同时进行新建和扩建，鸿茅酒年产能达到百吨。1983 年 6 月，经国家商标局核准，企业获得“鸿茅”注册商标专用权，核定使用商品为第 5 类：药酒，企业知识产权保护意识十分超前，为以商标作为品牌载体、不断拓展品牌空间打下了良好基础。1992 年，鸿茅酒变更历史名称，按照国家药品名称规范正式定名为“鸿茅药酒”，被国家药品食品监督管理局批准为国药准字 OTC 药品。

1993 年，鸿茅酒厂由职工参股，尝试进行股份合作制改造，更名为“凉城县鸿茅酿酒有限公司”，企业发展进入快车道。1997 年 2 月，公司牵头吸纳相关企业组建鸿茅集团，并按照 GMP 要求兴建新的药酒生产联合体。1999 年 12 月，鸿茅集团进行股份制改制，与上市公司内蒙古金宇集团等 4 家企业自愿合并重组，成立“内蒙古鸿茅实业股份有限公司”，企业逐渐集约化、规模化和现代化。2008 年 8 月，鸿茅进军文化创意产业，建立了我国药酒行业内的首家文化馆。2009 年 4 月，“鸿茅药酒酿造工艺”入选内蒙古自治区第二批区级非物质文化遗产代表性项目，企业发展攀上一个新高峰。鸿茅药酒的传统酿造工艺包括对 64 味药材进行合理配比，再经过独特的传统选药、炮制、膏煎、鼎合、封坛、泉浸、地养、茅缩工艺等 8 步、69 道工序。同年 9 月，公司在凉城县举办了首届“鸿茅文化节”，全面展现企业发展历程、传统工艺、药酒文化。

2011 年，“鸿茅”注册商标被国家工商总局认定为“中国驰名商标”，企业知名度和影响力得到全面提升。2012 年，“红毛”（即“鸿茅”）经国家商标局核准，注册为中国地理标志证明商标，企业品牌建设锦上添花。2014 年 11 月，“中医传统制剂方法（鸿茅药酒配制技艺）”被国务院确定为第四批国家级非物质文化遗产代表性扩展项目，这是内蒙古鸿茅实业股份有限公司对中医药领域药酒的重要贡献。2016 年 12 月，“鸿茅药酒”被国家质检总局认定为地理标志保护产品，凭借深厚的中医药文化底蕴和品质疗效，百年鸿茅实现了在全国 300 多个大中城市和地区的广泛的终端覆盖。2023 年 7 月，经商务部复核，中华老字号载体由内蒙古鸿茅实业股份有限公司变更为内蒙古鸿茅药业有限责任公司。

辽宁省

广生堂

广生堂是辽宁省沈阳市的著名医药机构，迄今已有400多年的历史。2011年3月被商务部认定为第二批“中华老字号”（名单序号：辽宁23），代表性注册商标是“广生堂”。

广生堂原为一家药店，相传创立于明万历年间（1573～1620年），即明天启五年（1625年）努尔哈赤把后金都城从辽阳迁到沈阳时，广生堂已开业多年，沈阳城内广生堂胡同也因广生堂而命名。因此，民间素有“先有广生堂，后有沈阳城”之说。

清乾隆四年（1739年），山东巨野县药商卜涿如在沈阳从事经营活动，恰遇广生堂停业转让，于是以白银1.6万两买下位于城内通天街（今中街）的这家老药店。当时广生堂衰而不破，尚有员工30多人，平房12间，其中门市4间、诊室2间、库房2处，另有加工生产中药饮片、中成药的“外栈”，故被卜氏接手经营后生意迅速回暖，逐渐红火。清乾隆十年（1745年），卜氏在沈阳另设宝中堂药店；清嘉庆二年（1797年），卜氏在沈阳又设万育堂药店；半个世纪以来卜氏家族在沈阳已形成中医药垄断之势。清宣统元年（1909年）至1930年期间，广生堂还先后在沈阳大南关门外、北市场、大东关大街、抚顺、铁岭等地设立8家支店，经营达到鼎盛时期，声名鹊起。与此同时，广生堂十分注重店规祖训的传承和实践，治店严谨，管理到位。该店始终以“养生济人之术，莫过医药为最”为信条，并作为员工的座右铭，徒工入店必须经过业务培训，由经理、老药工和坐堂医师进行言传身教。要求所有店员都坚持学习，掌握“汤头歌、十八反、十九畏、念脉诀”等中医药知识，不断提高服务水平。然而日伪统治时期，由于反动势力横行，广生堂惨淡经营，步履维艰。

1948年11月沈阳解放后，广生堂如沐春风。但1956年实行公私合营，因经营网点调整撤销，广生堂总店及部分支店被合并迁移，仅保留了北市场的那家支店，后该支店改称“北市中药部”。

伴随改革开放的大潮，广生堂获得新生。1980年，恢复“广生堂”老字号并扩大经营范围，由单纯零售改为零售兼批发。1985年12月23日，沈阳市医药管理局撤销集体性质的广生堂医药商店，于同年12月24日成立全民性质的“沈阳市医药公司广生堂医药商店”，即企业经济性质变更为国营，主营中成药、饮片、西药、卫生器材等。1986年，广生堂隶属沈阳市药材公司管理，实行经营独立核算。1988年，广生堂更名为“沈阳市药材公司第三经营部”，主营医药批发。1992年，该经营部增设分支机构“沈阳市药材公司第三经营部广生堂药房”，老字号重新启用。1993年5月，沈阳市药材公司第三经营部更名为“沈阳医药股份有限公司广生堂公司”，企业开始规模化和现代化。1994年12月，广生堂公司下设的“沈阳广生堂药店”被国家国内贸易部认定为中华老字号，企业知名度和影响力大幅提升。1996年12月，广生堂更名为“沈阳医药集团公司广生堂公司”，企业发展迈上新台阶。2001年1月，经国家商标局核准，广生堂公司获得“广生堂”注册商标专用权，核定服务项目为第35类：推销（替他人），以商标作为品牌核心价值，进一步拓宽了历史知名品牌的市场化运作空间。因为尽管该注册商标系核准使用在第35类“推销（替他人）”服务上，但该事实并不排斥广生堂企业字号在药品批发、零售等服务上所具有的影响力和美誉度。

2003年11月，公司完成股份制改造后，更名为“沈阳广生堂药业有限责任公司”，同时经济性质由国有变更为有限责任。公司经营范围则变更为中药材、中成药、中药饮片、化学药制剂、抗生素、生化药品批发；房屋出租；代客加工丸膏；散剂、化妆品、卫生用品、营养食品、保健用品批发、零售。同年12月，公司下设的“沈阳广生堂药业有限责任公司新北大药房”的经营范围也进行了拓展性变更，增加了中药材、医疗保健品零售和代客加工丸散剂等经营项目。2010年2月，该药房又更名为“沈阳广生堂药业有限责任公司第一大药房”，企业在沈阳市及东北地区的中医药市场占有率得到有效提升。随着国家中医药产业的战略性发展，广生堂在提供中医药服务方面作用突出。例如近年来，第一大药房贯彻实行公司的自有品牌战略，开发利用经典传统老方，先后推出了“中药口服＋中药饮片”足浴治疗痛风、健脾除湿汤治疗慢性疾病等。

2019年7月，广生堂在沈阳市和平区南京北街开设“沈阳广生堂药业有限责任公司和平中医诊所”，经营范围为医疗诊治；2020年12月，广生堂在沈阳市铁西区兴工北街又开设“沈阳广生堂药业有限责任公司铁西中药坐堂医诊所”，经营范围为医疗服务，以上两家中医诊所均为广生堂公司的分支机构。

天益堂

天益堂是辽宁省沈阳市的著名医药机构，迄今已有近200年的历史。2011年3月被商务部认定为第二批“中华老字号”（名单序号：辽宁21），代表性注册商标是“天益堂”。

天益堂的前身是原籍山东、早年落户山西省太谷县的武贵亮闯关东致富后开设的家用药铺，坐落在盛京（今沈阳）皇城后街四平街（今中街路）。清道光四年（1824年），武贵亮第四子武学畴继承这家药铺，取名“天益堂”，成为其创始人。

凭借雄厚的资金实力和优越的地理位置，特别是本着“助天行益，济世福民”的经营宗旨以及货真价实、薄利多销等经营方法，天益堂迅速发展起来。清宣统年间，天益堂在盛京城内上百家大小药店中脱颖而出，与广生堂、宝和堂、万育堂并称奉天（今沈阳）四大名药店。至民国初年，天益堂已雄踞奉天中药店之魁首，令人刮目相看。1918年，天益堂在沈阳大南关大街路东215号开设第一家分号，取名“天益堂永记药店”。1927年在千代田通（1946年更名为中华路、原中华路生生照相馆所在地）开设第二家分号，取名“天益堂久记药店”。

1937年，天益堂第四代传承人武步元担任天益堂监理，他大刀阔斧地对天益堂进行了全方位的改革。其一是聘用重要管理人员，采纳他们的建议。其二是树立企业形象，将木门脸改为大玻璃窗，店门上方高悬“天益堂”霓虹灯；店内布置典雅实用，安暖器、摆沙发、四壁悬挂名人题匾楹联，并展示动植物药材样品。其三是加强管理，店员统一西装制服，并明令不得剃光头；同时开展电话订药、免费煎药送药、中药包内附药效介绍等营销方式，并允许赊账、年底结账，致使药店顾客常年络绎不绝，日均曾高达600余人次。

1956年1月实行公私合营后，天益堂不断扩大经营范围，增加了西药、医疗器械、卫生材料等，经济效益显著提高。后天益堂更名为“人民药房”，具有历史文物价值的“万金账”和“犀牛角”失踪，经营项目减少，服务质量下降，中华优秀传统中医药文化遭到破坏。

改革开放以来，天益堂经过全面整顿，恢复了传统经营项目，名牌中成药、道地中药材陆续摆上柜台。1984 年 11 月，成立“沈阳天益堂公司”，企业踏上新征程。1988 年，天益堂对原有营业楼进行翻新改造。1991 年，天益堂造型古朴典雅的5层大楼竣工并投入使用，建筑面积达4700平方米，经营实力显著增强。1993 年 7 月，经国家商标局核准，天益堂的母公司沈阳医药股份有限公司获得“天益堂”注册商标专用权，核定使用商品为第 5 类：中药、西药，企业知识产权的价值大幅提升，为品牌市场化运作打下良好基础。2000 年 3 月，中国连锁经营协会发布“2000 年中国连锁百强”榜单，共有 3 家药房榜上有名。其中沈阳医药股份有限公司天益堂公司排名第 45 位，门店数量为 36 家，年销售总额为 5.5 亿元，居 3 家药房之首，企业知名度和影响力持续增强。同年 7 月，成立“沈阳医药股份有限公司天益堂药房”，该药房为沈阳医药股份有限公司的分支机构。2002 年 8 月，成立“沈阳天益堂药房连锁有限公司”，经营范围包括中药材、中成药、中药饮片、化学药制剂、抗生素、生化药品、生物制品、诊断药品、二类医疗器械零售等。同年 12 月，该公司专门设立“沈阳天益堂药房连锁有限公司中街分店”，百年老店展现新面貌。2007 年 9 月，国家中医药管理局办公室、卫生部办公厅联合下发设置中医坐堂的通知，其中沈阳市成为首批 10 个市区县的试点城市之一。对此，沈阳天益堂药房连锁有限公司中街分店积极响应，认为药店的坐堂医生一般能为病人做初步的诊断，并给其提供用药或必须去医院就医的建议，以免患者自己随便买药耽误病情。2008 年 12 月，位于上海的国药控股国大药房有限公司收购沈阳天益堂药房连锁有限公司，并更名为“沈阳国大天益堂药房连锁有限公司”。2012 年 5 月，该公司名称变更为“国药控股国大天益堂药房连锁（沈阳）有限公司”，企业更加专业化和特色化。2013 年 3 月，该公司成立“国药控股国大天益堂药房连锁（沈阳）有限公司中街中医内科诊所”，主营中医内科的诊疗，受到广大患者的欢迎。截至 2020 年底，天益堂已成为沈阳市规模最大、盈利能力最强、发展速度最快的药品零售连锁企业，其门店遍及沈阳、大连、鞍山、本溪、铁岭、朝阳等多个城市。

近年来，作为百年老店天益堂的起源店，天益堂药房中街店位于沈阳市中心最繁华的中街路上，营业面积在 2000 平方米以上。企业建筑上下共 3 层，每层经营面积 700 平方米左右。一层主要经营保健品、药品、日化用品和母婴用品等，二层主要经营中药饮片，三层是中医门诊、医疗器械销售等业务。由于受到电商的冲击，医疗器械受影响最为明显，但保健品则保持着相对增长，销售占比一般在 12% 左右。每年入冬后，天益堂中街店都抓住防雾霾营销，推出防雾霾口罩等产品，并结合中药养生，为顾客推荐具有清肺功效的药膳方法。截至目前，天益堂经过跨越 3 个世纪广泛收集古典医术的典方、宫廷传出的秘方、民间流传的验方奇方等，已经形成独特的配方和工艺。国药控股国大天益堂现有丸、散、片、胶囊、颗粒剂 5 个剂型，70 多个品种；其中红药片、疏风再造丸、金匮肾气丸、冠心苏合丸、羚羊清肺散等药享誉国内外，深受广大患者好评。2023 年 7 月，经商务部复核，中华老字号载体天益堂变更为国药控股国大药房沈阳连锁有限公司。

益元堂

益元堂是辽宁省鞍山市岫岩满族自治县的著名医药机构，迄今已有 100 多年的历史。2011 年 3 月被商务部认定为第二批“中华老字号”（名单序号：辽宁 22），代表性注册商标是“益元堂”。

益元堂的前身是一家民间药店，清光绪十八年（1892 年）由山东乳山县人于甲三闯关东在岫岩开设，取字号“益元”，寓意“补益扶正，培元强身”。至民国初期，益元堂已发展成为岫岩规模最大、药品最全、信誉最好的中药店。店内有名医坐堂，诊脉开方，按方售药；并设立作坊采用前店后场方式经营，配备富有经验的药工，加工生产多种中药饮片和中成药。其中镇店名药“保肾丸”“千金妇女宝”“小儿定风珠”等，货真价实，功效确定，获得广大顾客的好评。同时，由于该店经营信誉很高，故在采购进货过程中，无需支付现款，而是采取售后结账方法。后来，于甲三因故返回山东老家，益元堂交给其侄子掌管，继续经营。

1956年实行公私合营，益元堂以营销为主，扩大经营范围，增加经营品种。原先附设的自有加工饮片和生产丸散膏丹的作坊被分离出去，另建饮片厂和制药厂。1958年岫岩县医药公司成立，益元堂隶属其管理，经济性质改为国营，益元堂更名为“岫岩县医药公司第一门市部”，老字号销声匿迹。然而20世纪60年代，尽管第一门市部的店面只有3间平房，但有6名中医坐堂，且因老中医个个医术高、医德好，十里八村的乡亲都找他们把脉看病。对于当时生活困难、手头拮据的百姓，门市部还实行免费诊疗、抓药，好口碑稳定传承下来。

改革开放以来，益元堂生机勃勃，阔步前行。1985年，负责第一门市部经营工作的医药公司员工周冠岐认为，还是“益元堂”的企业名称好，于是建议上级领导恢复了“益元堂”老字号。1993年，该店在原址拆建，由原来的平房改为楼房，扩大营业面积，增添附属设施，开创了新的局面。

1998年，“益元堂”拟改制成个人独资企业而进行股权的现场拍卖，周冠岐以85万元竞买成功，除了股权外，仅有“益元堂”的3间平房和一些物件，企业发展陷入困境，但很快起死回生。1999年4月，益元堂被原国内贸易部认定为中华老字号，企业知名度和影响力大幅提升，成为鞍山地区医药企业中唯一获此殊荣的单位。不久，益元堂传承和弘扬“药真价实，诚实守信”的经营服务宗旨，在竞争中不断壮大，先后组建了西山、迎宾路两家分店和一个中医诊所。经营中，由岫岩医药企业中唯一一名执业药师坐店审方，并聘请中药老药工负责中药材加工，受到广大顾客欢迎。2002 年 4 月，经国家商标局核准，益元堂公司获得“益元堂”注册商标专用权，核定服务项目为第 35 类：推销（替他人），企业知识产权的价值大幅提升，为品牌市场化运作打下良好基础。因为尽管该注册商标系核准使用在第 35 类“推销（替他人）”服务上，但该事实并不排斥益元堂企业字号在药品零售等服务上所具有的影响力和美誉度。2005 年 9 月，“益元堂”注册商标被鞍山市工商局认定为“鞍山市著名商标”，成为岫岩经营企业中首家获此殊荣的企业，企业知识产权的含金量大幅提升，成为企业开拓市场、参与竞争、发展生产、提高效益的锐利武器。

2018 年 7 月，岫岩满族自治县益元堂医药连锁有限公司更名为“辽宁益元堂医药连锁有限公司”，并同时设立了中心店、城东路分店、城西路分店等 5 家分店，市场占有率迅速提高，经济效益十分明显。然而 2020 年上半年，随着药品零售行业市场化程度越来越高，益元堂医药连锁公司下属各门店面临着经营规模偏小、企业盈利困难的窘境，于是公司向政府有关部门提出，希望能够退出连锁企业，改为单体药店经营。鞍山市行政审批局医药器械审批科了解到该情况后，主动作为，高效服务，为企业“灵活自救”转型提供了有力保障。2020 年 7 月，辽宁益元堂连锁有限公司更名为“辽宁益元堂大药房有限公司”，企业实行规模化、集约化和现代化。在当年由鞍山市政府等有关部门联合举办的 2020 市民心中的鞍山老店评选活动中，益元堂大药房荣获“最具影响力的鞍山老店”称号，企业知名度更加提升。

老天祥

老天祥是辽宁省丹东市的著名医药机构，迄今已有120多年的历史。2006年11月被商务部认定为第一批“中华老字号”（名单序号：辽宁5），代表性注册商标是“老天祥”。

老天祥的前身是“天祥顺”药房，清光绪十九年（1893年）由山东黄县（今龙口市）人荆寿山在黄县创建，后由山东蓬莱人梁甘庭接办。1915年，梁甘庭发现奉天省安东县（今辽宁省丹东市）开埠初期商机无限、市场扩大，便与安东本土“日生堂”药店合伙设立天祥顺分号，取名“天祥福”药房，前店后场，产销合一。该店地址设在当时最繁华的商业区财神庙街，销售川广道地药材，精心制作丸散膏丹。1920年，该店更名为“天祥兴”药店。1926年，该店更名为“老天祥”药房。尽管老天祥采取前店后场的经营方式，但它的经营范围广泛，以中医中药为主，后兼有西医西药，且药品制作讲究精细和功效，加之广告宣传到位，故药材除畅销本地外，还销往全国各地及邻国朝鲜。相传老天祥兴盛时，有坐堂医生8人，其中中医7人、西医1人，另有朝鲜语翻译2人，不仅安东地区附近几个县的患者慕名前来就医，就连朝鲜新义州的居民也过江来求医购药。以此为基础，老大祥在市区内先后开设5家支店，生意兴隆、市场火爆，企业发展如日中天。

老天祥自制的中药炮制方法严格，深受广大消费者信赖和喜爱。其饮片达600多种、中成药100多种、丸散膏丹250多种，特别是自制的参茸虎骨花蛇酒等畅销全国及朝鲜，国内达官显贵、富商巨贾和朝鲜一些望族经常在老天祥批量定制高级滋补药品，故早在20世纪二三十年代，老天祥就被誉为“众商之冠”和“药界之荣”。然而日本侵华之后，战乱不断，老天祥也被迫惨淡经营，濒临破产。最低谷时，企业仅剩19人维持日常工作，切制中药材的刀房也不复存在。

新中国成立后，老天祥东山再起、重整山河。1956 年实行公私合营，老天祥与市内 26 家中药铺合并，更名为“中国药材公司辽宁省安东分公司”，从事中西药零售和批发业务，企业迈出新步伐。

改革开放以来，老天祥祥云一片，再创辉煌。1985 年，恢复“老天祥”老字号，时名“丹东市医药公司老天祥大药房”，隶属丹东市医药公司。1996 年，老天祥率先在丹东地区药品零售行业实行连锁经营，成为全国 100 强连锁大药房之一。1996 年 9 月，经国家商标局核准，丹东市老天祥大药房获得“老天祥”注册商标专用权，核定服务项目为第 42 类：医务室、保健、理疗、护理（医务）、医药咨询等，企业知识产权保护达到全新高度，品牌市场化运作空间得到扩大。1996 年，老天祥率先在丹东地区药品零售行业实行连锁经营，成为全国 100 强连锁大药房之一，企业知名度和影响力大幅提升。1998 年，老天祥投资 50 万元进行扩建、改造和装修，使营业面积达到 600 多平方米，店堂宽敞明亮，布局科学合理，设有名医坐堂、顾客休息椅、饮水机、阅报栏等，同时开展夜间售药、中药加工煎煮、电话预约购药等便民服务，为顾客营造了一个优雅温馨的购药环境。2001 年 5 月，成立“丹东市老天祥大药房”，隶属更名后的丹东医药有限公司。2002 年 4 月，丹东市老天祥大药房更名为“丹东市老天祥大药房连锁店”，企业发展迈上一个新台阶。2003 年 4 月，“老天祥”注册商标被丹东市工商局认定为“丹东市著名商标”，企业知识产权保护攀上一个新高峰。2004 年 3 月，丹东市老天祥大药房连锁店又改回原名“丹东市老天祥大药房”，企业发展重新定位。2008 年 7 月，丹东市老天祥大药房经成功改制后，更名为“丹东市老天祥大药房有限公司”，进一步实行现代企业经营管理制度。

2010 年 3 月，由丹东市老天祥大药房出资，成立独立法人性质的“丹东市老天祥医药连锁有限公司”，主要经营中药饮片、中成药、化学药制剂、抗生素制剂、生物制品、生化药品，二、三类医疗器械、家用医疗器械、预包装食品（含保健食品）、卫生材料、玻璃器皿、消毒用品、日用百货、化妆品等。公司经营的中药饮片因品种齐全、货真价实而倍受丹东地区人民群众和国内外客商的青睐，其中野山参、活性参、石柱参、野生灵芝、林蛙油、梅花鹿茸及鹿鞭等贵细药材和传统经典中成药常被作为馈赠以及捎往国外的佳品。2011 年，丹东市内 25 家实体药店统一纳入老天祥连锁经营，并对 6 家加盟店进行规范，企业一路向前，成就斐然。2017 年 4 月，“丹东老天祥医药文化”被丹东市确定为第八批市级非物质文化遗产，企业喜获殊荣。同年 7 月，老天祥被市文体新闻出版广电局命名为“市级非物质文化遗产传承基地”，百年老店锦上添花。2019 年 2 月，老天祥成立“丹东市老天祥大药房有限公司中医综合诊所”，为老天祥大药房公司的分支机构，主营中医诊疗，深受广大患者欢迎。2020 年 2 月，面对新冠肺炎疫情的严峻形势，丹东市老天祥医药连锁有限公司通过丹东市元宝区市场监管局向区疫情防控指挥部捐赠防疫用品，为该区打赢疫情防控阻击战贡献力量，彰显了中华老字号企业的爱心和责任担当。

作为辽宁省丹东地区最古老、最有影响的老商号和丹东地区极为珍贵稀缺的跨越 3 个世纪依然充满活力的民族自主品牌，老天祥是丹东地区非物质文化遗产的“活态传承者”，为进一步传承和弘扬中华优秀中医药文化发挥了重要作用。

吉林省

孟氏整骨

孟氏整骨源远流长，迄今已有150多年的历史，其目前载体之一孟晓东骨伤门诊部是吉林省长春市的著名医疗机构。2011年3月被商务部认定为第二批“中华老字号”（名单序号：吉林11），代表性注册商标是“孟氏整骨”。

孟氏整骨起源于19世纪初期，创始人是河北省永平府临榆县（今秦皇岛市市区）孟家店村人孟广俊。清道光年间（1821 ~ 1850年），他在家乡从事镖师职业，为给自己和同伴疗伤，于走南闯北途中搜集到一些民间良方，博采众长，取其精华，经反复钻研实践，终于配制出伤科良药“接骨丹”，再加上自己独特的接骨手法，逐渐奠定了孟氏整骨基业。

清同治十二年（1873年），孟广俊之子、孟氏整骨第二代传承人孟昭惠闯关东来到吉林宽城子（今长春市南关区），先后在新民胡同、四道街开设“孟氏整骨专科诊所”。1913年，又在公主岭开设“孟氏整骨医院”。孟昭惠一边行医一边潜心钻研，不久研制出治疗“黑伤”（疮疡溃烂）的“把干粉”，致使孟氏整骨声名鹊起，享誉长春。

20世纪20年代，孟昭惠之子、孟氏整骨第三代传承人孟宪卿、孟宪明兄弟崭露头角，先后在西四道街和二马路开设“孟氏整骨诊所”。1929年11月，孟昭惠长子孟宪卿还在商埠二马路开设“孟氏整骨药房”，资本总额为哈大洋（流通在哈尔滨及其周围地区纸币的简称）800元，专营中药外科黑红伤症。他们运用祖传孟氏整骨医术和孟氏秘方精心施治，疗伤无数，口碑日隆。1948年10月长春解放后，孟氏兄弟参加了南关区北街联合诊所，为骨科医生。1956年，孟宪卿被聘为市中医院三马路门诊部骨科主治医师，1957年当选为市政协委员；同年，孟宪明任南关区医院骨科主治医师，他启用祖传秘方“接骨丹”“活血散”“舒筋丸”“紫金丹”等为患者治病，疗效显著。

孟氏整骨第四代传承人是孟宪卿长子孟庆年，1956年他随父到市中医院骨科坐诊行医，耳濡目染，得其真传。

改革开放后，孟氏整骨再续辉煌。1979年，孟庆年在大经路开设“孟氏整骨诊所”，对创伤性骨折、粉碎性骨折、闭合性骨折、病理性骨折以及软组织损伤和各部位脱臼复位等，均有较深入的研究，使孟氏整骨宝贵的独特传统中医术得以持续传承，并焕发出新的生命力。

孟氏整骨第五代传承人是孟庆年之子孟晓东、孟大勇兄弟。1988年，孟庆年长子孟晓东随父在大经路开设“孟氏整骨诊所”，担任父亲助手。1990年，孟晓东在大经路70号（今116号）开办“孟氏整骨（晓东中医整骨诊所）”，开始独立行医诊病。长期以来，孟晓东既继承了祖业，又有所创造和提高，在实践中摸索出以“轻、巧、快”为特色的复位手法，形成了自己的特点和风格。为了表彰他的业绩和贡献，在2000年长春举办的首届“名人工程”活动中，孟晓东被长春市委、市政府命名为“长春知名医生”，同时被长春市卫生局授予“长春名医”的称号。

值得赞誉的是，孟晓东在小儿股骨干骨折领域更是建树颇多。对此，他曾发表论文总结说：“笔者经多年临床实践发明了‘超肢体牵引固定夹板’，用于临床治疗小儿股骨干骨折 27 例，均收到了良好的效果，并获得了国家专利。”[1] 孟晓东认为，儿童股骨干骨折常规治疗方法为小夹板固定、悬吊牵引、骨牵及手术固定。因患者均为儿童，主观意识薄弱，难以理智地予以医患合作，因此给治疗带来一定的困难。如悬吊牵引由于患儿感觉太痛苦，不予配合可造成再度错位；手术固定医疗周期长，治疗费用高，且容易对患儿的骨生长发育造成一定的影响。而运用“超肢体牵引固定夹板”治疗小儿股骨干骨折则无上述现象。其优点为：患儿痛苦小，治疗效果好，医疗周期短，治疗费用低，功能恢复快。患儿经过手法复位、牵引固定后平躺静卧，大大减轻了疼痛，能较好地配合治疗。由于超肢体夹板对传统小夹板进行了改革，能将牵引与固定融为一体，起到了良好的牵引与固定作用，使骨折断端在稳定的基础上，很快形成新生骨痂，大大缩短了医疗周期，从而减轻了患儿家属的医疗费用（整个疗程费用仅二三百元）。由于固定时间短，因此使愈后功能很快得到了恢复。“超肢体牵引固定夹板”制作简易，操作简单，疗效可靠，无疑是治疗小儿股骨干骨折的一种较为理想的方法。孟氏整骨用这个方法治疗小儿股骨干骨折，在获得国家专利的同时，也填补了中医骨伤领域的空白。

2001 年 2 月，孟晓东在大经路 1068 号成立“长春孟氏整骨孟晓东骨伤门诊部”，门诊部设置了“骨伤、康复、理疗、药熏、制剂”5 个科室，以精湛的孟氏医术、完善的医疗设备、优雅的医疗环境接待四面八方的骨伤患者；同年 3 月，孟庆年次子孟大勇在大经路 1168 号成立“长春市南关区孟氏整骨诊所”，颇有与哥哥摆台打擂的气势；兄弟俩使孟氏整骨中医药实体实现规模化、快速化、优质化发展。

2003 年，“孟氏整骨孟晓东门诊”被长春市卫生局评为“中医特色门

---

1 孟晓东：《“超肢体牵引固定夹板”配合手法整复治疗小儿股骨干骨折 27 例》，《吉林中医药》2000 年第 6 期。

诊部”，孟氏医疗机构的知名度和影响力大幅提升。2004 年 5 月，经国家商标局核准，孟大勇获得“孟氏整骨”注册商标专用权，核定服务项目为第 35 类：广告、推销（替他人），孟氏医疗机构的知识产权保护达到全新高度，以商标作为品牌核心价值，品牌市场化运作空间进一步扩大。2009 年 6 月，“长春孟氏整骨”被吉林省确定为第二批省级非物质文化遗产，百年家传传统中医药产品、技艺和服务得到发扬光大。

抚松制药

抚松制药是吉林省白山市的著名医药机构，迄今已有 120 多年的历史。2011 年 3 月被商务部认定为第二批“中华老字号”（名单序号：吉林 12），代表性注册商标是“林海牌”。

抚松制药的前身是“积盛广”制药作坊，清光绪二十七年（1901 年）五月由店主尹义堂在长白山岗后（今抚松地域）创立。因背靠道地动植物药材产区，尤其当地人参、五味子、细辛、关龙胆、北芪、北柴胡、北刺五加、淫羊藿、鹿茸、林蛙等道地药材资源丰富，故尹氏投入资金开设作坊，前店后场，自产自销。主营批发兼营零售，涉及中药、中药饮片、中成药和西药 1000 多种，成为当地规模最大、效益最好、最受青睐的一家小微企业。

1945 年 11 月抚松县解放，积盛广迎来新发展。1947 年，经抚松县人民政府批准，对积盛广进行改造和建设并更名为国有性质的“鸿记药房”。1952 年 2 月，鸿记药房变更为县营药店，隶属县人民医院管辖。1953 年 8 月，该药店从县人民医院分出，更名为“地方国营抚松县药店”，划归抚松县人民政府生产管理处地方国营联合加工厂。药店采取前店后场经营方式，主要生产和经营中成药及中药材，同时设职工诊疗所，安排中医坐堂为职工看病。当时，抚松县人民政府卫生科调武永祥担任药店经理。他针对抚松地方腰腿痛病人多、地方性大骨节病严重等问题，努力研制成功“虎骨丸”并量产。此药对地方性大骨节病和腰腿痛病有特殊疗效，人们争相购买。随后，武永祥又相继研制出参茸丸、清心丸、牛黄解毒丸、调经丸、止咳丸、化痔丸、保赤散、黄水疮药、齿痛灵等药品。为了保证产品供应，扩大生产规模，抚松县药店开始筹建药厂。

1954 年 2 月，经中央工商行政管理局批准注册，该厂开始使用“白山牌”和“林海牌”商标。同年 7 月，经当时的辽东省卫生厅批准，地方国营抚松县药店变更为“地方国营抚松制药厂”，成为浑江市（今白山市）第一家制药厂，亦为我国东北地区成立最早的以中成药为主的药品生产企业。据抚松制药厂内部撰写的《抚松制药厂厂志》记载：“建厂初期，由于生产设备简陋，工艺技术落后，利用手工作坊式的生产方式，只能生产牛黄解毒丸、参茸丸、牛黄清心丸、虎骨丸、虎骨酒、益母膏、保赤散等八个品种。”[1] 然而其中的镇厂名品牛黄解毒丸、虎骨丸、虎骨酒等始终颇受各界欢迎。

1956 年，抚松制药厂开始生产以人参精为龙头的 18 种中成药出口产品，成为吉林省第一家出口中成药的企业，主要出口至日本、东南亚、西欧、美洲等国家。当时分别由吉林省对外贸易局、吉林省土畜产品出口办公室通过大连口岸和天津口岸销往国外。大连口岸经营 15 个品种，天津口岸经营 13 个品种，商标均使用“林海牌”。主要产品有补金片、女健、生血丹、参茸固本片、蟾蜍片、蟾蜍精、人参膏、筋骨宁片、人参粉、河车大造丸、参茸虎骨丸、虎骨丸、鹿胎膏、人参精（40%）、胃宝、喘咳灵、参茸延龄片、脑灵素等，销售渠道畅通，经营效益明显。1966 年 2 月，经

1《抚松制药厂厂志》，转引自抚松县图书馆网站（www.fsxtsg.com）王海燕：《穿越岁月的虎骨酒香》。

国家主管部门核准，抚松制药厂正式获得“林海牌”注册商标专用权，核定使用商品为中国分类第 31 类：药酒、中成药（出口），企业知识产权保护意识十分超前，知名商标成为企业开拓市场、参与竞争、发展生产、提高效益的锐利武器。同年，该厂开始生产 6 种西药制剂，成为原通化地区第一家制作西药制剂的企业，填补了通化地区不能生产西药的历史空白。

改革开放以来，抚松更加发展，成就斐然。1980 年，抚松制药厂建成国内先进的醇提和水提两条生产线的中药提取车间，实现了中药材的科学提取。1981 年 1 月，抚松制药厂被国家医药管理总局确定为全国 56 家重点中药厂之一，该厂畅销产品“白山牌”人参精获得总局颁发的“优质产品证书”，企业前景看好，知名度和影响力大幅提升。1982 年，该厂自筹资金建成高级滋补饮料厂，形成了人参精、人参茶、口服液、人参可乐 4 条生产线，并从日本、西德引进多种先进的制药生产设备，使生产品种不断增加，经营规模空前壮大。1989 年，抚松制药厂更名为“吉林省抚松制药厂”。1995 年 5 月，抚松制药厂对“林海牌”装潢以“盒贴”名称申请外观设计专利，中国专利局于 1996 年 2 月授予其专利权，企业知识产权保护达到全新高度。1997 年 3 月，由抚松制药厂作为主发起人进行股份制改造，成立“抚松制药股份有限公司”，企业踏上新征程。2007 年，该公司进行成功改制，国有股全部退出，企业名称变更为“吉林省抚松制药股份有限公司”，企业继续发展。2009 年 12 月，经国家商标局核准，吉林省抚松制药股份有限公司获得第二件“白山”注册商标专用权，核定使用商品为第 5 类：中药成药、药酒、针剂、片剂、水剂、贴剂、膏剂、中药药材、药茶等，企业无形资产保护迈上一个新台阶，企业知识产权的价值大幅提升，为品牌市场化运作打下良好基础。

黑龙江省

鼎恒升

鼎恒升是黑龙江省齐齐哈尔市的著名医药机构，迄今已有 380 多年的历史。2011 年 3 月被商务部认定为第二批“中华老字号”（名单序号：黑龙江 22），代表性注册商标是“鼎恒升”。

鼎恒升始创于清顺治元年（1644 年），原名“鼎恒号”，是一家由几个山西人合股开办的杂货店，兼营中草药。齐齐哈尔民间素有“先有鼎恒升，后有卜奎城（齐齐哈尔旧称）”之说，足见鼎恒升之长寿。鼎恒升现存的历史账目，有最早可见于清乾隆三十三年（1768 年）的“万金老账”。鼎恒升的店规祖训则包括：店员不准带家属，不准饮酒、赌博，不准去妓院，平时不开支，一年一结账，用钱限额支取，不许随身携带钱财等，管理严格，效果显著。

清道光元年（1821 年），鼎恒号更名为“鼎恒升药店”，前店后场，自产自销。清光绪二十六年（1900 年）8 月，沙俄侵占齐齐哈尔，鼎恒升损失全部货物，企业遭遇重大挫折，几乎无法经营，直到 1917 年情况才有所好转。

1928 年，药店扩大规模，店员增加到 24 人，是当时齐齐哈尔最大的企业之一。鼎恒升的得意之举还在于，它采用明代史可法的遗方生产“史国公酒”。该酒具有温中散寒、健脾养胃、活血通脉之功能，常饮可延年益寿，故成为当时著名药酒，畅销东北各大城市，远销京、津等地，并出口日本。1937年，出于融资方便的原因，鼎恒升还先后设立了鼎恒和富隆两家当铺，企业总体实力大增。然而自1940年起，因日伪当局实行“七二五”价格管制，原料定价配给，产品限价出售，致使企业无利可图，只能于次年被迫停产。

新中国成立后，鼎恒升如沐春风，一路前行。1950年12月，在齐齐哈尔市政府的扶持下，濒临倒闭的鼎恒升重新开业。1955年1月，鼎恒升更名为“公私合营齐齐哈尔市鼎恒升制药制酒厂”；同年4月，“齐齐哈尔市中药联合制药厂”并入鼎恒升，企业开始快速发展，产品有丸剂、散剂、酒剂三大类，共计49个品种。1960年，鼎恒升更名为“齐齐哈尔制药厂”，以生产中成药为主并试制投产化学药品正痛片、乳清酸等。1966年10月，该厂改制更名为“中国医药工业公司国营齐齐哈尔制药厂”，但因受“文革”影响，企业前进步伐明显放慢。

改革开放后，鼎恒升东山再起，重续辉煌。1985年，齐齐哈尔制药厂共有产品为17个剂型、802个品种，其中获省级优质产品称号的19种，产品销往全国各地，部分产品销往美国、加拿大及东南亚等国家。1994年，该厂自主研发成功第一个国家级四类新药——小儿解热镇痛药“爱森咀嚼片”，用于儿童普通感冒或流行性感冒引起的发热，也用于缓解中度疼痛如头痛、关节痛、偏头痛、牙痛、肌肉痛、神经痛等病症，曾获中国药学会、儿童发展基金会颁发的“儿童用药推荐产品”称号。1996年8月，该厂实行分立改革，恢复“鼎恒升”老字号，组建“齐齐哈尔鼎恒升制药厂”。同年，三株公司加盟后组建“齐齐哈尔三株鼎恒升药业有限公司”，企业资本增加，前景一片光明。同年11月，经国家商标局核准，该公司获得“鼎恒升”注册商标专用权，核定使用商品为第 5 类：粉针剂、片剂、胶囊剂、人用药，企业知识产权保护迈出重要一步，为以商标作为品牌载体、不断拓展品牌空间打下了良好基础。2001 年，黑龙集团加盟，三株鼎恒升药业公司更名为“齐齐哈尔黑龙集团鼎恒升药业有限公司”，企业规模扩大，市场日益红火。

2006 年 6 月，该公司更名为“黑龙江鼎恒升药业有限公司”，百年老店进入了一个全新的稳定发展阶段。2008 年 4 月，“鼎恒升传统医药”被齐齐哈尔市确定为第一批市级非物质文化遗产，企业知名度和影响力获得重大提升。自 2010 年初开始，鉴于医药流通环节与物流配送息息相关，鼎恒升药业有限公司与黑龙江省齐齐哈尔市邮政速递物流公司建立起长期的合作关系。通过邮政速递物流的自身优势、良好服务、品牌信誉以及全程全网、迅速、准确、安全的网络优势，保持了医药流通渠道的高效性，受到广大消费者好评。2013 年 8 月，“鼎恒升”注册商标被黑龙江省工商局认定为“黑龙江省著名商标”，企业知识产权得到法律的充分保护，十分有利于企业的产业化发展。2016 年 7 月，大兴安岭林格贝寒带生物科技股份有限公司控股收购鼎恒升药业公司，让这个跨越 5 个世纪的老字号又一次走出困境，在自身发展史上竖起一座新的里程碑。2018 年 3 月，鼎恒升紧跟国家大健康发展趋势，以自主创新的百年膏方滋补调养品进入国内大健康市场，抢占大健康新零售风口。

鼎恒升以互联网为依托，通过运用大数据、人工智能等先进技术手段，对线上服务、线下体验以及现代物流进行了深度融合。鼎恒升推出的百年品牌大健康产品，一个是日常调养膏品人参燕窝膏，另一个是定制功效养生品秋梨枇杷膏。两款产品不仅都铺设了线下线上全渠道，供消费和体验，而且还输出配套产品服务体系，实现了品牌、体验与服务的完美结合。2020 年 4 月，鼎恒升药业公司参股成立“黑龙江鼎恒升中医馆连锁有限公司”，经营范围包括门诊部（所）、养生保健服务、健康咨询（诊疗服务除外）、中药、西药等，企业更加多元化发展。

世一堂

世一堂是黑龙江省哈尔滨市的著名制药机构，迄今已有近200年的历史。2006年11月被商务部认定为第一批“中华老字号”（名单序号：黑龙江4），代表性注册商标是“世一堂”。

世一堂的前身是“天一堂”，相传清道光七年（1827年）由吉林省吉林市孤榆树屯（今榆树市）李氏创立，为中国东北地区最早的药铺之一。清光绪二十九年（1903年），随着中东铁路数年来的兴建及通车，哈尔滨迅速发展，商贾林立。此时天一堂第三代传承人李星臣决定去异地拓宽市场，于是责成天一堂阿城分号拨款，在哈尔滨西北部（今哈尔滨道里区十二道街头）开办第二家“天一堂”分号。不久李星臣接受他人建议，将天一堂更名为“世一堂”，故又称“道里世一堂”。1912年，世一堂在哈尔滨傅家甸正街（今哈尔滨道外区靖宇街）开办第三家世一堂分号，又称“道外世一堂”。至此，世一堂拥有吉林、阿城、道里、道外4家门店，企业规模迅速扩大。

更引人关注的是，1915年2月，吉林世一堂总号参加在美国旧金山举行的巴拿马太平洋万国博览会，其明星产品“鹿角胶”颇受好评，荣获金奖，从此声名远播。此外，旅居哈尔滨的30多个国家的外事官员和商人，甚至将“鹿角胶”“参茸丸”“虎骨酒”等中成药作为他们的首选礼品，购买后回国赠送亲友。哈尔滨世一堂各分号问世后，均为前店后场模式，主营人参、鹿茸加工，另外还诊病、抓药。其药品包括丸散膏丹、酒、胶、露等剂型，近300个品种，包括人参回天再造丸、安宫牛黄丸、八珍益母膏、虎骨膏、玫瑰露酒及各种规格野山参等。因始终坚持“配伍医方唯道地，炮制遵古乃精良”的店规祖训，故药品质地优良、加工细腻，不但销往全国各地特别是上海和香港，而且远销东南亚。例如贴有世一堂标签的黄芪，每箱可以多卖 40 元，每年世一堂仅此一项就可获利 200 万两白银，经济效益十分显著。

1956 年实行公私合营，分别成立道里、道外两个门市部，隶属哈尔滨市药材公司。道里世一堂变更为“道里区中心店”，道外世一堂变更为“道外区中心店”，但都保留原世一堂药店商业字号，称“公私合营世一堂国药店”，并恢复传统中药材的加工生产。同年 12 月，药厂与药店分离，成立独立的“哈尔滨世一堂制药厂”。至 1964 年，世一堂经营 1464 个品种，其中药材 735 种，中成药 424 种，企业发展十分景气。

改革开放以来，当地药材事业逐步兴旺发达起来。1981 年 1 月和 1982 年 5 月，道外药店和道里药店先后恢复“世一堂”老字号，百年老店货源充足，品种繁多，装潢美观。1986 年，经过异地扩建改造后，哈尔滨世一堂制药厂也重振雄风。新厂区占地 13.4 万平方米，拥有国内一流的厂房和设备，完全按 GMP 标准进行生产操作。1989 年 8 月，经国家商标局核准，该厂获得“世一堂”注册商标专用权，核定使用商品为第 5 类：中成药、中药厂、饮片、药酒等，企业知识产权的价值大幅提升，为知名品牌市场化运作创造了有利条件。1991 年，世一堂又成为黑龙江省最早的马德里国际注册商标的持有者，在十几个国家取得了商标专用权，是黑龙江省唯一一家国际注册商标企业。1992 年，“世一堂”注册商标被黑龙江省工商局认定为“黑龙江省著名商标”，企业知识产权得到更加充分的法律保护。1996 年 1 月，成立“哈尔滨世一堂制药厂”，是哈药集团股份有限公司的全资子公司，企业发展进入快车道。2000 年，“哈尔滨世一堂制药厂”更名为“哈药集团世一堂制药厂”，仍隶属哈药集团股份有限公司，但为其分公司，企业发展达到一个新阶段。与此同时，世一堂对中成药的研发高度重视，不断加大人、财、物的投入。旗下六味地黄丸、逍遥丸、丹佛胃尔康颗粒等产品在传统中成药领域占据重要地位。另外镇店名药之一是世一堂牌“牛黄降压片”，2002 年由哈药集团世一堂制药厂经过 3 年技术创新，采用当前先进的超微粉技术精制而成。该药主治高血压，为广大高血压患者在越来越多的降压药中带来了更大的选择余地。

2006 年 8 月，包头市中级人民法院根据《新中国商标法》及最高人民法院的相关司法解释，认定“世一堂”注册商标为中国驰名商标，企业知识产权保护攀上一个新高峰，这对增强世一堂诚信度，树立百年品牌形象起到十分积极的作用。2007 年 2 月 13 日，英国吉尼斯世界纪录中国地区认证官来到哈尔滨，为黑龙江省首个吉尼斯世界纪录获得者——哈药集团世一堂制药厂授牌。此次授牌的标的物是该厂第 22 号制剂楼墙外的陶瓷壁画《清明上河图》。该壁画长 201.01 米，高 7.47 米，总面积 1472.6 平方米，共用 0.2 米 ×0.2 米的瓷砖 36815 块，该壁画时世界上面积最大的陶瓷壁画。2008 年 4 月，根据哈药集团战略发展需要，哈药集团世一堂制药厂与哈药集团中药二厂、哈药集团中药三厂整合为新的哈药集团世一堂制药厂，形成了一个总资产超过 10 亿元，集生产、销售、科研为一体，传统中药与现代中药齐备的大型中药专业生产基地，综合实力进一步增强。2020 年 3 月，在新冠肺炎疫情防控关键期，世一堂制药厂千方百计保证原材料药材的储备充足，凭借中华老字号企业积累沉淀的技术和文化底蕴，为满足市场需求、让百姓用上精品好药做出了重要贡献。

福庆堂

福庆堂是黑龙江省哈尔滨市的著名医药机构，迄今已有 120 多年的历史。2011 年 3 月被商务部认定为第二批“中华老字号”（名单序号：黑龙江 23），代表性注册商标是“老王麻子”。

福庆堂原名“京都福庆堂”，由满族正白旗人王照宇在北京牛街创立。相传早年他曾是清廷的带刀护卫，从宫廷药师处学得一些治疗跌打损伤膏药的宫廷秘方及熬制技艺，便在京城开了一家膏药店，即“京都福庆堂”，售卖“王家膏药”。后因宫廷纷争，王家被迫迁往河北玉田县。

清光绪二十年（1894 年），王照宇之子王树森背着福庆堂的牌匾，怀揣王家膏药的秘方，独自闯关东，来到黑龙江呼兰（今哈尔滨市呼兰区）制卖王家膏药，成为其第二代传承人。因王树森脸上长有少许浅白麻子，故得名“王麻子膏药”。由于膏药灵验，品牌开始走俏，王树森便于清光绪二十五年（1899 年）前往哈尔滨市区发展，在太古街摆摊卖药。王麻子膏药的治疗机理在于疏经通络、活血化瘀、扶正固本、补肾壮骨、改善机体新陈代谢，对于腰间盘突出、颈椎病、关节病、股骨头坏死等，具有一定疗效。

1936 年，王树森迁至北七道街（今富锦街）设立“京都福庆堂王麻子膏药店”，专营王麻子膏药，并于 1938 年获得伪满滨江省政府颁发的药品专卖许可证。他在祖传秘方的基础上，又推出“风湿膏”“拔毒膏”等创新产品，生意更加兴隆，市场空前火爆，使福庆堂进入鼎盛时期。每日销售近千帖，远销河南、山东、山西、新疆、内蒙古等地，还出口到日本、东南亚和美国。遂导致一些关里的亲戚纷纷投奔王家来到哈尔滨，竖起各种王麻子膏药的招牌开店谋生，使富锦街成为当年闻名全国的王麻子膏药一条街。其中有王树森将福庆堂更名后开设的“真正老王麻子膏药店”、李明臣开设的“真正王麻子膏药店”、刘万谥开设的“这才是王麻子膏药店”和宋子珍开设的“真正假王麻子膏药店”等，一时间颇为热闹。

1948 年王树森逝世后，其次子王殿元成为王麻子膏药第三代传承人，出任“真正老王麻子膏药店”经理。他在前辈创业实践的基础上，苦心钻研中医理论，大胆改进配方，又吸纳了针灸、推拿、整骨等中医药疗法，使王麻子膏药在治疗骨伤科疾病及运动创伤方面取得了新突破。1953 年，经哈尔滨市人民政府卫生局颁发营业许可证，老王麻子膏药店更名为“福庆堂国药店”。1956 年实行公私合营，王殿元把祖传秘方献给国家。1956 年，王殿元考取行医执照，开设“王殿元整骨诊所”独立行医，以治疗风湿骨病为主。长期以来，福庆堂十分热衷社会公益事业，具有企业担当精神。例如 1953 年志愿军班师回国时，王殿元得知一些复员转业的伤残军人分到地方后没有住处，便将福庆堂店铺后边的 40 多间私房无偿送给他们居住，道外区北七道街“军属大院”由此得名，王殿元也被政府授予“开明绅士”称号。

改革开放以来，福庆堂发展迅速，日新月异。1987 年王殿元逝世后，其长子王燕铭成为福庆堂第四代传承人，其他传承人二子王燕卿、三子王燕龄、四子王燕强则均成为福庆堂的坐堂医生。王氏兄弟在继承祖上秘方的同时，十分注重系统的中医学习，治疗手段也更加现代化。他们不断改良配方，使古老的膏药由过去比较单一的用途，发展到能治疗 20 多种疾病。

1995 年，王燕铭将百年老店迁址哈尔滨的繁华地段，增加营业面积，扩大市场份额。1999 年，他还为“真正老王麻子膏药”申请了域名，上了国际互联网的“中国在线”，堪称国内中医药行业率先走“互联网 +”之路的佼佼者。2001 年 9 月，经国家商标局核准，福庆堂获得“老王麻子”注册商标专用权，核定服务项目为第 42 类：医疗诊所，企业知识产权保护达到全新高度，以商标作为品牌核心价值，品牌市场化运作空间进一步扩大。2002 年 11 月，王燕铭成立“哈尔滨王麻子膏药研究所”，经营范围包括研究、开发王麻子膏药。2003 年 9 月，王燕铭又成立“哈尔滨福庆堂医药保健用品有限公司”，企业开始实行现代化经营管理。2009 年 4 月，王麻子膏药在香港注册成立“中国王麻子膏药集团”，海外影响进一步扩大。实践表明，王燕铭在传承王氏家族治病及制药传统技艺、提升福庆堂老字号之传统商誉方面，发挥了积极的主导作用，贡献良多。2013 年 7 月，“老王麻子膏药”被黑龙江省确定为第四批省级非物质文化遗产，百年老店传统中医药文化大放光彩。2014 年 11 月，“中医传统制剂方法（老王麻子膏药制作技艺）”被国务院确定为第四批国家级非物质文化遗产代表性扩展项目，企业发展再结硕果。该制作技艺是一部集药方、制剂方、制剂工艺、诊断、治疗为一体，形态特征鲜明，结构严谨，在秘方古籍中少见的序列组合式秘方。无论是过去百年还是在现代，对治疗疑难杂症和皮肤病都表现出很好的功效，发挥着重要的临床优势。2019 年 4 月，文化和旅游部组织开展了国家级非物质文化遗产代表性项目保护单位检查和调整工作。根据检查情况，经各地申报，在 137 个传统医药项目中，老王麻子膏药制作技艺榜上有名。同年 11 月，《国家级非物质文化遗产代表性项目保护单位名单》公布，哈尔滨福庆堂医药保健用品有限公司获得老王麻子膏药制作技艺项目保护单位资格，中华老字号再获殊荣，为更加有效地传承和弘扬中华优秀传统中医药文化打下坚实基础。

参鸽

参鸽是黑龙江省齐齐哈尔市的著名制药机构，迄今已有 110 多年的历史。2011 年 3 月被商务部认定为第二批“中华老字号”（名单序号：黑龙江 20），代表性注册商标是“参鸽”。

参鸽的前身是“普太和药房”，创立于清宣统二年（1910 年）。1956 年 2 月，齐齐哈尔市供销社在普太和药房、正心堂药店、中区制药厂、启华制药厂等 5 家厂、店联营成立的国药合作社的基础上，组建“黑龙制药厂”，主营中成药制造，后更名为“人民制药厂”。1974年1月，该厂变更为“齐齐哈尔市中药厂”，企业开始踏上新征程。然而，当时的中药厂是一家与居民住房混杂在一起的、手工作坊式的企业，仅有员工20人，老药工3人，几间破房间，设备陈旧、管理滞后、工艺落后、卫生环境很差，远远不能适应生产发展和市场竞争的需要。

随着改革开放的深入进行，齐齐哈尔市中药厂迎来新的鼎盛时期。1996年10月，齐齐哈尔市中药厂被黑龙集团并购重组，变更为“黑龙集团齐齐哈尔市中药厂”，原本衰退无助、步履维艰的国有企业很快扭亏为盈，生机勃勃。1999年10月，企业顺应社会主义市场经济发展要求与香港新美景（国际）贸易有限公司合资成立“齐齐哈尔参鸽药业有限公司”（中外合资），市场竞争力逐渐增强。2000年，“参鸽”产品被齐齐哈尔市政府评为“名牌产品”，企业知名度和影响力大幅提升。同年4月，参鸽公司的明星产品“风寒双离拐片（胶囊）”被国家中药评审委员会认定为国家中药保护品种，主治祛风散寒，用于风寒腰腿疼痛、四肢麻木、筋骨拘挛等症，为风湿症患者必备之良药，企业享誉全国。2002年3月，经国家商标局核准，齐齐哈尔参鸽药业有限公司获得“参鸽”注册商标专用权，核定使用商品为第5类：药酒、药用胶囊、中药成药、各种丸、膏、药茶，企业知识产权保护达到全新高度，以商标作为品牌核心价值，进一步拓宽了知名品牌的市场化运作空间。

2007年3月，参鸽药业对本公司生产的药品采取每件包装内均附有药品出厂时的检验报告书，报告书上有明确的检验结果，并且药品各检验项目及标准规定都有很明确的标示，落款处也都有负责人、复核人、检验人等人员的印章。该企业的这一做法不仅赢得了广大消费者的好评，而且药品监管部门也认为值得各药品生产厂家借鉴。因为药品检验报告书使消费者在了解该药品质量后更加放心；检验报告书上相关责任人的签字印章也明确了药品的质量责任；药品各检验项目及标准规定的标示，加大了药品的质量保证和透明度，为药品安全生产和企业的更好发展创造了有利条件。2008年，为适应市场经济发展的需要，女企业家温晓立收购了参鸽药业股份，更名为“黑龙江参鸽药业有限公司”，民营的资本注入为企业带来了变化，也让企业抓住了改革发展的新机遇。

2011年，参鸽药业投资1.93亿元，在齐齐哈尔市富拉尔基经济技术开发区新建中药生产基地，占地10万平方米。新厂区全部根据新版GMP的规范设计和建设，设备则来自国内外知名品牌的厂家，提高了生产的自动化程度。2015年，参鸽药业投资2.39亿元，在富区经济开发区建设产品结构调整与升级改造项目，产品分为五大剂型、167个品种，设备上又引进国内最先进的全自动生产线，并配备精密的检验仪器，使其产能大幅度提高，产品质量更加均一、稳定，投产一年来就实现产值3亿余元。走在新建生产基地车间内，传统工艺与现代科技相结合的成果随处可见。在片剂生产车间，随着自动生产线不断运转，一瓶瓶完成灌装的“喉康散”从封闭灌装车间墙上的一个小窗口内不断向外涌出，而与之相连的包装生产线快速将小瓶产品打包成盒，而整条生产线加起来也就10米长。2021年7月，经国家知识产权局核准，参鸽药业获得“一种风寒双离拐片的制备方法”的发明专利授权。该制备方法对川乌、草乌和马钱子的生物碱成分含量进行控制，药效更好，可以降低给药剂量，另外易贮存并易进行质量控制，企业知识产权保护达到一个新高度。2022年3月，黑龙江省市场监管局等8部门公布首批龙江中药材及中药材种植养殖品牌基地和中成药品牌企业名单。在中成药品牌企业名单中，黑龙江参鸽药业有限公司榜上有名，企业喜获殊荣。同年3月，参鸽药业成立“黑龙江参鸽药业有限公司富拉尔基分公司”；同年4月，参鸽药业成立“黑龙江参鸽药业有限公司建华分公司”；企业更加规模化、集约化和现代化。目前，作为中华老字号企业，参鸽药业已经是黑龙江省西北部地区最大的中成药生产企业，公司资金雄厚、设备精良、技术先进、检测手段齐备。公司位于富拉尔基经济开发区的新厂，现有高、精、尖中药生产设备207台（套），高度重视质量管理，对药品的产、供、销及售后服务实施规范化管理，全部通过国家GMP认证。公司已形成片剂、胶囊、丸剂、散剂、冲剂、酒剂等组成的六大剂型174种系列产品链，其中六味地黄丸、柏子养心丸、娃娃宁泡腾片、风寒双离拐等30种主药产品长期以来是供不应求的畅销货，而公司始终不断加大现代中药研发和市场开发力度，努力让传统中药产品放射出新的光芒。

永江

永江是黑龙江省哈尔滨市的著名医药机构，迄今已有110多年的历史。2011年3月被商务部认定为第二批“中华老字号”（名单序号：黑龙江21），代表性注册商标是“永江”。

永江起源于“德善堂”药铺，1913年由山东人赵国增闯关东在傅家甸（道外区二十道街）创立。赵国增是赵氏中医的第七代传承人，他在德善堂坐堂行医，专攻中医外科，利用祖传秘方为患者治疗痈、疮、肿、毒等疾病，往往药到病除，逐渐声名鹊起。

1956年9月，赵国增之子、赵氏中医第八代传承人赵永江在德善堂的基础上开办“赵永江中医外科诊所”，家族事业稳定延续。该诊所是新中国成立后哈尔滨第一批个体诊所之一，赵永江因其赵氏家族历代行医且世代相传，积累了大量的临床经验和绝密验方，使其更侧重于皮肤病的研究与治疗，同时也开始进行药物剂型的改革，逐渐向成方制剂发展，取得很大成功。

改革开放后，赵氏中医继续发扬光大，成就斐然。1987年，赵永江之子、赵氏中医第九代传承人赵学林改革创新发展，自筹资金创办了黑龙江省首家民办皮肤病研究所——哈尔滨市永江皮肤病研究所。以此为契机，他深入探索，潜心研究，从祖传方剂中开发治疗皮肤病疑难杂症新药30余种，共治愈国内外患者数十万人，受到普遍欢迎。1997年，赵学林将永江皮肤病研究所进行迁址扩建，使之成为集科研、医疗、制剂于一体的大型现代化专业皮肤病研究所。1999年8月，经国家商标局核准，永江皮肤病研究所获得“永江”注册商标专用权，核定服务项目为第42类：医院、整形外科、医疗辅助、医药咨询等，企业知识产权保护达到全新高度，以商标作为品牌核心价值，企业品牌市场化运作空间进一步扩大。2006年1月，赵学林成立“哈尔滨永江药业有限公司”，公司以研发、生产皮肤病治疗药品为主要发展方向。该公司厂区占地面积3万平方米，建筑面积1万平方米，建有3条制药生产线，6个生产剂型，主要生产品种为在赵氏中医祖传秘方基础上研发的消癣丸、白癜丸系列药品等。2009年1月，“永江”被黑龙江省商务厅认定为第一批“龙江老字号”，知名度和影响力大幅提升。

2012年7月，赵学林成立“哈尔滨永江皮肤病医院”，经营范围包括许可经营项目是皮肤科、西医内科，内设门诊部、住院部和药品研发生产基地，使赵氏皮肤科专业医疗机构更加规模化和现代化。永江皮肤病医院与赵国增的“德善堂”、赵永江的“赵永江中医外科诊所”、赵学林的“哈尔滨市永江皮肤病研究所”一脉相承，凸显赵氏中医祖孙三代风雨路上的光荣与梦想，是集医疗、科研、制药于一体的现代化专业皮肤病医院，拥有国内外最先进的皮肤病检查、治疗设备和由知名皮肤病专家、教授组成的权威医疗队伍，亦为传承和弘扬中华优秀传统文化包括赵氏中医百年皮肤科专业文化的重要平台。在长期的实践中，赵学林利用传统中医药理论为指导，独创了一些疗效确定的中医治疗方法，使百年赵氏中医更上一层楼。例如赵学林认为，过敏性皮肤病是以皮肤红肿、瘙痒、风团、脱皮等为临床表现的皮肤病症，多由出汗受风、饮食不节、禀性不耐等多种内外因素相互作用引发。于是，永江皮肤病医院以中医辨证理论为依据，应用疏风消敏丸配合外用药进行治疗。所用“疏风消敏丸”为该院自主研发生产的纯中药浓缩丸，功能疏风解表止痒，清热解毒利湿，用于风热犯表湿毒内盛所致的风疹瘙痒，治疗过敏性皮炎、荨麻疹等病。此法针对性强，疗效明显，标本兼治，降低复发几率，并且最大程度地保障了过敏性皮肤病治疗的长期用药安全，避免注射型脱敏疗法可能引起的全身性的严重不良反应（包括过敏性休克，甚至死亡），从而减轻了患者的心理负担。

作为医药业中华老字号，永江皮肤病医院是集医疗、科研、制药于一体的现代专业皮肤病医院，也是我国东北三省最大的现代化皮肤病医院。而永江药业有限公司完全按国家 GMP 标准设计和建造，是研发、生产皮肤病纯中药制剂的专业药厂，成为永江皮肤病医院所用药品的生产基地，为患者用药安全提供坚实保障。

上海市

余天成堂

余天成堂是上海著名医药机构，迄今已有 240 多年的历史。2011 年 3 月被商务部认定为第二批“中华老字号”（名单序号：上海 100），代表性注册商标是“余天成”。

余天成堂的前身为一家药店，清乾隆四十七年（1782 年）由浙江宁波人余游园在松江府（今上海松江区）古城西门外创建。余氏原为咸菜售贩，平日腌制咸菜，装船运到松江去卖，咸菜摊摆在一家中药店门前，所有销售收入的银两也基本存放在这家药店。一日，余氏提出结清存款本息，但药店老板因无法偿付，便以药店抵账过户给余氏。于是，余氏成为药店新老板，他委派族内懂得药材生意的人负责管理，并取字号“余天成堂”。

清同治十三年（1874 年），由于余天成堂第三代传承人余修初出类拔萃，人才出众，故被杭州胡庆余堂创始人胡雪岩以重金聘为胡庆余堂第一任经理。胡雪岩和余修初共同确立的制药规则“采办务真，修制务精”和经营宗旨“是乃仁术，真不二价”，与余天成堂创始人余游园提出的“道地药材、修制务精、货真价实、童叟无欺、名医坐堂、治病救人”的 24 字办店方针，有一脉相承之处。

清光绪二十九年（1903 年），余天成堂第五代传承人余鲁珍经营管理不善，遂将余天成堂转让给宁波姻亲邵佐宸。邵氏接手后，改字号为“余天成堂仁记”。1925 年，邵氏长子邵光裕继承经营。1931 年，余天成堂校订成《丸散全集》三大本（分上、中、下三卷）及余天成堂的《松江余天成堂丸散膏丹全集》一本，其中后者记载分内、妇、外、伤、儿、疯科等的中成药“丸、散、膏、丹、花露、药酒、曲、锭”等处方 488 个。两书无疑凝结了百年老店余天成堂前辈们的心血。当时店堂内分设饮片、丸散二柜，内部又设刀、料和货房，自制丸散膏丹。其镇店名药是“全鹿丸”“人参再造丸”，均以“鹿鹤”为标记。因用料上乘，加工精细，制药技术高超，故余天成堂口碑渐隆，深受广大公众的喜爱，其饮片、丸散销售遍及上海川沙、南汇、奉贤、金山、青浦及江浙毗邻地区。1937 年 8 ~ 11 月淞沪会战期间，余天成堂被日机炸毁。1939 年 9 月邵氏返回松江，在原址建简屋复业。1946 年，余天成堂翻建为假三层（实为二层）楼房，企业实力明显增强，经营范围迅速扩大。

1955 年，余天成堂归属“上海松江县中药材管理站”，企业迎来新时代。1956 年实行公私合营，余天成堂隶属“中国药材公司江苏省松江县公司”，增设西药供应业务，所有中医从药店中剥离，组织其成立联合诊所，实行医药分开、厂店分离。1958 年 1 月，原属童涵春堂、雷允上、蔡同德堂、胡庆余堂等中药店的成药工场合并成立上海中药制药一厂，而余天成堂因生产设备简陋和人才匮乏等原因，中成药生产逐步减少。“文革”期间，余天成堂一度改称“群锋药店”，历尽坎坷，传统中医药文化遭到破坏。

改革开放以来，余天成堂进入快速发展时期，一路高歌猛进。1981 年，恢复“余天成堂”老字号，百年老店喜迎新生。1985 年 6 月，以余天成堂为核心的“上海市松江县余天成医药药材总店”成立。1994 年，余天成堂将中药加工场迁址乐都路开办中药饮片厂，占地面积 7800 平方米，引进现代化生产设备，生产饮片品种达516种。1995年2月，成立“上海市松江县余天成医药药材总店余天成堂药号”，为余天成医药药材总店的分支机构。1996年10月余天成堂在原址翻建，1997年6月新大楼落成启用，隆重复业。该店为三层二开间门面，总建筑面积1278平方米，经营商品3200多种。同年9月，经国家商标局核准，上海市松江县余天成医药药材总店获得“余天成”注册商标专用权，核定使用商品为第5类：人用药、化学医药制剂、中药成药等，企业知识产权的含金量大幅度提升，百年品牌商业化运作一片坦途。1998年，松江县余天成医药药材总店更名为“上海松江医药药材总公司”，企业开始集约化和规模化发展。2002年6月，该总公司成立控股子公司“上海余天成药业连锁有限公司”，企业实行连锁化经营，不久零售连锁药店达到90家，其中余天成堂药号是面积最大、实力最强的旗舰店。2004年，该总公司进行企业产权制度改革，至2005年12月，更名为“上海余天成医药有限公司”，企业实行现代化经营管理。2009年6月，“余天成堂传统中药文化”被上海市确认为第二批市级非物质文化遗产，企业无形资产得到进一步保护。2017年12月，上海余天成医药有限公司更名为“上药余天成（上海）医药有限公司”，企业发展进入新阶段。2019年6月，由上药余天成（上海）医药有限公司在松江区兴建的“余天成中医药文化展示馆”建成开馆，展示面积1500平方米，系统梳理了中药发展史、余天成公司发展历程，讲述了中医药文化发展背景下余天成的故事。2021年8月，商务部发布2020年中国药品零售销售额前100大企业榜单，上海余天成药业连锁有限公司以2.8亿元排名第八十一位，其中余天成堂药号功不可没。

余天成堂药号的营业面积近2000平方米，铺面汇集国内外名、特、优中西成药、特药、新药以及人参补品、保健药品、化妆品等5000余种。一楼设有参茸饮片、保健品、OTC、处方药、医疗器械、高档母婴用品、化妆品等专柜；二、三楼开设了中医门诊部，内有副主任、主治医师坐堂开方；三楼还设有中药配方柜。其最上级单位上药余天成（上海）医药有限公司则拥有以余天成堂药号为核心的100多家连锁药店，20多家医保定点药房辐射在松江城区以及所有乡镇。所售商品由配送中心实行统一配送，由计算机网络实现自动化管理，实现了经营网络化、管理规范化的规模化经营优势。

童涵春堂

童涵春堂是上海著名医药机构，迄今已有近240年的历史。2011年3月被商务部认定为第二批“中华老字号”（名单序号：上海69），代表性注册商标是“童涵春堂”。

童涵春堂的前身是“竺涵春药号”，位于上海南市小东门瓮城（今方浜中路）。清乾隆四十八年（1783年），该药号被上海“恒泰药行”老板、中药材批发商浙江宁波庄桥镇（今宁波市江北区庄桥镇）人童善长收购后，更名为“童涵春堂泰记国药号”，从此开启了这家百年老店跨越4个世纪的历史大幕。

不过，为童涵春堂建立丰功伟业的当属童氏第四代传承人童祥权。清同治二年（1863年），童祥权出任药铺经理后，在上海日晖港建立码头，并出资购买了“元、亨、利、贞”4艘大型帆船，一方面从山东等地购买高粱酒，运到上海自制药酒出售；一方面把童涵春堂的精制饮片、中成药等特色产品运往汕头、厦门一带销售，取得良好业绩后又进一步销往香港地区及越南、泰国、马来西亚和印度尼西亚等国。童祥权还在出口商品的包装上加印一个“童”字，同时把精制饮片命名为“童半夏”“童胆星”“童厚朴”等，以区别于其他同业产品，从而使童涵春堂品牌的知名度和影响力迅速提升，尤其是被东南亚各地的华人所看好。

清同治十三年（1874 年），童祥权破费白银百两，托人邀请当年的科举状元、后曾侍从清光绪皇帝作文绘画、出任山东学政等职的陆润庠题写了“童涵春堂”四个大字，并请名工巧匠精心制作成金底黑字的匾额。至清光绪二十三年（1897 年）前后，童涵春堂已经从早年的单开间门面的小药铺，发展为三开间五进深门面的大药房，与“雷允上”“蔡同德堂”和“胡庆余堂”并称为上海中药业著名的四大户。其中“人参再造丸”是童涵春堂的招牌名药和拳头产品之一，取自宋代官方，药材道地，配料讲究，在当年老上海几乎无人不知。而最能代表童涵春堂独特风格的精制饮片中的佼佼者则是“三制二淡五薄片”，即制首乌、制胆星、制大黄，淡苁蓉、淡豆豉，法半夏、淡附片、玄胡索、广郁金、花槟榔等饮片，制作精细，颇具特色。其中“童薄片”的刀工技艺堪称一绝，有人曾赞誉：“半夏如蝉翼，附子飞上天，玄胡、郁金像金箔，槟榔要切 108 片。”

然而天有不测风云。童氏第六代传承人童广甫因多年经营管理不善，于 1932 年被迫转让童涵春堂股份，将家族独资企业童涵春堂更名为“童涵春堂兴记国药号”，改制为由包括童氏后代在内的 28 个股东共同投资的合作企业，大股东皆为银行董事长或参行老板，由董事会任命经理，童氏家族退出主要经营管理。1937 年“八一三”抗战爆发。为躲避战乱，童涵春堂于同年 10 月将法租界爱多亚路（今延安东路）493 号的原货栈改为店堂，设立分号（北号），形成南北总分两店。同年 11 月南京市沦陷前夕，总号（南号）被迫停业。1947 年，经过两年整修后，童涵春堂总号在小东门原址复业，从此童涵春堂两家店铺互为呼应，声名更加显赫。

1956 年 1 月实行公私合营，童涵春堂更名为“公私合营上海童涵春堂”。1958 年 8 月实行厂店分离，手工制药和零售商业不再融合，童涵春堂与雷允上、蔡同德堂和胡庆余堂等 4 家药店的制药工场部分合并组建为

“公私合营上海中药联合制药厂”，大部分成药产品均以该厂名义统一生产。1959年7月，上海黄浦区药材公司设立“上海黄浦中药联合制药厂”，并单独组建“上海童涵春中药生产工场”，下设拣制、切制、复制3个生产组。1960年，童涵春中药生产工场与上海蓬莱中药制药厂合并，成立“上海南市中药制药厂”，产品以区内所需配方饮片为主，生产品种208个，年产量13万余公斤，其中传统出口精制饮片为法半夏、贡夏朴、淡苁蓉、槟榔、香附、延胡索等30余个品种，企业发展欣欣向荣。1963年，该厂中成药生产划归上海黄浦中药联合制药厂，更名为“上海南市中药切制工场”，其间从事初级技术改造，制成手推转盘切药机、刨橘红机、枇杷叶刷毛机等。1967年3月，该切制工场更名为“上海南市中药切制厂”，并研制成功切药机、淘药机、筛药机、炒药机，中药工业初具规模。20世纪70年代后期，该厂开拓旅游精制饮片，扩大出口精制饮片，开始形成配方饮片、旅游饮片、精制饮片三大饮片系列产品。

受益于改革开放大潮的风起云涌，童涵春堂终于迎来了再创辉煌的黄金时代。1979年5月，上述两家中药店均恢复“童涵春堂”原名，百年老字号重新屹立在上海滩。1982年3月，上海南市中药切制厂更名为“上海童涵春堂中药饮片厂”，同样恢复使用“童涵春堂”老字号，企业体制也发生新的变化，积极参与上海中药工业的新发展。1983年1月，经国家商标局核准，上海童涵春堂中药饮片厂获得“童涵春堂”注册商标专用权，核定使用商品为第5类：中药，企业知识产权保护意识十分超前，以商标作为品牌核心价值，拓宽了知名品牌的市场化运作空间。1988年，童涵春堂在老城隍庙内兴建庭院式国药商场——童涵春堂城隍庙分店，汇集全国著名药厂中成药精品，并辟有外宾接待室，成为上海第一家中药涉外旅游定点单位，为上海童涵春堂中药饮片厂提供了更加稳定的中药市场。

2001年1月，“童涵春堂”注册商标被上海市工商局认定为上海市著名商标，提升了企业知识产权的价值，深受社会各界欢迎。2007 年 3 月，“童涵春药丸制作技艺”被上海市黄浦区确定为区级非物质文化遗产代表性项目，老字号绝佳技艺得到发扬光大。同年 9 月，上海童涵春堂中药饮片厂更名为“上海童涵春堂中药饮片有限公司”，开始实行现代企业经营管理制度。2010 年 1 月，“童涵春堂”商标被国家工商总局认定为“中国驰名商标”，企业知识产权获得更大范围的法律保护，知名品牌市场化运作空间进一步扩大。同年 11 月，为了在文化创意产业领域也迅速发展，公司设立童涵春堂中药博物馆，组建起传承和弘扬中华优秀传统中医药文化包括童涵春堂选药、制药、售药文化的有效平台，为进一步拓展百年老店的产品技艺和工匠精神发挥了重要作用。2019 年 10 月，在上海市金山区举办的金山生物医药三年行动方案发布会暨项目对接会上，上海童涵春堂中药饮片有限公司成为 6 个重点项目集中签约落户金山工业区的企业之一，将为进一步壮大金山区高端绿色生物医药产业集群、助力金山区建成位居全国前列的绿色高端医药产业高地做出重要贡献。

雷允上药业

雷允上药业是上海两家雷允上之一，为上海著名医药机构，迄今已有 80 多年的历史。2011 年 3 月被商务部认定为第二批“中华老字号”（名单序号：上海 125），代表性注册商标是“雷氏”。

雷允上药业的前身是苏州雷允上在上海的一家分店，创立于 1934 年。即 1934 年 10 月，雷允上在上海闸北地区的天后宫桥（今河南路桥北堍）设立的“雷允上诵芬堂北号”，企业知名度和影响力由苏州市进一步扩散至华东地区。由于药店规模较大，资产雄厚，影响面广，很快就与童涵春堂、蔡同德堂、胡庆余堂被国药同业公认为上海四大中药店之一。20 世纪

30年代，林森、于右任、张学良等民国政要名流都曾长期服用雷允上的名药，感其疗效卓著，均专为雷允上题词赠匾，盛赞有加，故时有“北有同仁堂，南有雷允上”之说。

1956年1月实行公私合营，成立“公私合营上海雷允上诵芬堂国药公司”。1958年8月，厂店分离，雷允上的商业零售部分包括南号、北号和西号3家店各自实行独立经营，分别划归黄浦、虹口和静安区管理。而雷允上、童涵春堂、蔡同德堂和胡庆余堂等4家药店的制药工场部分则合并组建为“公私合营上海中药联合制药厂”，大部分成药产品均以该厂名义统一生产，其中“六神丸”被列为国家“二类商品”，由商业部统一按计划向全国调拨及出口。联合制药厂隶属国营上海市药材公司管辖，所需原料统一由市药材公司向产地采购，成药产品根据社会需要量按计划生产。1964年1月，该厂变更为“国营上海中药制药厂”。1966年1月，上海中药制药厂变更为“上海中药制药一厂”。为了做好“六神丸”的生产，严把质量关，上海中药一厂设立专门小组负责生产这一产品，做到设备工具专用，指定熟练的专门人员按古老的秘方规定，进行配料，坚持按工艺操作流程进行，保持操作人员相对稳定，实行自检、互检、专检的“三检制度”，质检股、车间、生产小组又分别指定专人负责，环环抓紧，道道把关，确保产品质量第一。

改革开放后，雷允上迎来全新的发展机遇。上海中药制药一厂继续承担六神丸的生产重任，产品分别于1979年、1984年和1989年三次获得国家金质奖。1998年11月，上海市药材有限公司控股成立“上海雷允上药业有限公司”，恢复“雷允上”老字号，企业实行规模化、集约化和现代化。1997年7月，经国家商标局核准，上海雷允上药业有限公司获得“雷氏”注册商标专用权，核定使用商品为第5类：中药成药，企业知识产权保护迈出重要一步，为以商标作为品牌载体、不断拓展品牌空间打下了良好基础。2007 年，“雷氏”注册商标被国家工商总局认定为“中国驰名商标”，为雷允上药业聚集了无形资产，增强了企业品牌的软实力，将有利于企业的产业化发展，进一步扩大市场品牌效应，增进市场竞争力。2011 年 6 月，“中医传统制剂方法（六神丸制作技艺）”被国务院确定为第三批国家级非物质文化遗产代表性扩展项目，上海雷允上药业有限公司为保护单位，在企业发展史竖起一座新的里程碑。该技艺从选材到“泛丸”（即制丸）均由人工完成。其选材十分严格，珍珠选用港濂珠，不用老光珠；麝香必用“当门子”，即是指麝体下腹部腺香囊中成颗粒状者的干燥分泌物，质优价贵。采购蟾酥的时间大都在春秋两季，直接向乡农收购，由老药工指导刮取蟾酥浆。“泛丸”则是通过成型、起模、打光等纯手工制法，使微丸具有圆整度、光亮度高及崩解速度快的特点。

现在，上海雷允上药业公司是一家集科工贸、产供销、农工商于一体，上海中药行业中呈多元投资结构、超大规模的现代中药企业。作为中华老字号企业，上海雷允上药业有限公司是世界 500 强上海医药集团旗下的中成药核心企业，主要从事现代化中成药与天然植物药的研发、生产与销售。公司的主要产品包括银杏酮酯系列、丹参片、六神丸、猴头菌片、关节镇痛巴布膏等巴布膏系列、十全大补膏等。

雷允上药业西区

雷允上药业西区是上海两家雷允上之一，为上海著名医药机构，迄今已有 80 多年的历史。2011 年 3 月被商务部认定为第二批“中华老字号”（名单序号：上海 81），代表性注册商标是“雷允上”。

雷允上西区的前身是苏州雷允上在上海的一家分店，创立于 1937 年。即 1937 年 11 月在上海静安寺路（今南京西路）开设的“雷允上诵芬堂北号支店（又称西号）”。20 世纪 30 年代至新中国成立初期，该店发展平稳。

1956 年 1 月实行公私合营，在上海市静安区南京西路 719 号成立“公私合营雷允上国药中心店”，并于 1963 年向上海市工商管理部门申请企业登记，主营“中药（饮片、参茸、中成药）。1958 年 8 月，厂店分离，雷允上的商业零售部分包括南号、北号和西号 3 家店各自实行独立经营，分别划归黄浦、虹口和静安区管理。而雷允上、童涵春堂、蔡同德堂和胡庆余堂等药店的制药工场部分则合并组建“公私合营上海中药联合制药厂”，隶归国营上海市药材公司管辖。

改革开放后，雷允上踏上新征程。1980 年 7 月，在原雷允上药店西号基础上恢复使用“雷允上中药店西号”名称，经营范围涵盖中药材、中成药、西药、医疗器械等。1987 年，南京西路雷允上药房、上海中药店、上海市静安区药材公司神农综合贸易经理部组合成立“上海雷允上国药公司西区公司”。1990 年 12 月，该西区公司更名为“上海雷允上国药（西区）有限公司”，企业更加标准化、专业化和现代化。1994 年 9 月，经国家商标局核准，上海雷允上国药（西区）有限公司获得“雷允上”注册商标专用权，核定使用商品为第 30 类：方便食品，企业知识产权的含金量大幅提升，百年品牌商业化运作一片坦途。1999 年 3 月，该公司实行连锁经营，在静安区华山路成立“上海雷允上药业西区有限公司雷允上药城分公司”，企业经营规模空前扩大。雷允上药城营业面积 3900 平方米，是目前上海乃至全国具有较大规模的中药、西药、医疗门诊、参茸、医疗器械、中药配方、保健品、卫生百货、进口药品等集综合功能于一体的大型医药商城。该药城 3 楼附设雷允上中医馆，共有 19 个诊室。雷允上医馆还特设“本草堂”为中药传统配方的专区，提供雷允上的道地药材和优质服务，使饮片配方成为一个特色经营项目，亦为上海市医保定点饮片配方处。2000 年 4 月，上海雷允上国药（西区）有限公司与上海静安药业公司重组合并成立“上海雷允上药业西区有限公司”，百年老店开始实行现代企业经营管理制度。

2001 年，雷允上西区公司被上海开开实业股份有限公司收购，成为其全资子公司。作为上市公司“开开实业”医药板块的重要组成部分，雷允上西区公司是专门从事中西药品、医疗器械、保健品等批发和零售的现代医药商业企业。2008 年 6 月，“中医传统制剂方法（雷允上六神丸制作技艺）”被国务院确定为第二批国家级非物质文化遗产代表性扩展项目，其中也包括上海雷允上药业西区有限公司长期的历史贡献，企业知名度和影响力空前提升。2013 年，该公司持有的另一件“雷允上”注册商标被上海市工商局认定为“上海市著名商标”，企业发展竖起一座新的里程碑。2019 年 4 月，雷允上西区公司实行资本运作，以 119.95 万元自有资金收购“开开实业”旗下的另一个医药板块上海市北高新门诊部有限公司 100% 股权，旨在为今后加快由“医药流通企业”向“医疗健康产业”的战略转型发展进行项目储备，有利于拓展健康体检、中医门诊、口腔诊疗等医疗服务范围。长期来看，也是积极化解药品流通领域政策调整不利因素对企业发展造成巨大冲击的探索。同年 6 月 12 日，在上海市市场监督管理局举行“上海品牌”认证颁证仪式上，上海雷允上药业西区有限公司等 16 家知名企业获得“上海品牌”认证，百年老店再获殊荣。2020 年 8 月，雷允上西区公司积极参加上海静安区文创市集活动，充分结合传统与时尚元素，主要出售传统中医药香囊、精油等文创产品，在摊位旁边放置卡通立牌供游客拍照打卡，同时组织了香囊的 DIY 手工制作等体验活动，让游客充分感受老字号的魅力，深受社会欢迎。

蔡同德堂

蔡同德堂是上海著名医药机构，迄今已有140多年的历史。2006年11月被商务部认定为第一批“中华老字号”（名单序号：上海4），代表性注册商标是“蔡同德堂”。

蔡同德堂原为浙江宁波人蔡鸿仪（字嵋青）在湖北汉口设立的“汉口蔡同德堂”药铺。因生意较差，他便于清光绪八年（1882年）五月从汉口迁址上海，开设“上海蔡同德堂药号”。该店位于英租界抛球场北侧（今河南中路近南京路），石库门结构房屋，前店后场，自产自销。当年，上海《申报》（第3401号）在“大清光绪八年九月初八日申报附张”曾刊登蔡同德堂的开业广告。与此同时，蔡同德堂还将一份份铜版雕制印成的“鹿鹤寿星”书面小广告发给市民，上面刻有梅花鹿、白仙鹤、鹤发童颜的老寿星、药葫芦和预示长寿的蟠桃，组成一幅令人遐想的图案。因药材道地，技艺精湛，不久蔡同德堂便誉满沪上。更值得关注的是，蔡鸿仪根据大城市的医药需求，精研医药理论，收集古方、良方，总结前人经验，博取中药传统加工技艺，于开业当月就编写了《蔡同德堂丸散膏丹全录》一书。书中列补益气血门、脾胃泄泻门、妇科门、儿科门、眼科门、香油药酒门等15门，每门列方若干共计482张，强调以“治病在前，救人是本”为宗旨，以“真诚”为本、“信义”为根的中医药经营理念，同时反映了晚清中成药制剂的总体水平。

1920年后，蔡同德堂又在上海霍山路购地自建酒厂，雇用浙江绍兴酿酒师傅，自进高粱、粟子酿造白酒，作为配制著名产品虎骨木瓜酒等各种药酒的原料，使该店逐步具备了生产各种胶类与药酒的设备、场地，发展成为当时上海同业中规模与设备最齐全的大型药店。1932年10月，蔡鸿仪养子、蔡同德堂第二代传承人蔡和霄（字雨潮）以早年那张“鹿鹤寿星”

图，申请注册商标获准，至今仍是蔡同德堂的注册商标之一。随着商标注册成功，蔡同德堂更加声名鹊起。更由于蔡同德堂选料精良、加工精细、用量准足，又恪守“货真价实，童叟无欺”的店规祖训，故后来居上，业务不断发展壮大，很快便跻身上海中药四大户阵营，即“童涵春、雷允上、胡庆余、蔡同德”。20 世纪 30 年代，蔡同德堂的明星产品之一是“洞天长春膏”，专门用于满足各阶层人士冬令滋补需要，颇受欢迎。这时业务范围也从国内扩大到海外，生产的丸散膏丹行销美国旧金山和印度尼西亚、南洋群岛等地，例如虎骨木瓜酒每年能外销 10 万瓶，经济效益颇好。

1956 年实行公私合营，蔡同德堂并入“上海市黄浦区药材公司”，促进了企业发展。1958 年 8 月，厂店分离，蔡同德堂的商业零售部分实行独立经营，划归上海市黄浦区药材公司管理。而蔡同德堂、雷允上、童涵春堂和胡庆余堂等 4 家药店的制药工场部分则合并组建为“公私合营上海中药联合制药厂”，隶属上海市药材公司管辖。“文革”期间，蔡同德堂受到冲击，被迫更名为“东方中药店”，传统中医药文化遭到破坏。1975 年，由于店面陈旧，房屋破烂，蔡同德堂走出石库门，迁至南京东路 320 号，建筑面积 850 平方米，营业面积 150 平方米，企业踏上新征程。

改革开放后，蔡同德堂全面发展，业绩凸显。1979 年，恢复“蔡同德堂”老字号，百年老店焕发青春，停产多年的“洞天长春膏”“双龙补膏”“虎骨木瓜酒”等珍贵药品重现市场。1982 年 3 月，成立“上海蔡同德堂药号”，企业迎来新时代。1988 年 5 月，该药号翻修扩建，建筑面积增至 1170 平方米，营业面积 360 平方米。同年 9 月，经国家商标局核准，上海蔡同德堂药号获得“蔡同德堂”注册商标专用权，核定使用商品为第 5 类：中药、成药、药材、药酒等，企业知识产权保护意识十分超前，为知名品牌市场化运作打下良好基础。1998 年，蔡同德堂药号迁址至南京东路 450 号，区位优势更加明显，成为上海南京路步行街唯一一家中华老字号中药店，它是一座8层楼结构、总使用面积5000多平方米的现代商业大厦。同年5月，上海市黄浦区药材公司改制组建“上海蔡同德药业有限公司”，控股或参股上海蔡同德堂药号、上海蔡同德保健品经营部、上海蔡同德堂中药制药厂等企业，上海蔡同德堂药号成为其子公司。作为公司的旗舰店，蔡同德堂药号常年致力于中医药知识普及及中医药文化推广。自2000年9月起，蔡同德堂药号一直坚持每周日上午在药店固定开展“蔡同德健康文化苑”活动，免费为广大新老顾客举办医药健康保健科普知识讲座，聘请主任级中医师为大家结合时令变化开讲通俗易懂的科普课程，持之以恒，口碑日隆，社会效益明显，彰显百年老店的责任担当。2002年，“蔡同德堂”注册商标被上海市工商局认定为“上海市著名商标”，企业知名度和影响力大幅提升，对增强蔡同德堂诚信度、树立品牌形象起到了积极作用。2009年8月，蔡同德堂经过大规模装修改造之后重新开业。新店共计以5层楼面迎客，营业面积从过去的1500平方米增加到3000平方米，店堂敞达明亮，风格清新典雅，企业实力极大增强。2015年6月，上海蔡同德堂药号更名为“上海蔡同德堂药号有限公司”，企业更加规范化、市场化和现代化。

长期以来，蔡同德堂药号门面店堂出售人参鹿茸、丸散膏丹、胶露药酒、饮片配方，后场切制饮片、炮制药酒、煎膏炒药。店内分工细巧，设有饮片、丸散、细货、刀房、料房等16个部门，严格把关，精心制药，以道地药材、精制饮片、参茸银耳、丸散膏丹、胶露药酒享誉海内外，尤以补膏、补酒见长，历史上的洞天长春膏、虎骨木瓜酒皆中外闻名。其中，中药大补膏制作过程更是堪称膏方制作的典范。该大补膏采用道地药材配制，须经过12小时浸渍、24小时化膏、武火3次熬、文火收成膏，如此煎熬出来的中药大补膏成品无焦臭异味、无糖结晶出现，没有不溶物，品质优异。这些都充分体现了蔡同德堂药号精益求精的工匠精神和诚信经营的商业道德，有效传承和弘扬了蔡同德堂中医药文化。

曙光医院

上海中医药大学附属曙光医院是上海著名医疗机构，迄今已有110多年的历史。

曙光医院发端于清末一家民间中医诊所。该诊所于清光绪三十一年（1905年）由旅沪宁波同乡会四明公所（亦称宁波会馆）在公所内大殿两旁设立，称“施医局”，为宁波同乡提供诊疗服务。清光绪三十二年（1906年），四明公所将施医局迁址上海八仙桥宁寿里改造扩建并升格为小型医院，规定“凡同乡之贫病者，得保送进院医治，药饵饮食悉供给之”。1922年9月，因施医局条件仍然简陋，不能满足各方就医需求，故四明公所在原址法租界爱来格路（今桃源路）新建“四明医院”，设置内、外、肺、骨等各科，办事、察诊、验诊、制药各室及男女病院、重症室及善后所等，成为近代史上由中国人创办的、最早的且发展历史最久的一家中医医院。

新中国成立前后，四明医院有床位282张（另有婴儿床20张），规模较大，但经费困难，步履维艰。1952年，四明医院向华东军政委员会卫生部提交“呈请卫生部接办四明医院”的报告，该卫生部将报告转给上海市人民政府。1953年3月，上海市卫生局接办四明医院，并更名为“上海市立四明医院”，同年底将四明医院名称变更为“上海市立第十人民医院”。1960年4月，上海市立第十人民医院与相邻的上海市立第十一人民医院合并组建“上海中医学院附属曙光医院”，成为全市规模最大、设备条件最好的一所综合性中医医院。20世纪50年代后期，曙光医院开始进行针刺麻醉研究。1959年顺利完成首例腋下皮脂腺针刺麻醉手术。1964年顺利完成首例针刺麻醉下胃大部切除术。1977年开展了“针麻胃大部分切除术的临床估价及中医辨证分型”研究，获卫生部科技进步奖。

改革开放后，曙光医院迎来更加快速的发展时期。1993年12月，经国家教委批准，上海中医学院更名为“上海中医药大学”，故曙光医院随之更名为“上海中医药大学附属曙光医院”。2001 年，曙光医院成为全国首家通过 ISO9001 质量管理体系认证的中医医院，被业内刮目相看。2007 年 7 月，曙光医院开通国内首条免费中医健康热线——曙光中医健康热线，为广大市民提供各类有关中医药预防保健等知识，以此平台作为传播中医药文化、中医药健康养生理念的重要宣传窗口，被誉为“中医健康 114”。同年 9 月，根据“政府引导、市场主导”原则，作为国家中医药管理局实施“治未病”健康工程试点单位之一，曙光医院成立曙光医院 KY3H 治未病中心，向社会推出“KY3H 创新型健康服务”。治未病中心系统开展了中医体质辨识评估、建立 KY3H 私人健康状态信息库、健康保健指导、社区防病宣教等以中医为特色的健康管理工作，国内知名度和影响力大幅提升。2014 年 11 月，曙光医院“中医正骨疗法（上海石氏伤科疗法）”被国务院确定为第四批国家级非物质文化遗产代表性扩展项目，医院无形资产获得空前提升。该特色诊疗技术包括仰卧位拔伸整复手法、麻醉下手法松解整复技术、单穴深刺电针技术、麻醉下肩关节粘连松解技术等，以及石氏伤科导引八法、石氏伤科强筋健脊功法、石氏伤科垫枕疗法等。

2015 年 6 月，设在由曙光医院和捷克赫拉德茨·克拉洛韦市大学医院共同建设的“中捷中医中心”由时任国务院副总理刘延东揭牌。该中心是中东欧首家由政府支持的中医中心，也是我国推动“一带一路”建设的首个医疗项目。同年 11 月，国务院总理李克强和捷克总理索博特卡在北京人民大会堂共同见证曙光医院和捷方签署《中国传统医药在捷克发展的合作谅解备忘录》，全面推动该中心项目在捷克的发展。2016 年 5 月，曙光医院创新推出酒方门诊。该医院经过 2 年多的筹备，并对相应医生进行培训后，首批有骨伤科、风湿病科、皮肤科、传统中医科、内分泌科、针灸科、治未病中心等 8 个科室，针对 10 余个病种，每周开设 37 个酒方门诊。

结合白酒的现代制作工艺，为适合的患者打造一人一方一酒，重新焕发中药传统剂型的特色疗效。2017 年 3 月，曙光医院经登记获得“基层医疗卫生机构中医药监测直报系统”的软件著作权，企业知识产权保护迈上一个新台阶，亦是该医院信息化管理的一项重要成果。2020 年初新冠肺炎疫情肆虐之际，曙光医院选派 36 名医护人员奔赴武汉，11 名医护人员援助上海市公共卫生临床中心，全院医护人员支持发热门诊工作。

作为中医药百年老字号，曙光医院是三级甲等综合性中医院，省部共建研究型中医院，位列上海十大综合性医院之一，为全国示范中医院。目前医院拥有东西二院，核定床位 1200 张，开放床位 1320 张。医院 2018 年各项业务指标、效率指标均位列全市三甲综合性医院前列。医院中医特色显著，优势突出，现拥有国家教育部重点学科 3 个：中医骨伤科学、中医内科学、中药学（中药制剂、中药临床药理）。国家中医药管理局重点学科 9 个，卫健委临床重点专科 6 个，中管局重点专科 14 个。医院的中医急诊科是国家中医药管理局急诊基地，制剂室是全国中药制剂和剂改基地，神经内科是卫健委脑卒中防治基地。2020 年 6 月，国家三级公立中医医院绩效考核平台公布了 2018 年度国家三级公立中医医院绩效考核结果，曙光医院荣获中医（综合）医院第一名，考核等级为 A+。这次绩效考核，是国家层面首次对全国范围的三级公立中医医院开展的“统考”，考核指标体系由医疗质量、运营效率、持续发展、满意度评价等 4 个方面的指标构成，全国 500 余家三级公立中医医院参与了首次绩效考核。

中华药业

中华药业有限公司是上海著名医药机构，迄今已有 110 多年的历史。2011 年 3 月被商务部认定为第二批“中华老字号”（名单序号：上海 124），代表性注册商标是“龙虎”。

中华药业的前身是“龙虎公司”，清宣统三年（1911 年）7 月由浙江余姚人、近代民族资本家黄楚九在上海创立。黄氏凭借家传祖方《七十二症方》，曾于清光绪年间在上海摆过药摊、开设中法药房、五洲药房，积累起巨额财富和丰富经验，故采取前店后场方式经营龙虎公司，并潜心研制国产清凉药。他利用收集到的“诸葛行军散”一方，用薄荷脑、冰片、丁香、砂仁和麝香等为主要原料，制成丸形成药，称为“人丹”，用以抵制日货“仁丹”，一时颇受民众欢迎。为保护知识产权，龙虎公司以中国民间熟知的飞龙与猛虎对视凝望作为构图，创制了“龙虎”商标。龙是吉祥物，虎是兽中王，寓意在市场竞争中立于不败之地。1912 年 10 月，黄氏人丹呈请民国政府内务部化验后，于当年 12 月获得农商部颁发的注册执照。因其以“龙虎”作为商标，又称“龙虎人丹”。

然而龙虎人丹推广初期，业绩平平，销路不畅，故黄氏于 1913 年将龙虎公司转让中华书局某董事。该人接盘后实行厂店分离，不再保留公司的商业部分，专门从事医药工业，将龙虎公司更名为“中华制药公司”，使其成为近代中国最早的民族制药企业之一。1915 年，黄楚九购回中华制药公司，成为其名下“中法药房”的附属企业。此后该公司实行大规模广告策略，宣传“中国国民请服中国人丹”的理念，与日货“仁丹”针锋相对展开激烈的市场竞争。例如，从 1916 年 4 月 1 日起，“龙虎”商标人丹曾连续一个月在长沙《大公报》第二版刊登广告，国货知名度和影响力大幅提升。1917 年，鉴于龙虎人丹产品日益走俏，自 19 世纪末以来大量倾销中国市场的日货“翘胡子仁丹”倍感压力，怀恨在心。故其生产厂家日商东亚公司以冒牌之罪，控告黄楚九的人丹是日商翘胡子仁丹的冒牌。黄氏不服，据理申辩“龙虎”是商标，人丹是药品，并无冒牌仁丹之存在。双方争执不下，法院难以判断，官司一直打到北京大理院，案件反复交锋近10年之久，黄楚九才获胜诉。1923年5月，北洋政府颁布《商标法》后，中华制药公司即到新成立的商标局将“龙虎牌”3字申请注册，1925年12月获批，取得第335号注册凭证，专用期限20年，使用范围是西药类、人丹药品，从而成为国内第一个规范注册的医药商标。此外，公司还将人丹及图案呈请联合注册，经审定后，取得第522号（甲）注册商标专用权，专用期20年。1945年，中华制药公司更名为“中华制药股份有限公司”。

新中国成立后，中华制药公司如鱼得水，继续发展。1954年该公司更名为“中华制药厂”，并于1956年1月实行公私合营，开始生产“天坛牌”清凉油。同年9月，天一龙记制药厂并入，企业如虎添翼。1958年5月，永星制药厂、哈巴特制药厂、华英制药厂、正成磨粉厂、华粹磨粉厂并入，企业规模更加扩大。1961年，“天坛牌”清凉油大量销往香港、澳门地区和缅甸、柬埔寨等国家。至1976年，出口量比1961年增加4倍之多，以后更是扶摇直上。

改革开放以来，中华药业不断开拓市场，坚持品牌创新。1978年11月，经国家商标局核准，中华制药厂获得第一件“龙虎”注册商标专用权，核定使用商品为第5类：医药，企业知识产权保护意识超前。1980年，中华制药厂利用清凉油是旅行良药的特点，拨款2万元在国内车站、机场等地竖广告牌；在上海、北京各大宾馆小卖部、上海虹桥机场、首都机场、广州机场等小卖部零售各种“天坛牌”清凉油，重点供应外宾和港澳同胞，通过其使用来扩大影响。1992年，“龙虎”注册商标被上海市工商局认定为“上海市著名商标”，企业知识产权保护迈上一个新台阶。1995年4月，成立“上海医药（集团）有限公司中华制药厂”，中华制药厂为分公司性质。同年7月，经国家商标局核准，中华制药厂获得第二件“龙虎”注册商标专用权，核定使用商品为第5类：清凉油、灰黄霉素、西药、中成药等，企业知识产权保护迈出重要一步，为以商标作为品牌载体、不断拓展品牌空间打下了良好基础。2000 年，“龙虎”注册商标被国家工商总局认定为“中国驰名商标”，企业发展竖起一座新的里程碑，至今仍是上海医药行业唯一一个获此殊荣的产品商标。2003 年 7 月，上海医药（集团）有限公司中华制药厂变更为“上海医药（集团）中华药业分公司”，开始实施非处方药领域的战略聚焦。公司构建由“龙虎”“天坛”“清凉工坊”这三大品牌涵盖的清凉产品系列，在专业领域凸显强势地位。2009 年 3 月，该分公司恢复法人地位，并更名为“上海中华药业有限公司”，企业踏上新征程。2013 年，公司在加快重点产品二次开发的基础上，进一步扩大产品线，努力向日用化工品产业、药妆突破，秉承传统，开拓创新，以质量打造产品，以创新发展品牌，以品牌推动企业，力争成为行业专业一流的制造及营销的 OTC 医药企业。2015 年 12 月，上海中华药业有限公司获得上海市食药监局颁发的新版《药品 GMP 证书》，企业经营管理稳定运行。据了解，人丹的同类产品主要生产厂家有北京同仁堂科技有限公司、广州王老吉药业有限公司、上海中华药业有限公司等，其中中华药业的龙虎人丹市场占有率约为 80%，企业经营效益明显。

纵观百年来，经过几代员工的艰辛创业和奋力开拓，中华药业现已成为一家高新技术企业和国内生产清凉类外用产品的领军企业，主导产品有清凉油、人丹、风油精、清凉鼻舒、灰黄霉素原料药，西药、中成药，其中“龙虎牌”清凉油、“天坛牌”清凉油享誉国内外，并成为我国该类药品出口创汇的主打产品。现在，以“天坛牌”命名的清凉油系列产品远销 80 多个国家和地区，成为全国出口量最大的药物制剂，在国际上享有“东方魔药”之称。而其姊妹品牌“龙虎牌”清凉油、人丹系列产品更是主导国内市场，是家喻户晓的居家旅行常备良药。

群力

群力是上海著名医药机构，迄今已有近百年的历史。2006 年 11 月被商务部认定为第一批“中华老字号”（名单序号：上海 3），代表性注册商标是“群力”。

群力初名“明济堂草药铺”，1924 年由草药郎中马恒永夫妻在陈家浜（今成都北路 791 弄）创办，店面仅 12 平方米，为一家问病卖药的特色医药店铺，主营江浙一带的民间草药，自产自销，以土方、秘方配制丸散和药酒，受到本地贫困患者普遍欢迎，逐渐声名鹊起。

1956 年实行公私合营，明济堂草药种类增多，例如老虎脚爪草、九龙根等特种草药为其独家供应。与此同时，公方委派 3 名老药工进入明济堂，共同开展草药经营业务，并向资方马氏学习医术。1960 年，上海市药材公司、上海市药品检验所、黄浦区药材公司联合组成“明济堂草药整理研究小组”，对马氏中医药进行资料挖掘和科学整理。1966 年马恒永去世，其妻孙桂香继续协助整理研究工作，使明济堂的草药及验方得以整理成册，有序传承。1967 年，明济堂迁至福建路 50 号，更名为“上海群力草药店”，同时组建店内中医门诊部（时称问病组），恢复当年明济堂问病卖药的传统功能，企业迈出新步伐。1970 年，群力草药店迁至广东路 433 号，经营面积扩大到 1000 平方米，经营中药 1054 种，其中中草药 352 种，全年营业额 80 万元，经济效益明显。

改革开放后，群力突飞猛进，发展迅速。1982 年 3 月，“上海群力草药店”重新进行工商注册，老字号企业渐入佳境。1993 年，为满足广大患者治疗疑难杂症的迫切需要，经有关部门批准，群力草药店开设“上海群力草药店门诊部”。1997 年 6 月，群力草药店迁至金陵东路 396 号现址，经营面积扩大到 2500 平方米，两层门诊部业务用房 1100 平方米，日均就诊人数达500余人次。此次群力草药店全面升级改造，让原本昏暗老旧的药店变得宽阔敞亮，让市民有了更好的就医环境，也促使群力把主要的精力更加集中在门诊就医及配药服务上，中医药老字号迎来全新的发展机遇。另外值得注意的是，从1997年开始，群力尝试经营管理创新，将常用中草药进行“分味定量包装”。即该店运用标准化分拣、组合理论，结合国家法律法规，以一星期用量（7小包）为单味中草药定量的基本单位操作。如果是7天的药，那每一味药就有7个小包装，每天只需按方将每一味药拿出就可以了。每个小包装的里面都有说明书，介绍该草药的品名、功效、剂量、批号、生产日期等。这使中草药饮片分味定量小包装可以保证剂量准确，保证患者用药安全，而且可以提高企业员工的工作效率。1998年，群力草药店的这一实操成果被评为“上海市标准化管理科技成果二等奖”。

1998年9月，经国家商标局核准，上海群力草药店获得“群力”注册商标专用权，核定服务项目为第42类：医药咨询，企业知识产权的价值大幅提升，为品牌市场化运作打下良好基础，有利于企业以质量打造产品，以创新发展品牌，以品牌推动企业，使群力品牌能在激烈的市场竞争中得以持续发展。1999年12月，经上海市卫生局批准，上海群力草药店门诊部更名为“上海市黄浦区民办群力中医门诊部”，成为上海市一级医疗机构，隶属上海群力草药店管理，设有内科、肿瘤科、皮肤科3个临床科室，主要从事各种肿瘤、疑难病、慢性病、保健养生的中医药治疗，传统中医药医疗服务的知名度和影响力逐渐增强。2001年，作为符合条件的中医医疗机构，群力草药店门诊部被纳入恶性肿瘤大病医保定点医疗机构范围，成为上海市唯一一家进入医保定点单位的民办医疗机构，社会评价空前提高。2003年，“群力”注册商标被上海市工商局认定为“上海市著名商标”，2015年6月，群力成功改制、国有资产退出后，上海群力草药店变更为“上海群力草药店有限公司”，企业踏上新征程。2019年9月，为方便长三角地区病人就医，缩减病人异地就医费用报销流程，经上海市医保局批准，上海群力草药店门诊部被纳入长三角异地就医门诊结算医疗机构，成为广大患者厚重的福音。

长期以来，问病卖药是群力的基本特色，其98%的营业收入都是来自门诊部医生的处方，而中成药、保健品等销售占比非常小，即中药饮片是群力名副其实的主营品类。这里的饮片及其包装与煎制方法，也都与其他药店、医疗机构有很大的不同。另外，群力草药店最突出的经营管理特色便是以群力为重要平台，结合日常多元化实践，加强对传统制药、鉴定、炮制技术及老药工经验的继承应用，同时开展对中医药民间特色诊疗技术的调查、挖掘整理、研究评价及推广应用。近年来，该店在运用中草药治疗疑难杂症，尤其是攻克恶性肿瘤方面颇有成果，先后开发出“红景天”“喜树果”“乌骨藤”“红根草”和“树舌”等抗肿瘤中草药新品种，颇受患者青睐。据了解，上海群力草药店中草药品种多达1000多种，每天进出草药12吨；年“抓方”776万帖；年门诊量30万人次，病人来自全国各省、市、自治区和30多个国家和地区；群力草药店的年销售额为亿元左右，位居沪上中药单体零售企业第一，堪称“沪上草药第一家”。该店药师利用这些丰富的医疗资源，在总结提高的基础上，几十年来撰写了医药论文数十篇，集体编写出版了《中草药鉴别和临床应用经验》《特色草药和验方精选》等医药专著，为传承和弘扬中华优秀传统文化特别是中医药文化做出了有益贡献。

江苏省

宁远堂

宁远堂是江苏省苏州市的著名医药机构，迄今已有370多年的历史。2011年3月被商务部认定为第二批“中华老字号”（名单序号：江苏58），代表性注册商标是“宁远堂”。

宁远堂前身为一家药铺，明崇祯十七年（1644年）由浙江宁波药商成氏在吴县木渎镇创设，取名“宁远堂”，前店后场，自产自销。清乾隆二十一年（1756年），清代倪溪封总结归纳该药铺百年行医经验，精心辑录了一本中医文献《宁远堂精选良方》刊行问世，书中收录奇方190余首，内容丰富，涉及内科、外科、妇科、儿科各科，颇具参考价值，使老药铺更加声名鹊起。清咸丰十年（1860年），宁远堂经历太平军之乱，损失惨重。战后，成氏几经努力才夺回被他人霸占的店铺，但深感在当地已难以立足。因此，宁远堂于清同治三年（1864年）迁至苏州阊门外山塘街星桥塊暗弄堂口（今知家栈口）。迁店进城后，为招徕生意，扩大销路，宁远堂制作了三块挂匾十分引人注目。其中“宁远堂道地药材”和“宁远堂丸散膏丹”两块长挂，分别挂在门外两边；而屋檐下则悬短挂，上书“本堂创始迄今已有200余年，只此一家，并无分出”字样，彰显百年老店深厚的文化底蕴，也体现了老字号娴熟的广告营销策略。

1938 年后，宁远堂医术卓越，吴门医风盛行。它曾聘请叶洪钧、金绍文、陈雪楼、吕一平等苏州名医坐堂问诊，患者慕名云集，业务迅速增加。其中金绍文为金氏儿科第五代传承人，擅长治疗小儿外感咳嗽，用药平和，疗效显著，新中国成立后担任苏州市中医院儿科主任。另外金氏儿科量轻少苦之品对小儿“痧痘惊疳”妙手应治，更是深得家长赞誉。陈雪楼则有“江南诗医”之誉，提到陈雪楼的医、诗、书、画，无论是文化界还是医学界的“圈中人”无不颔首称绝。此外，陈雪楼著述颇丰，例如 1993 年 12 月，同济大学出版社出版了由他主编的中医书籍《中国医药术语释义》。这些名医悬壶济世，为宁远堂屡创佳绩特别是传承和弘扬中华优秀传统中医药文化包括吴门医派文化做出了重要贡献。

1956 年 1 月实行公私合营，宁远堂吸纳另一家老字号药铺保寿堂并入，从此踏上新征程。1958 年 9 月，宁远堂与中易药房合并改称“宁远堂中西药店”，企业经营范围发生较大变化。1965 年，该药店又将西药业务分出，并更名为“苏州市宁远堂药店”，重新突出传统中医药特色。然而“文革”期间，宁远堂遭遇严重挫折，被迫更名为“立新药店”，并从 1966 年 12 月改为国营性质，传统中医药文化几乎消失。

改革开放后，宁远堂如沐春风，一路前行。1980 年 10 月，恢复原名称苏州市宁远堂药店，百年老字号展现新容貌。1997 年 1 月，雷允上药业集团在原有苏州药材站零售药店的基础上，成立子公司“苏州雷允上国药连锁总店”。同年 3 月，该连锁总店出具“关于苏州雷允上国药王鸿翥连锁店等十八家分支机构申领营业执照的报告”，根据这份报告，同年 4 月，成立“苏州雷允上国药宁远堂连锁店”，宁远堂连锁店为雷允上国药连锁总店的分公司之一。1999 年 5 月，苏州雷允上国药连锁总店更名为“苏州雷允上国药连锁总店有限公司”，2000 年 12 月，宁远堂连锁店的企业名称变更为“苏州雷允上国药连锁总店有限公司宁远堂药店”，企业类型仍为分公司性质。2004 年 11 月，经国家商标局核准，宁远堂药店获得“宁远堂”注册商标专用权，核定使用商品为第 5 类：补药、药酒、人用药、中药成药、散、膏、丹、生化药品、各种丸等，企业知识产权的含金量大幅度提升。2015 年 11 月，因上级公司总部经营战略调整，宁远堂由原址山塘街 328 号迁至桐泾北路 218 号来客茂时尚生活中心一层经营，经营范围包括零售、药品、医疗器械；卫生材料、消毒产品、日用品、化妆品、陶瓷制品等。

2017 年 12 月，苏州市政府办公室印发《苏州市传承发展吴门医派特色实施方案》的通知，提出围绕“吴门医派”在理论、专病、专药、文化上的特色优势，充分发挥吴门医派在慢病防治和养生保健中的积极作用，通过挖掘、传承和发扬吴门医派学术经验和特色疗法，促进中医药特色制剂、产品和保健方法的研究，逐步形成具有吴门医派特色的中医药产品，促进中医药学术理论和中医药产业发展，培育吴门医派中医药人才。为此，作为苏州最早设立、历史最为悠久的百年中药铺，宁远堂积极响应，付诸实施。例如，长期以来，宁远堂的特色药品是宁远堂丸散膏丹和行军通关散。其中通关散又称为诸葛行军散，主要成分为猪牙皂、鹅不食草、细辛，具有通关开窍的功效，用于痰浊阻窍所致的气闭昏厥、牙关紧闭、不省人事。2010 年版《新中国药典》也记载有通关散的药典标准。在此基础上，以苏州市政府通知为契机，宁远堂可以进一步推广使用中医药健康服务的技术和方法，努力提升基层中医药服务能力，在继承中有所创新，结合现代医学发展，充分发挥传统中医药的优势和特色，发展适合现代需求的新产品，为市民提供高质量的中医药服务，从而充分发挥医药界中华老字号的重要作用。

唐老一正斋

唐老一正斋是江苏省镇江市的著名医药机构，迄今已有 360 多年的历史。2011 年 3 月被商务部认定为第二批“中华老字号”（名单序号：江苏 56），代表性注册商标是“唐萼楼”。

唐老一正斋的前身是“茅兆升”布店。相传清康熙元年（1662 年），河南逃荒人唐守义在镇江这家布店学徒期间，经人传授秘方创设出一种膏药，主治跌打损伤等病症，取名“奕正膏”，由“茅兆升”布店代卖。据现在店堂里的石碑记载：“我祖布业生理得异人传授良方秘治灵膏治病神效创自清朝康熙初年……”清康熙五十四年（1715 年），唐守义争得膏药产权，另立“奕争斋”膏药店，药名改为“益症膏”，又称“万应灵膏”。清雍正元年（1723 年），为避圣讳（雍正皇帝名胤禛音同益），该药店更名为“一正斋”，药名改为“一正膏”。“一正”源于唐氏祖训“一心本一德治病救人，正人先正己一丝不苟”。

一正膏由名贵的麝香、木香、乳香等近 80 味中草药按君臣佐使配伍精制而成，具有舒筋活血、祛风止痛、化痞除瘀、消散顺气之功效。主治跌打损伤、骨裂、骨折（不错位）、筋骨疼痛（椎间盘突出、骨质增生、骨刺）、腰肌劳损、神经痛等症，应用面广，使用方便，流芳百年，颇受欢迎。相传，北方当时就有将一正膏做嫁女陪嫁的传统风俗，后影响力曾到达全国及东南亚地区。一正膏走红后，市场上不断出现假膏，耽误了很多病人。唐氏为维护老店的声誉，在康熙、雍正、乾隆、嘉庆、道光、咸丰、同治 7 代皇帝的 200 余年间，前赴后继，不断打假，不懈诉讼。由于一正膏巨大的影响，为防止假冒产品出现，清同治八年（1869 年），清政府特立《奉宪勒石永禁》碑（永禁假冒一止膏），节奉督、抚、臬、道、府、县六级官署衙门领批，以官方名义打假。该碑被誉为中华打假第一碑，现仍在店中存放。碑文对一正斋的地位和业绩给予肯定，并明确规定："尔等当知一正斋老店秘方利济久经驰名，只此唐家并无分铺，毋许私制假膏冒混牌戳图利病民。"

从清同治十二年（1873 年）起，唐一正斋第八代传承人唐棣（字萼楼）接掌唐一正斋，长达 54 年，为百年老字号做出了杰出贡献。据清光绪丹徒县志《摭余·实业》卷三载："一正膏药海内驰名。"1922 年，唐一正斋更名为"唐老一正斋"，唐棣投入巨资对铺面进行装修改造，并立《重修店堂记》碑一座，记述了唐家数百年来治病救人、扬善积德的事迹和经营发展的坎坷历程。同年，唐萼楼还在民国政府农商部注册"唐老一正斋"商号和"秘制万应灵膏"品牌，以示百年老店之历史悠久。1930 年，唐老一正斋第九代传承人唐瑞芝在民国政府商标局将其父唐萼楼的头像注册为"一正膏"膏药的商标。"唐萼楼"是我国最早的肖像商标，为医药企业家首创，亦为"镇江第一商标"。1937 年日军入侵镇江，将唐老一正斋原址烧毁，该店被迫停业。1945 年，唐守义第十代传承人唐均主持恢复旧业，百年老店得以振兴。

1956 年实行公私合营，唐老一正斋继续生产一正膏，并经中央工商行政管理局核发使用"唐萼楼肖像"注册商标，产品销路十分看好。1958 年成立"地方国营镇江制药厂"后，唐老一正斋并入。1964 年中西药分家后，1965 年成立"地方国营镇江中药厂"，唐老一正斋又并入该厂。当时，所有中成药全部移交中药厂，但唯有拳头产品一正膏未交，一直拖延到 1965 年底，才把唐老一正斋第十代传承人、唐均之弟唐坚从镇江制药厂调入镇江中药厂，建成膏药车间。唐坚一直是一正膏药的领军人物，当时膏药年销量达 1000 万张，膏药的生产与传承离不开他。"文革"期间，唐老一正斋的传世产品一正膏遭遇挫折。1967 年，镇江中药厂对一正膏处方进行减方和药理筛选，试制完成后改称"镇江膏药"，进行批量生产。一正膏被迫销声匿迹，原注册商标也不再使用。而且“唐萼楼肖像”注册商标也由“金山”注册商标所取代，百年老店长期形成的知识产权被剥夺。1971年，镇江中成药厂更名为“国营镇江中药厂”，主营金山牌镇江膏药。然而，海外患者对此并不买账，他们买膏药只认唐萼楼肖像商标。例如，1979年镇江中药厂出口新加坡的5万张膏药，因改用“金山”商标、未用唐萼楼肖像商标而被全部退货。

改革开放后，唐老一正斋高歌猛进，发展迅速。1992年11月，唐老一正斋第十一代传承人唐镇北恢复“唐老一正斋”老字号，投资设立“镇江唐老一正斋药业有限公司”，经营范围包括研究恢复唐老一正斋膏药系列产品、宣传唐老一正斋膏药文化等，主要生产销售“一正膏”牌膏药。1994年8月，经国家商标局核准，该公司获得“唐老一正斋唐萼楼肖像及图”注册商标专用权，核定使用商品为第5类：膏药，企业知识产权保护迈出重要一步，为以商标作为品牌载体、不断拓展品牌空间打下了良好基础。1996年8月，“唐老一正斋唐萼楼肖像及图”注册商标被镇江市工商局认定为镇江市首届“知名商标”，企业知识产权保护达到一个新阶段。2007年3月，“唐老一正斋膏药制作技艺”被江苏省确定为第一批省级非物质文化遗产，企业知名度和影响力大幅提升。2015年11月，成立“镇江唐老一正斋药业有限公司西津渡分公司”，旨在进一步研究恢复唐老一正斋膏药系列产品、宣传唐老一正斋膏药文化。

雷允上

雷允上是江苏省苏州市的著名医药机构，迄今已有290多年的历史。2011年3月被商务部认定为第二批“中华老字号”（名单序号：江苏50），代表性注册商标是“雷允上”。

雷允上原为一家药铺，初名“诵芬堂”，清雍正十二年（1734年）由苏州名医雷大升（字允上）在苏州阊门内周王庙弄口创建，集行医卖药于一处。雷氏精通医术，深研医药，不但著有《金匮辨证》《要症论略》《经病方论》《丹丸方论》等医著，而且自制丸散膏丹，并形成传统品牌特色，其中以治疗霍乱的痧药蟾酥丸、诸葛行军散最负盛名。随着时间推移，病人逐渐将雷氏医名和药铺店名连在一起，称呼诵芬堂为“雷允上诵芬堂”，甚至简称为“雷允上”。清乾隆四十四年（1779年）雷允上去世后，其子雷桂接手经营，成为雷允上第二代传承人。

清咸丰十年（1860年），迫于太平军战乱，雷氏族人将店内贵重药材等物分发各房，部分族人分头避难上海。其中雷如金（字子纯，号端甫，晚号纯一居士）先摆摊卖药，后于清同治二年（1863年）在当时上海法租界兴圣街（今新北门永胜路）京江弄口开设分店，名为“雷诵芬堂申号”，成为上海雷允上的起源店。战后，部分族人返回苏州原址恢复诵芬堂。至此诵芬堂形成苏州为总号、上海为分号的格局。

清同治三年（1864年），雷子纯得到他人祖传秘方，经多次研究试验并创新研制出“六神丸”，证实其对消炎症颇有效果，特别是治疗痧疫症、烂喉及喉科疗效更为显著。该药以六味名贵中药配制而成，能消肿解毒、清热止痛，服后六神皆安，故名“六神丸”。由于雷氏后人掌握了大量古方，积累了不少民间验方、单方，特别是对时疫急救药、外科多发病药，根据临诊经验，按君臣佐使之道不断修改麝香、犀角、牛黄、羚羊角、珍珠等名贵香料、细料及剧药的配伍，最终制炼出了六神丸这一代表性药剂。雷允上独创的六神丸，选道地药材，遵古法炮制，博采众长，是吴门医派治病用药的经典体现，堪称中华国药之瑰宝。雷氏六神丸最早投放于雷子纯之子雷滋藩在上海开设的“雷桐君堂”药铺销售，后雷桐君堂关闭，各店均以“雷诵芬堂”名义销售。此举不仅很好地平衡了雷氏家族整体利益，且有利于百年老店产品与文化的传承。至清光绪年间（1875 ~ 1908 年），六神丸销量逐渐增加，市场占有率大幅提高。清光绪三年（1877 年），苏州雷允上按前店后场的模式，设立药材加工场，并逐步扩大生产规模。

民国时期，雷允上更加发展，开始尝试品牌推广。1922 年，雷允上向民国政府申请为镇店名药六神丸注册“九芝图”，堪称开创中医药知识产权保护的先河。与此同时，雷允上大力推进类似现代意义上的连锁经营，市场占有率迅速提高。1934 年 10 月，雷允上在上海闸北地区的天后宫桥（今河南路桥北堍）设立“雷允上诵芬堂北号”，同时将兴圣街“申号”改为“南号”；1937 年 11 月，雷氏又在上海静安寺路（今南京西路）开设“雷允上诵芬堂北号支店”（又称西号）；企业知名度和影响力由苏州市进一步扩散至整个华东地区。

新中国成立后，雷允上诵芬堂继续发展，市场活跃。1956 年 1 月实行公私合营，厂店分离，工商分开。分别建立雷允上诵芬堂、沐泰山、王鸿翥 3 家药店工场，进行专业化生产，使生产企业相对集中，专业化程度提高，为进一步革新改造技术设备、发展生产创造了条件。同时，雷允上诵芬堂被定为苏州国药业第一中心店，辖北寺塔区各个国药店。同年 9 月，雷允上“九芝图”牌六神丸被列为国家密级产品，企业获得殊荣。1958 年 8 月，原雷允上、沐泰山、王鸿翥 3 家药店工场分别建立 3 家制药厂，生产实行专业分工。在雷允上诵芬堂药店工场基础上成立的“苏州雷允上制药厂”，专门生产中成药，百年老店开始摆脱旧式作坊生产阶段。1965 年，雷允上九芝图牌六神丸被列为国家保密产品。后来雷允上制药厂更名为“苏州中药厂”，其传统镇店名品六神丸更名为“咽喉丸”，企业生产受到严重冲击。

改革开放以来，雷允上如沐春风，发展迅速。1978 年，恢复“苏州雷允上制药厂”和“六神丸”的名称，老字号重见天日。1979 年 11 月，“九芝图牌（消炎解毒丸）”注册商标被江苏省工商局认定为“江苏省著名商标”，企业知名度和影响力大幅提升。1980 年 9 月，雷允上制药厂开设门市部从事药品零售。1984 年 1 月 20 日，国家医药管理局保密委员会将苏州雷允上制药厂的雷允上“九芝图牌六神丸”列入医药系统第一批科学技术保密项目绝密级别，企业锦上添花。1991 年 8 月，经国家商标局核准，苏州雷允上制药厂获得“雷允上”注册商标专用权，核定使用商品为第 5 类：中药成药、各种丸散膏丹、片、胶囊、药酒、药茶等，企业知识产权保护迈出重要一步，为以商标作为品牌载体、不断拓展品牌空间打下了良好基础。1994 年 1 月，雷允上诵芬堂总号在西中市西首原址复业，药品零售业务大规模展开。1995 年，为适应市场经济的需要，谋求不断发展，苏州雷允上制药厂、苏州药材采购供应站并入“苏州雷允上营养保健品公司”，苏州雷允上营养保健品公司名称变更为“雷允上药业集团公司（苏州）”。1997 年 1 月，该雷允上药业集团在原有苏州药材站零售药店的基础上，成立子公司“苏州雷允上国药连锁总店”，百年老字号开始大力推行现代连锁经营制度。同年，中国远大集团有限责任公司和苏州医药集团有限公司共同发起组建“雷允上（苏州）药业有限公司”，企业实力进一步增强。1998 年 12 月，成立“雷允上（苏州）药业有限公司雷允上制药厂”，企业经营范围扩大。2001 年 3 月，雷允上（苏州）药业有限公司更名为“雷允上药业有限公司”，企业发展竖起一种新的里程碑。

2008 年 6 月，“中医传统制剂方法（雷允上六神丸制作技艺）”被国务院确定为第二批国家级非物质文化遗产代表性扩展项目，企业无形资产大放光彩。雷允上集医药于一身，把行医与制药结合在一起。2016 年 12 月，雷允上药业有限公司更名为“雷允上药业集团有限公司”，企业更加规模化、集约化和现代化。2019 年 6 月，雷允上被认定为“中医药非物质文化遗产十大影响品牌”。2020 年 1 月，面对新冠肺炎疫情来势汹汹，雷允上向中国红十字基金会捐赠苏州雷允上六神丸，同时调配公司在全国各地的抗病毒药品优先供应给疫情所在区，充分彰显了中华老字号企业的责任担当，受到社会各界好评。

良利堂

良利堂是江苏省苏州市的著名医药机构，迄今已有210多年的历史。2011年3月被商务部认定为第二批“中华老字号”（名单序号：江苏59），代表性注册商标是“良利堂”。

良利堂原为坐落在苏州肖家巷东首的一家民间药铺。清嘉庆十四年（1809年）由上海南汇周浦镇人陆绪卿与开悦银楼业主周汉于合伙开设，取“良药苦口利于病”之意，名为“陆良利堂药铺”。该店利用周边深宅大院中官宦、士绅、富商多的优势，主营滋补养生药材并注重提高质量，口碑渐隆，生意兴旺。例如，选购陈皮时，一般药店都是就地取材，将橘子皮洗净晒干整理后就上柜销售，成本低、速度快、利润高。但陆氏却舍近求远，弃简从繁，专门收购广东新会产的特制陈皮，因为那里的陈皮质干料厚，而且进货后还要在本店仓库摆放上两三年时间，去掉辣味，经整理清洁后再上柜销售。这样的陈皮，虽然重量轻、手续多、成本高、时间长，但药效很好。

清咸丰十年（1860年），迫于太平军战乱将临，陆良利堂举店迁往上海南汇周浦镇经营。数年后，将周浦之药铺交给孙子经营。清同治八年（1869年）4月，陆氏之子、第二代传承人回苏州复业，店铺向西迁移到肖家巷二号，店名改为“良利堂”，采用前店后场形式，逐渐成为苏州当时的四大名药铺之一。良利堂以精选上等道地药材和遵古炮制而著称，其饮片享有盛誉，梨膏、两仪膏、代参膏、琼玉膏等素膏以及各种沙甑花露，都是良利堂的名牌特色产品，故形成“请了名医要良药，撮药要到良利堂”的民间谚传之誉。

1937年日军全面侵华时，由于交通阻塞，物价飞涨，加上该店墨守成规等原因，良利堂曾一度衰落。抗战胜利后，虽力争扭转危局，但已无法与战前相比。直到1949年新中国成立后才恢复元气。

1956年1月实行公私合营，良利堂更名为“公私合营良利堂国药店”。1956年7月，变更为苏州“平江区良利堂中心店”并附饮片工场，管辖全区各家国药店业务。1958年9月至1964年12月31日，与太和药房合并，更名为“良利堂中西药商店”，隶属苏州市卫生局管理。1965年1月起，西药分出，仍名为良利堂国药店。1966年10月良利堂更名为“苏州药店”，同年12月更名为“国营苏州药店”，传统中医药文化遭遇挫折。

改革开放后，良利堂重新发展，一路前行。1979年10月，恢复原名为“良利堂国药店”，老字号东山再起，企业踏上新征程。1980年10月，良利堂国药店变更为“苏州市良利堂药店”，隶属苏州市医药管理局管理。1996年，良利堂从观前街迁至临顿路原店工场经营。1997年1月，雷允上药业集团在原有苏州药材站零售药店的基础上，成立子公司“苏州雷允上国药连锁总店”。同年3月，该连锁总店出具“关于苏州雷允上国药王鸿翥连锁店等十八家分支机构申领营业执照的报告”，根据这份报告，同年4月，成立“苏州雷允上国药良利堂连锁店”，良利堂连锁店为雷允上国药连锁总店的分公司之一。1999年5月，苏州雷允上国药连锁总店更名为“苏州雷允上国药连锁总店有限公司”，2000年12月，良利堂连锁店的企业名称变更为“苏州雷允上国药连锁总店有限公司良利堂药店”，企业类型仍为分公司性质。2003年10月，经国家商标局核准，雷允上良利堂药店获得第仪件“良利堂”注册商标专用权，核定服务项目为第44类：医药咨询、疗养院、美容院、医疗诊所等。2004年3月，雷允上良利堂药店经核准获得第二件“良利堂”注册商标，核定使用商品为第5类“补药（药）、药、人用药、中药成药、各种丸、散、膏、丹等。两件商标的取得，使良利堂的企业知识产权保护达到全新高度，以商标作为品牌核心价值，进一步拓宽了知名品牌的市场化运作空间。

另外，良利堂历史悠久，独店经营，经过数百年的传承，已形成自身较为丰厚稳定的品牌价值，其字号和商标均承载了独特的商誉，成为百年老店不可多得的无形资产。2011年6月，良利堂从临顿路迁至施相公弄经营；2017年8月，良利堂又迁至苏州工业园区钟慧路经营；百年老店为传承和弘扬中华优秀传统中医药文化、以创新发展良利堂历史品牌正在更加努力奋斗。

存仁堂

存仁堂是江苏省镇江市的著名医药机构，迄今已有190多年的历史。2006年10月被商务部认定为第一批“中华老字号”（名单序号：江苏27），代表性注册商标是“存仁堂”。

据《镇江市医药行业大事记》记载：存仁堂原为“存仁堂药铺”，企业字号有“存其仁义，同济众生”之义，清道光十一年（1831年）在镇江府石浮桥（今京口闸地段）创立。该药铺采用前店后场形式，主营道地药材及中成药，其许多药酒、饮片、散剂古方，拥有独到之处，颇受患者欢迎。清光绪十年（1884年），老存仁堂迁址西门大街（今镇江市大西路476号），更具地利之便。1936年，借西门大街等街巷打通拓宽之机，药店重修门面，并将“存仁堂”更名为“老存仁堂药号”，以彰显百年老店历史。

20世纪40年代，老存仁堂药号除了制售“回天再造丸”“蚕豆花膏”“小儿回春丹”“人参鳖甲煎丸”等本店明星药品外，还提供煎药送药业务。

凡顾客在店里配药并要求代煎代送的，店里不再另收煎送药费。这样只要来店配药的人多，店里获利就多，煎药送药虽然赔钱，但老存仁堂药号仍有赚。如此拉近了企业与消费者的距离，市场营销日益火爆。另外值得关注的是，老存仁堂对饮片炮制十分讲究，工艺水平要求高：老药工刀起刀落，每片饮片都薄如蝉翼，“附子切得吹上天，白芍切得不见边”是其真实写照；药粉需用铁碾子来回碾压数次，细如粉尘；膏方必须在老式炉灶上熬制，这样才能确保药性；充分体现老字号的工匠精神，存仁堂炮制饮片年加工量达 6 吨左右，品种约有 150 个。

1956 年实行公私合营，老存仁堂药号更名为“老存仁堂药店”，主营医药商品。同时扩大经营范围，增加服务项目，请名老中医坐堂门诊，接方送药、代客煎药、夜间售药、函购邮寄和冬季为顾客煎熬膏滋药等，在镇江市中医药界享有盛誉，企业知名度和影响力大幅提升。

改革开放后，老存仁堂迎来快速发展时期。1978 年，老存仁堂为镇江市仅存的 7 家中西药综合零售药店，隶属江苏省医药公司分公司管理，企业名称为“江苏省医药公司分公司老存仁堂药店”，主营名牌丸散膏丹、名贵细料、参茸补酒、珍贵药酒和代客加工等业务。1980 年，江苏省医药公司分公司更名为“江苏省医药公司镇江采购供应站”，老存仁堂药店为其分支机构。2000 年 5 月，有关投资机构联合成立“镇江存仁堂医药连锁有限责任公司”，经营范围包括药品零售、第三类医疗器械经营、保健食品销售、医疗服务等，企业走上集约化、规模化、现代化道路，成为沪宁线上第一家实施连锁超市化经营的公司。2001 年 9 月，该公司将老存仁堂、张万春、公济等老字号零售药店收归旗下，使其分别成为镇江存仁堂医药连锁有限责任公司的“老存仁堂药店”“张万春药店”“公济药店”，均为镇江存仁堂医药连锁公司的分公司。2003 年 6 月，经国家商标局核准，镇江存仁堂医药连锁有限责任公司获得第一件“存仁堂”注册商标专用权，核定服务项目为第 35 类：替他人作中介（替其他企业购买商品或服务）、推销（替他人）等，企业知识产权保护达到一定高度，以商标作为品牌核心价值，进一步拓宽了知名品牌的市场化运作空间。2015 年 4 月，镇江存仁堂医药连锁有限责任公司获得第二件“存仁堂”注册商标专用权，核定服务项目为第 35 类：药品零售或批发服务、药用制剂零售或批发服务、医疗用品零售或批发服务等，企业知识产权的含金量大幅度提升，百年品牌商业化运作一片坦途。

2017 年 11 月，镇江九泰投资咨询有限责任公司退出镇江存仁堂医药连锁公司，不再持有该公司任何股份。同年 12 月，苏州全亿健康药房连锁有限公司成为新投资人，控股镇江存仁堂医药连锁公司 80% 股权，企业踏上新征程。2018 年 1 月，苏州全亿健康带领存仁堂人用先进的理念和务实的精神，构建领先的个人健康管理服务平台，向大众提供优质的专业服务和健康解决方案，成为全国性医药零售龙头企业。截至 2022 年 12 月，镇江存仁堂医药连锁有限责任公司旗下共计拥有 134 家连锁药店。

华佗

华佗是江苏省苏州市的著名医疗器械品牌，其载体是苏州医疗用品厂有限公司，迄今已有 160 多年的历史。2011 年 3 月被商务部认定为第二批“中华老字号”（名单序号：江苏 52），代表性注册商标是“华佗”。

华佗品牌源自山东人华春山（排行第二）。清同治元年（1862 年），居于江苏常州的制针工匠华氏随太平军攻占苏州，不久因受伤退伍定居苏州，在护龙街（今苏州市人民路）接驾桥附近大铁局弄口开设“华家琢针店”，制售缝衣针和针灸针。后来，其次子、华氏第二代传承人华茂卿将店名变更为“华二房琢针店”，并对制针工艺悉心研究创新改进，使“华二房”

针灸针以精工细作、讲究工艺、美观耐用而远近闻名，深受中医针灸界的欢迎。

新中国成立后，中国著名针灸学专家承淡安先生统一针灸针制式规格，指导苏州华二房制定了针灸针的质量标准与检测方法，改进制作工艺制成现代针灸针。1956 年 2 月实行公私合营，在“华二房”基础上整合华隆兴、任家记等 8 家手工制针作坊，成立“苏州土针生产合作社”。1956 年 8 月更名为“苏州针灸生产合作社”，1961 年更名为“苏州华二房针灸针生产合作社”。1964 年，“苏州华二房针灸针生产合作社”与“中国针灸用品社”合并组建为“苏州华二房针灸用品生产合作社”，企业规模扩大。“文革”期间，传统中医药文化遭遇挫折。1966 年 10 月，华二房被迫更名为“苏州医疗用品厂”，主要生产“华佗”牌针灸针和针灸用品。

改革开放后，苏州医疗用品厂不断前行，渐入佳境。1979 年 2 月，经国家商标局核准，苏州医疗用品厂获得“华佗”注册商标专用权，核定使用商品为第 10 类：针灸针、痧刀、针灸器械包等，企业知识产权保护意识十分超前，以商标作为品牌核心价值，进一步拓宽了知名品牌的市场化运作空间。同年，该厂生产的“华佗”牌针灸针，首次荣获国家经委颁发的质量金质奖，企业知名度和影响力大幅提升。该针灸针采用金、银和不锈钢以特殊工艺加工制成，光滑流利，具有良好的弹性和韧性。针柄缠绕紧密均匀，分平柄、环柄和盘龙柄 3 种，其中盘龙柄状如镂花滚珠，富有民族工艺特色，而且有助于运用指力。与此同时，当年苏州医疗用品厂还受国家医药管理局委托，负责起草制定了我国第一部针灸器械国家标准《针灸针》(GB2024—1980)。该标准出台的主要目的是由于针灸针的生产过程和生产工艺发生了重大改革，机械加工逐渐代替了传统手工操作，为了使产品质量不断提高，有必要对针灸针的有关技术参数进行控制和定量描述。1981 年 12 月，苏州医疗用品厂经工商登记核准，同时使用两个企业名称：第一个名称为“苏州医疗用品厂”，第二个名称为“苏州华佗针灸器械总厂”。1984 年，在中国医史文献研究所的协作下，苏州医疗用品厂考证摹制了中国针灸史上第一套“古九针”，引起了国内外医学界的高度重视。1987 年 10 月，苏州医疗用品厂与中国中医研究院针灸研究所等联合组建生产科研型的经营联合体“苏州华佗针灸器械总厂”。1992 年，“华佗”注册商标被江苏省工商局认定为“江苏省著名商标”，企业知识产权得到法律的充分保护。同年，苏州医疗用品厂与香港针灸气功研究所等合资成立“中外合资苏州华佗医疗器械有限公司”，企业经营范围得到拓展。2000 年 8 月，苏州医疗用品厂改制组建“苏州医疗用品厂有限公司”，企业发展进入新阶段。

2009 年 8 月，该公司加盟上市公司江苏鱼跃医疗设备股份有限公司，成为其全资子公司。2014 年 2 月，由苏州医疗用品厂有限公司牵头起草的《ISO17218：2014 一次性使用无菌针灸针》作为国际标准正式发布，这是首个在世界传统医药领域内发布的 ISO（国际标准化组织）国际标准，企业从手工作坊发展成为国际标准制订者之一。

近年来，作为中华老字号企业，苏州医疗用品厂有限公司秉承“传承中华医学精髓”的精神发展至今，主导起草的针灸针 ISO 国际标准，是世界首个中医药领域国际标准，其“华佗”品牌产品涉及针灸器械类、电子针疗器械类、家用医疗保健器械类、外科手术器械类四大领域，主导产品“华佗”牌针灸针承载中国几千年的历史文化，是我国传统中医领域的名牌产品，选材讲究、工艺独特、制作精良、品质卓越，集“古、老、新、优、全”五大特点，满足了国内外中医针灸医生的各种临床需要，赢得了广大顾客的信赖和厚爱，被国际针灸界誉为“中国针灸第一针”，产品畅销全国达 29 个省、区、市和 100 多个国家和地区。

王鸿翥堂

王鸿翥堂是江苏省苏州市的著名医药机构，迄今已有140多年的历史。2011年3月被商务部认定为第二批“中华老字号”（名单序号：江苏60），代表性注册商标是“王鸿翥堂”。

王鸿翥堂原为一家民间药店，清光绪八年（1882年）由江苏吴江县（今苏州市吴江区）人王伟桢（号仙根）在苏州观前街醋坊桥堍创立，主营丸散膏丹和中药饮片。王氏次子王祖庆（赓云）时为年轻中医外科医生，平时在家中坐诊，患者颇多，因附设药室不敷应用，故由其父投资开办自家药铺。王庚云用药道地、选料上乘、诚信经营，其制售的“首乌延寿丹”“西瓜灰”“金液丹”等产品，疗效确切，销量走俏，逐渐享誉苏州。相传古方首乌延寿丹为明代著名书画家董其昌发明，清末名医陆九芝极力推崇，并亲身体验，影响较大，许多达官显贵争相服用，公认为抗老防衰的保健良方。清光绪十八年（1892年），应吴江士绅的要求，王鸿翥设分店于吴江县，药品由苏州供给，但由于营业不佳，清光绪二十三年（1897年）分店停业撤回苏州。以后，王庚云将有关丸散方剂集录成册，编成一部《王鸿翥堂丸散集》发行，成为民国时期民间刊印的中药典，在苏州中医药界引起轰动。该书内分补益虚损门、饮食气滞门、妇科门、幼科门、花露门、膏药门等15门，列方460余首，有丸散膏丹、花露等多种剂型。其中六味地黄丸、十全大补丸等配方，曾被新中国卫生部药典委员会采纳，列入《新中国药典》。

1956年1月实行公私合营，厂店分离，工商分开。分别建立雷允上诵芬堂、沐泰山、王鸿翥3家药店工场，进行专业化生产，使生产企业相对集中，专业化程度提高，为进一步革新改造技术设备、发展生产创造了条件。其中王鸿翥药店工场接受苏州各大医院及诊所的小料丸散，如“治伤丸”“腰痛丸”“接骨丸”等90多个品种的加工业务。同时，王鸿翥的零售业务也有较大发展，负责供应辖区国药门市部的饮片和中成药，以中药饮片配方为主，经销各地名、优、特中成药和滋补保健品。1958年8月，原雷允上、沐泰山、王鸿翥3家药店工场分别建立3家制药厂，生产实行专业分工，企业扩大经营规模。然而，1959年10月又恢复厂店合一形式，王鸿翥仍附设药店工场。20世纪60年代中期，北京中医研究院中药研究所，曾四次到该店验证和总结“首乌延寿丹”的工艺操作、炮制质量，着重帮助做药理分析和总结。1966年，王鸿翥药店更名为“人民药店”，老字号停止使用。1969年10月，王鸿翥药店工场并入苏州中药厂（原苏州雷允上制药厂）。同年11月调整药品零售网点时，人民药店被撤销，以王鸿翥为载体的传统中医药文化消失殆尽。

改革开放以来，王鸿翥东山再起，获得新生。1986年5月，在苏州市民主党派、工商联、政协、老中医、老药工的四处奔波和呼吁下，恢复“王鸿翥”老字号，“苏州王鸿翥国药店”在原址重新复业开张，并增设坐堂医生为患者诊治疾病。1991年11月，一位旅美老华侨回国时特地来王鸿翥店里加工熬膏滋药，因为40年前他曾在该店熬过膏滋药，受益颇多。对此，药店员工克服时间紧等困难，按时将膏滋药送到老华侨手中。老华侨回到美国旧金山后，专门寄来热情洋溢的感谢信。1993年10月，经国家商标局核准，王鸿翥药店获得“王鸿翥堂”注册商标专用权，核定使用商品为第5类：中药成药、中药药材，企业知识产权保护达到全新高度，以商标作为品牌核心价值，品牌市场化运作空间进一步扩大。1997年1月，雷允上药业集团在原有苏州药材站零售药店的基础上，成立子公司“苏州雷允上国药连锁总店”。同年3月，该连锁总店出具“关于苏州雷允上国药王鸿翥连锁店等十八家分支机构申领营业执照的报告”，其中记载“为探索国有医药零售企业的改革之路，经雷允上药业集团公司（苏州）同意组建苏州雷允上国药连锁总店（已申办营业执照）。原苏州市王鸿翥药店等十五家国有药店及其三家分支机构已办理企业注销登记注册手续，现拟办苏州雷允上国药王鸿翥连锁店等十八家药店作为苏州雷允上国药连锁总店分支机构的营业执照”。根据这份报告，同年4月，成立“苏州雷允上国药王鸿翥连锁店”，王鸿翥连锁店为雷允上国药连锁总店的分公司之一。1999年5月，苏州雷允上国药连锁总店更名为“苏州雷允上国药连锁总店有限公司”，2000年12月，王鸿翥连锁店的企业名称变更为“苏州雷允上国药连锁总店有限公司王鸿翥药店”，企业类型仍为分公司性质。

2020年2月，雷允上国药连锁总店在观前街王鸿翥药店旁设立营利性“苏州雷允上国药连锁总店有限公司王鸿翥中医诊所”，为广大患者提供融预防保健、疾病治疗和康复于一体的中医药服务，促进中医药基层服务能力持续提升，中西医结合服务水平不断提高，百年品牌跨类延伸收到明显效果。

大众医药

大众医药是江苏省无锡市江阴市的著名医药机构，迄今已有130多年的历史。2011年3月被商务部认定为第二批“中华老字号”（名单序号：江苏48），代表性注册商标是“致和堂”。

大众医药的前身是“柳致和堂药店”，清光绪十六年（1890年）由江阴市周庄镇人、清末江阴名医柳宝诒在周庄东街创立，主营膏滋药。该店修合之丸散膏丹亦质量优良，疗效明显，尤以柳氏半夏、柳氏秘制带下丸、柳氏秘制赤金丹、柳氏圣济大活络丸、加味右金丸、姜粉砂药等自制成药令人叫绝。清光绪二十年（1894年），为方便进城坐堂行医，柳氏与亲家章翥云合作在江阴城东中大街（今人民中路43号）开办“柳致和堂分店”，

3 间门面平层。柳宝诒对药材要求严格，因恐乡间药物不备或炮制草率，故自设药店“柳致和堂”，不仅要求店员、药工严格按照中药炮制法规制药，还常亲自监制，并将各种方药的修制、配合、治病之理逐方详释，于光绪二十五年（1899 年）汇编刊印《柳致和堂丸散膏丹释义》，供顾客按类查检，随症购用，广为流传。

清光绪二十八年（1902 年）柳氏去世后，柳致和堂分店转让给章氏，更名为“致和堂”，后又转让给徐氏，但店名不变。据史料载，1915 年 2 月，致和堂商品参加在美国旧金山举行的巴拿马太平洋万国博览会，其中滋补药酒“五加皮酒”“玫瑰酒”获得银奖，香飘四海，声名远播。

1956 年实行公私合营，致和堂继续兴旺，零售业务涉及中药材、中成药、西药、医疗器械、化学试剂、玻璃仪器六大类商品。1962 年，致和堂对店面进行改造扩建，成为有 5 间门面的 2 层楼，楼下营业，楼上为仓库，药店经营规模扩大。同时代客切参片、磨药粉、制丸、煎膏，代客煎药并送药。后来致和堂更名为“红旗药店”。1980 年，恢复“致和堂”原名，老字号获得新生。1982 年 9 月，“江阴市兴国医药连锁有限公司”成立。2003 年 11 月，兴国医药连锁更名为“江苏大众医药连锁有限公司”，增加注册资金，扩大经营范围。2004 年 5 月，致和堂由单一药店合并到江苏大众医药连锁有限公司，更名为“江苏大众医药连锁有限公司致和堂店”，为其分公司。2005 年 4 月，成立“江苏致和堂中药饮片有限公司”，经营范围包括中药饮片生产、中药材收购等，传承传统的中药材炮制技术，为致和堂可持续发展做出贡献。2008 年 8 月，大众医药控股成立全资子公司“江阴市致和堂中医药研究所有限公司”，经营范围包括中医药、疑难杂病医治的研究及成果转让和中医药的培训等，旨在充分挖掘江阴中医历史资源，整合当今优秀中医力量，传承和弘扬中华优秀传统中医药文化。2010 年 1 月，大众医药出资成立“江苏大众医药连锁有限公司致和堂诊所”，企业类型为分公司性质，设立中医内科、儿科、妇科等，对外提供良好的中医医疗服务。2011年5月，“中医传统制剂方法（致和堂膏滋药制作技艺）”被国务院确定为第三批国家级非物质文化遗产代表性扩展项目，企业知名度和影响力获得重大提升。致和堂膏滋药是柳致和堂的传统中药产品，主要用于冬令进补。一是采用道地药材，不少药材从产地直接购进，杜绝以次充好。二是严格采用传统工艺流程，膏方制作经过药料浸泡、煎煮、浓缩、收膏、存放等特定程序并严格操作，原料加工采用传统工艺，不添加任何化学药成分。2013年10月，经国家商标局核准，江苏大众医药连锁有限公司致和堂店获得多件“致和堂”注册商标专用权，其中一件核定使用商品为第5类：消毒纸巾等，企业知识产权的含金量大幅度提升。

现在，致和堂共有营业面积800多平方米，堂内分设中药饮片区、西药区、医疗器械区、参茸滋补区和致和堂诊所、致和堂研究所六大板块，业务涵盖连锁药店、药品批发与物流配送、中医药研究与中药饮片生产三个板块。对此，大众医药以质量打造产品，以创新发展品牌，以品牌推动企业，使致和堂品牌在激烈的市场竞争中得以持续发展，立足江阴，覆盖多地，已形成镇江、常州、淮南、蚌埠等大众医药连锁格局，品牌效应日益扩大。2021年，大众医药CHC（自我诊疗）健康消费品业务实现营收高速增长，是最具竞争力的业务。

大德生

大德生是江苏省扬州市的著名医药机构，迄今已有110多年的历史。2011年3月被商务部认定为第二批“中华老字号”（名单序号：江苏54），代表性注册商标是“大德生”。

大德生原名“大德生药号”，取名于《易经》“天地之大德曰生”之意，

1912年由药商朱柳桥在教场大街（今扬州市国庆路128号）创办，前店后场，制售丸散膏丹。大德生的建筑布局为三进院落，前进为门市，中进为参柜，后进为作坊。除正常门市外，大德生还经营成药和药材批发，仅研制的丸散膏丹就有数百种之多，远销苏北里下河各县市和扬州北乡各集镇，其六神丸更是名闻大江南北。为搞活经营，大德生药号还采取发放“经折”（记账小本）的办法进行赊销，每年发放的经折有200多户，夏秋之际，则由老板或指派专人上门收账清欠，受到客户欢迎。

1956年实行公私合营，当时扬州共有中药店16家，其中大德生药号总资产名列扬州城区各家药店之首，企业欣欣向荣。后来大德生更名为“力生”“红心药店”，传统中医药文化受到冲击。1993年4月，恢复“大德生”原名，隶属扬州医药公司管理。1999年4月，扬州医药公司改制成为“扬州医药集团有限公司”，企业走上集约化、规模化、现代化道路。不久，该集团先后收购多家医药公司，这些公司分别下辖若干药店，共计21家。同年6月，扬州医药集团有限公司以大德生百年老字号为品牌，引入现代经营机制，按照八统一的标准，以“德正药真”的经营理念，设立“扬州大德生医药连锁店”，负责管理21家药店，大力推进连锁经营，市场占有率强势提高。2000年12月，经国家商标局核准，大德生医药连锁店获得“大德生”注册商标专用权，核定使用商品为第5类：中药成药、各种针剂、片剂、酊剂、膏剂、医用营养食物、医用敷料等，企业知识产权保护迈出重要一步，为以商标作为品牌载体、不断拓展品牌空间打下了良好基础。2001年5月以后，扬州医药集团又先后收购省内的高邮、宝应、邗江、姜堰、兴化、江都以及扬州市广陵等国有医药公司，建立起当地最为庞大的“药品销售联合舰队”，而这些医药公司旗下的连锁药店也全部使用“大德生”品牌，连锁经营攀上新高峰。2003年3月，扬州大德生医药连锁店被扬州医药集团并购，企业名称变更为“扬州医药集团大德生医药连锁店有限公司”，大德生为该集团的子公司。截至2005年，经过6年时间，大德生的连锁经营业绩斐然，从21家门店发展到208家，大部分集中在扬泰通地区，其门店数和销售额在江苏全省医药零售行业均名列第一，年销售额高达3亿元，企业令人刮目相看。对此，大德生总结的主要经验是：错位扩张，即把连锁经营向县城、乡镇渗透，特别是抓县城销售。由于在县城、乡镇这些地区，外来企业必然受到整体战略和市场熟悉程度的制约，短期内不会贸然进入，而本土企业则具有比较优势，更多的利润就藏在少有竞争对手的地方。因为医药零售连锁店单店投入并不高，所以公司进入一个县城一般一开就是五六家门店，因为开一家送货也是送一车，开五六家也是一车，而这样可以充分发挥管理人员的最大能量，所以规模越大公司的实际成本就越小。与此同时，培养高素质的药店服务人员也是大德生的制胜之道。2000年，大德生医药连锁店与江苏药科学院合作创办了中专班。2001年与中国药科大学合作创办了大专班，安排店长和药店部分领导去参加培训。据了解，这两项培训投入共计100多万元，这在中国的药品零售界实属罕见。

2006年7月，经股权置换，大德生医药连锁店有限公司加盟拥有全国多个医药零售连锁企业的中国医药集团国药控股国大药房有限公司，并更名为“江苏大德生药房连锁有限公司”，大德生为国大药房的控股子公司。2012年7月，该连锁有限公司又更名为“国药控股国大药房扬州大德生连锁有限公司”，企业发展踏上新征程。同年10月，在“大德生”品牌诞辰百年之际，位于国庆路128号的原“大德生药号”也以古色古香的面貌重装升级开业，设立“国药控股国大药房扬州大德生连锁有限公司国庆路中医诊所”，该诊所是大德生企业的第一家中医坐堂医诊所，为其分公司。这是大德生积极响应扬州市有关全民健康保障改善和中医药文化惠民工程，保留和传承“大德生”传统中医药服务特色，满足人民群众对中医药服务和文化的需求所做出的努力。2021 年 8 月，为方便新冠疫情防控期间市民购药，保障市民安全用药，扬州市市场监管局公布了疫情防控期间开展药品网络销售的 6 家零售连锁企业名单，国药控股国大药房扬州大德生连锁有限公司榜上有名。消费者的购买方式为通过美团、饿了么 APP 点击“送药到家”下单，然后实现快递配送。

浙江省

朱养心

朱养心是浙江省杭州市的著名医药机构，迄今已有450多年的历史。2006年11月被商务部认定为第一批“中华老字号”（名单序号：浙江29），代表性注册商标是“朱养心”。

朱养心的前身是“朱养心药室”，明万历元年（1573年）由浙江余姚人朱养心在杭州吴山脚下清河坊的大井巷东侧创立，前店后场，制售丸散膏丹，专治跌打损伤，疗效明显，颇受赞誉。据清乾隆四十九年（1784年）的《杭州府志·方技》记载：“明朝朱养心，余姚人，徒于杭，幼入山，得方书，专门外科，手到疾愈，迄今子孙皆世其业。”早年的朱养心药室，常见的中医外科药品有狗皮膏、铜绿膏、红膏药、鸡眼膏和眼药。狗皮膏用于跌打损伤、腰肌劳损，铜绿膏、红膏药消炎拔毒，专治疔疮痈疽、无名肿痛、毒虫叮咬。其中狗皮膏制作考究，所用麝香完全取料天然；狗皮的选用，也讲究季节与部位，故深受社会大众欢迎。

新中国成立前，由于缺乏专人管理，朱养心开始走向衰落。对此，朱氏家族将共同管理“朱养心药室”的模式改成分房轮流管理，各房自行进货制药，轮流营业。1954年实行公私合营，朱养心药室积极参与。1958年，朱养心药室更名为朱养心膏药店，隶属成立不久的杭州医药采购供应站。后来更名为“光明病室”，店址迁至中山中路，传统中医药文化遭遇挫折。

改革开放后，朱养心迎来自身发展史上的黄金时代。1982 年 7 月，杭州医药采购供应站恢复“朱养心”老字号，出资成立控股企业“杭州朱养心膏药厂”，企业经营规模扩大。1988 年 6 月，该厂更名为“杭州朱养心药厂”，企业成为杭州地方医药工业的骨干企业之一。进入 20 世纪 90 年代后，朱养心转变传统思路，不再囿于传统膏药产品的生产，在总结传统古方、参照民间验方并结合自身研究的基础上，向胶囊、颗粒、散剂等产品全面发展，企业欣欣向荣。1995 年 11 月，经国家商标局核准，杭州朱养心药厂获得“朱养心”注册商标专用权，核定使用商品为第 5 类：中药膏、散剂等，企业知识产权保护达到全新高度，以商标作为品牌核心价值，品牌市场化运作空间进一步扩大。更重要的是，朱养心实现企业名称、产品名称、注册商标相统一，使企业品牌、产品品牌的传播相互依托、相互影响，为品牌传播与推广的集中发力、影响力互推、价值提升创造了良好的着力点。1999 年 10 月，朱养心加盟杭州华东医药集团有限公司，企业成功改制，为其控股子公司。2001 年 8 月，杭州朱养心药厂更名为“杭州朱养心药业有限公司”，企业走上规模化、集约化、现代化道路。

2004 年 5 月，杭州市人民政府将位于上城区大井巷 11-13 号的“朱养心膏药店旧址”列为杭州市第一批 75 家历史保护建筑之一，使百年老店的传统文化熠熠生辉。其中 11 号是朱养心膏药店旧址，两层传统木结构；13 号是朱养心老宅，傍山而建三层，建筑面积近千平方米。2011 年 5 月，“中医传统制剂方法（朱养心传统膏药制作技艺）”被国务院确定为第三批国家级非物质文化遗产代表性扩展项目，企业发展树起一座新的里程碑。朱养心传统膏药制作技艺是骨伤科外用敷贴的传统硬黑膏药制作技术，因其研制的膏药疗效显著而名震江南，是我国传统制药技术中的佼佼者。该制作技艺是由传承人口传心授传承下来的，其后人一直秉承“专注伤科”的经营理念与“勤勉精进”的祖训，精心传承与保护传统膏药产品与制作技艺，不断在专科领域内做精做强、发扬光大。该制作技艺具有杰出的中药学价值、文化价值、民俗学价值和社会价值，是我国中药文化的宝贵遗产。2017 年 1 月，“朱养心”注册商标被浙江省工商局认定为“浙江省著名商标”，企业知识产权保护迈上一个新台阶。

作为杭州华东医药集团下属的核心成员企业，朱养心药业公司是一家集研发、制造、销售于一体的国家高新技术企业。公司遵循专科特色经营和服务至上的宗旨，以传统古方结合现代工艺技术，目前已经拥有治伤胶囊、黄连胶囊、万灵五香膏、狗皮膏、逐瘀消肿膏等一系列国家及省级名优产品。其中，治伤胶囊属国家中药保护品种、国家基本药物、国家医保乙类品种和全国独家产品，产品销售网络覆盖全国 20 多个省、市、自治区。与此同时，朱养心药业公司也是一家专业从事骨伤科类药品生产的传统中药企业，影响遍及我国江、浙、沪及港澳地区和东南亚国家。目前公司尚保留的主打产品有朱氏狗皮膏、万灵五香膏、五香伤膏、童禄膏、消炎红膏药、清凉膏等，尤以狗皮膏最为著名。这些膏药配方独特，纯传统手工操作。严格按照选料、炸药、下丹、收膏、去毒、烊膏、摊涂、加药等十余个步骤进行，工艺繁杂、技术精湛。特别是要求掌握炼油环节中“挂丝”“滴水成珠”，收膏“老嫩度”及摊膏中“菊花心铜锣边”等关键技术，彰显中华老字号企业的传统技艺和工匠精神。

方回春堂

方回春堂是浙江省杭州市的著名医药机构，迄今已有 370 多年的历史。2006 年 11 月被商务部认定为第一批“中华老字号”（名单序号：浙江

17），代表性注册商标是“方回春堂”。

方回春堂的前身为一家民间药铺，清顺治六年（1649 年）由浙江钱塘（今杭州）人方清怡在杭州望江门码头附近创办，取名“回春堂”。方清怡出身中医世家，归纳总结出一套独特的治疗小儿患病的检查与用药方法，将儿科作为方回春堂的行医特色。他常以家传秘方研制丸药，其中最拿手的是“小儿回春丸”。

尤其值得关注的是，方回春堂在经营中严格遵守“许可赚钱，不可卖假”的店规祖训，坚持采购上等优质的道地药材，使用最精细的工艺制作出各类丸散膏丹与补胶。在清代杭州，各类药馆与药铺层出不穷，竞争激烈，然而方回春堂在众多对手中找准定位，在制药与经营两方面均以严格的标准要求自己，诚信制药。该店还广纳贤才，注重对员工业务及服务水平的培养提高，设立人性化的奖惩制度，同时赋予员工一定的自由裁量权。如此一来，软硬件上的优势使得方回春堂在清代的杭州中医药界占有极为重要的位置，收获经济回报与社会赞誉无数。

民国初期，方回春堂注重医德医风的建设，一切以患者为先，认真对待每一名前来就诊的人。对于病情通盘考虑，综合治疗，全面解决问题。经过多年积累，方回春堂的口碑与人气愈发高涨，成为远近闻名的药堂，生意越来越好也促使其扩大经营规模，并于安徽、福建等地开设分号。当时，方回春堂与胡庆余堂、叶重德堂、万承志堂、张同泰国药号、泰山堂并称为杭州药业“六大家”，声名鹊起，消费者众。

民国后期，面对西方列强的欺压，国内战事不断，再加上西药的竞争，方回春堂逐渐陷入困境，失去往日风采。20 世纪 30 年代初，其营业额和利润均下跌到历史低谷，远低于其竞争对手。1937 年抗战全面爆发后，药馆已濒临倒闭，至 1949 年新中国成立时，方回春堂虽恢复营业，但却再也没有能力重现往日荣光。1955 年，方回春堂并入胡庆余堂制药厂。1956

年实行公私合营，至1958年方回春堂又并入杭州医药采购供应站。

改革开放后，方回春堂重获新生。2001年9月，方回春堂在杭州清河坊历史街区改造与保护工程中，对原址老店古迹进行修缮与恢复后，更名为“杭州方回春堂国医馆有限公司”并正式营业。企业由国药馆、国医馆、参药号三部分组成，国医馆是浙江省、杭州市定点医疗机构，内部构造风格结合古典与现代，数十名国家级名老中医坐诊，为广大患者提供优质服务。2003年初，时值“非典”疫情期间，中药材板蓝根和金银花基本断货，很多市民跑遍杭州也买不到，而有存货的个别商家则趁机涨价。对此，方回春堂逆行而上。进价160元/公斤的金银花，以60元/公斤销售，不计成本；公司从安徽亳州采购板蓝根，进价二三十元一公斤，但仍然以10多元的正常价卖给顾客；百年老店诚信经营的商业道德令人钦佩，口碑渐隆。2005年8月，经国家商标局核准，杭州方回春堂国医馆有限公司获得“方回春堂”注册商标专用权，核定使用商品为第5类：人用药、医用药物、药茶、中药成药、药酒等，企业知识产权保护达到全新高度，以商标作为品牌核心价值，品牌市场化运作空间进一步扩大。

重生后的方回春堂经过不懈努力收获了大量荣誉。2014年11月，中医传统制剂方法（方回春堂传统膏方制作技艺）被国务院确定为第四批国家级非物质文化遗产代表性扩展项目，企业知名度和影响力大幅提升。膏方是一种根据中国传统医学整体观念和辨证论治的思想，由经验丰富的老中医根据人的不同体质、不同病症开具处方，将中药材煎煮取汁浓缩后，加入上品阿胶、糖类等辅料制成的一种黏稠状半流质或冻状剂型药品。膏方为方回春堂主营业务之一，其制作技艺已经有370多年历史。“三九补一冬，来年无病痛”，历史上江浙一带普遍盛行在冬季服用膏方滋补身体的传统。故民国初年，方回春堂曾以十全大补膏、二仪膏、益母膏、阿胶膏、乌鹿二仙膏等膏方享誉江浙地区。2015年1月，“方回春堂”注册商标被浙江省工商局认定为“浙江省著名商标”，企业无形资产的价值空前提升。同年9月，企业更名为“杭州方回春堂投资集团有限公司”。

2017年5月，方回春堂投资集团有限公司控股成立“杭州方回春堂同心中医门诊部有限公司”，设立中医科，包括内科专业、妇产科专业、针灸科专业、推拿科专业和中西医结合科，深受广大患者欢迎。同年10月，企业更名为“杭州方回春堂集团有限公司”。截至2018年，以河坊街馆为中心，方回春堂努力实施连锁经营战略，相继成立拱宸桥馆、下沙馆、城西馆、桐庐馆、富阳馆、半山馆、艮山门馆、舟山馆、滨江馆、塘栖馆、临平馆、知和馆、同心馆、宁波馆、市民中心馆、七堡馆、丁桥馆等共计18家自营医馆，基本完成在杭州城内“东、西、南、北、中”的整体布局，真正成为广大市民家门口的医馆，使中华老字号企业大放光彩。2020年5月，方回春堂与天猫合作，设立了滋补大药房旗舰店。借此线上销售渠道，方回春堂充分发挥百年老店传统膏方制作技艺的优势，将企业近期创新研制开发出的膏方棒棒糖系列产品、第一款针对儿童积食不爱吃饭的功效型产品——鸡内金山楂膏棒棒糖，于6月推向市场，获得良好的经济效益和社会效益。

叶同仁

叶同仁是浙江省温州市的著名医药机构，迄今已有350多年的历史。2011年3月被商务部认定为第二批“中华老字号”（名单序号：浙江42），代表性注册商标是“叶同仁”。

叶同仁原名“叶同仁堂药栈”，清康熙九年（1670年）由浙江宁波府慈溪县（今宁波市江北区慈城镇）鸣鹤乡人叶心培创建。他早年卖药行医，清康熙初年来到温州后，买下同乡王同仁在温州城西门外的中草药铺，更名为“叶同仁堂药栈”，从此吹响了百年老字号跨越5个世纪辉煌历史的号角。在叶心培主持下，该药栈精制丸散膏丹，行销浙南闽北16县，声名鹊起。至清雍正二年（1724年），叶同仁堂已成为温州规模最大的一家药铺。

1956年，温州药业实行公私合营，三余堂、叶三宝、乾宁斋等著名国药号的制剂部分均并入叶同仁堂药栈，以该药栈的厂房（生产机构）为基础成立“温州国药联合制药厂”，主要生产传统的丸散膏丹、酒、胶、露、曲等中成药，一举改变前店后场手工操作的落后生产状态，走上了专业化生产道路。与此同时，叶同仁堂药栈的门店（销售机构）仍独立经营，但至1957年因经营困难而被温州另一家药店兼并，从此“叶同仁堂”商业字号中断。1965年7月，温州国药联合制药厂更名为“国营温州中药制药厂”，成为浙南地区唯一的中药制剂专业生产厂商，为几十年后叶同仁堂东山再起打下基础。

改革开放以来，叶同仁堂的发展既突飞猛进又苦乐交织，甚至颇具戏剧性。

1995年11月，温州中药制药厂改制为国有独资公司，组建“温州海鹤集团有限公司”，其中中药制药部分成立子公司“温州海鹤集团有限公司制药厂”，为集团核心型企业。2000年国有企业改制，原海鹤集团所属第二药品零售门市部变更为“温州海鹤集团叶同仁堂大药房”，百年老字号复出。2001年3月，温州海鹤集团有限公司制药厂整体改制为“温州海鹤药业有限公司”，企业实行现代经营管理制度。同年8月，温州海鹤集团叶同仁堂大药房更名为“温州叶同仁堂大药房有限公司”，企业更加规模化、专业化和特色化。同年10月，经国家商标局核准，温州叶同仁堂大药房有限公司获得“叶同仁”注册商标专用权，核定使用商品为第5类：中成药、药酒、药茶、中药饮片等，企业知识产权保护迈出重要一步，为以商标作为品牌载体、不断拓展品牌空间创造了有利条件。2002 年 9 月，公司创办“温州叶同仁堂大药房有限公司药城”，为温州叶同仁堂的分支机构。该药城营业面积 2000 多平方米，成为温州全市规模最大、最具中医药文化特色的药店。2004 年 3 月，温州叶同仁大药房有限公司变更名称为“温州叶同仁堂药品零售有限公司”，企业发展迈上一个新台阶。

然而，天有不测风云。2004 年 8 月，北京同仁堂（集团）有限公司状告温州叶同仁堂药品零售连锁有限公司商标侵权，索赔数额高达 5000 万元，8 月 26 日，浙江省高级人民法院公开开庭审理此案。同年 11 月，经调解双方最终达成协议，温州叶同仁堂的商业字号去掉“堂”字。2005 年 3 月，温州叶同仁堂完成系列变更手续，温州叶同仁堂药品零售有限公司更名为“温州叶同仁医药连锁有限公司”，在温州存在了 300 多年的“叶同仁堂”从此正式成为“叶同仁”。同年，为了加快企业发展步伐，“温州东信集团有限公司”全资收购叶同仁进行重组，使其成为东信集团的子公司和温州地区规模最大的医药连锁企业。

不过，叶同仁很快就踏平坎坷，一举摆脱诉讼不利的阴影。2008 年 1 月，“叶同仁”商标被浙江省工商局认定为浙江省著名商标，知识产权保护范围得到扩大。2012 年 5 月，叶同仁正式启动“大健康产业战略”，并将“叶同仁”的品牌影响力向健康产业创新延伸。2015 年 8 月，由温州市天德医药有限公司演变而来的温州叶同仁医药批发有限公司更名为“温州叶同仁控股有限公司”，由其接替东信集团作为温州叶同仁医药连锁有限公司的母公司。2016 年 12 月，“叶同仁中药炮制技艺”被浙江省确定为第五批省级非物质文化遗产代表性项目，企业再获殊荣。叶同仁中药炮制技艺是指叶同仁一直沿袭和传承的中药炮制技法，古时又称“炮炙”“修事”“修治”。它是根据中医药理论，依照辨证论治用药原则和药物自身性质及调剂、制剂的不同要求，讲究的是道地药材，采用中药传统手工的炮制技法。

作为中华老字号，从设立时间看，叶同仁比北京同仁堂晚一年，比杭州胡庆余堂早209年，是温州仅存的6家百年老字号之一。对此，叶同仁深知自己肩上传承和弘扬中医药文化的那份重要责任和历史担当，故公司在从事中医药产业的同时，始终也在文化创意产业领域精耕细作。早在2012年5月，温州叶同仁医药连锁有限公司就率先同行业兴建了“叶同仁中医药博物馆”，引起轰动。该馆为浙江省第一家民办中医药专题博物馆，是集中药文化历史收藏展示、中医药科学知识传授、生活休闲养生精准倡导于一体的公益性场所，不仅展示和传播叶同仁的制药文化、销药文化、吃药文化、行医文化、养生文化和名人文化，而且展示和传播叶同仁的企业文化、品牌文化、商业文化、诚信文化、生态文化和旅游文化，从而成为温州本土特色中医药文化的一个展示窗口、健康养生科普知识的一个有效平台和温州作为“历史文化名城”一道亮丽的风景线。

震元堂

震元堂是浙江省绍兴市的著名医药机构，迄今已有270多年的历史。2006年11月被商务部认定为第一批“中华老字号”（名单序号：浙江35），代表性注册商标是“震元堂”。

震元堂原为一家民间药铺，清乾隆十七年（1752年）由浙江宁波府慈溪县（今宁波市江北区慈城镇）杜家桥人杜景湘在绍兴城内闹市口旧迎恩坊水澄桥北首（今解放北路胜利路口）创办，前店后场，自产自销，主营丸散膏丹、中药饮片等，生意兴旺，口碑日隆。该店讲究道地药材，做到货真价实。每种药材到货首先挑选“头面货”，做到非优不用，好中挑好。例如党参选用正面奎潞，北沙参选用莱阳沙参，大黄用锦纹大黄，枸杞用宁夏正面枣王，贝母用松潘贝等，尤以进销川药为主，品牌形象逐渐树立。

清代绍兴药材行和中药店十分兴盛，有“五行三拆兑”之说。“五行”指升大、文裕、诚大、恒大和公大5家药材行，“三拆兑”为震元堂药店、天宝堂药店和春成药栈3家药店。药行以批发为主，整件进货，整件销售，成交额、成交量较大。“拆兑”批零兼营，整件进货，零星拆卖。震元堂以门市零售为主，拆兑为辅。清咸丰朝初期，为开拓地盘，扩大业务，增加实力，震元堂相继设立陡门“慈和震”、柯桥“春元震”、东浦“天宁震”“天宁元”及萧山临浦“义大震”等5家分店，经营规模扩大，经济效益提高。清咸丰朝以后，绍兴药材行业大补药兴起，但当时医药界诚信及质量并不到位，故绍兴药材行业大补药换味、去味、减量的事经常发生。唯有震元堂用药谨慎，独家秘制，始终在八珍汤的基础上增加炙黄芪、制玉竹、淮山药、盐水炒杜仲等合成12味。这样，既能适应城乡百姓大众体质，又能参合诸药性味。

至民国时期，震元堂的“大补药”颇受欢迎，还远销我国港澳地区及东南亚各国，市场占有率明显提高。据1934年店账记载，该药年销售为18628帖，计银币23843.84元，企业如日中天，经济效益喜人。1941年，宁波元利药行余楚生入主震元堂担任董事长，实行股份制治理，震元堂更名为“绍兴震元堂衡记国药号股份有限公司”。

1956年实行公私合营，绍兴中药网点开始调整、合并，技术力量更加集中，并逐渐组建饮片、制药加工部，统一生产中成药。1958年，中西药合并，震元堂划归“绍兴县医药公司”，以其附设的中药加工后场成立中成药生产企业，初名“震元堂中药厂”，产品实行包销，有驴皮膏、大补膏、枇杷膏、愈风酒、木瓜酒、镇痛活络丸、安宫牛黄丸、西黄至宝丹、退热万应锭、紫雪丹、苏合香丸、人参再造丸、小儿回春丸、陈皮丸等30多个品种。20世纪60年代后期，国家卫生部规定，商业单位不准自制成药销售，取消“前店后场”经营模式，中成药均由中药厂统一生产供应，震元堂厂店分离，从此成为主营药品零售业务的单一药店。

改革开放以来，震元堂一路前行，业绩连连。1984 年，震元堂隶属绍兴医药采购供应站管理。1993 年 4 月，绍兴医药采购供应站进行股份制改造，重组成立“浙江震元股份有限公司”。2000 年，震元股份公司收购兼并了绍兴市中药材经营公司，对该公司旗下 18 家零售药店进行资源整合。2001 年 4 月，震元股份公司以医药老字号震元堂为龙头，控股成立“浙江震元医药连锁有限公司”，为绍兴市第一家医药连锁企业，医药连锁经营前景十分看好。2002 年 11 月，经国家商标局核准，震元医药连锁的母公司浙江震元股份有限公司获得“震元堂”注册商标专用权，核定使用商品为第 5 类：化学药物制剂、药茶、药草、原料药、中药成药、药酒、医用营养品、医用保健袋、中药袋、药枕等，企业知识产权保护迈出重要一步，为以商标作为品牌载体、不断拓展品牌空间打下了良好基础。截至 2006 年底，震元医药连锁共有零售药店 61 家，其中大约有 1/4 的药店属于自有房产，这些药店基本上都处在绍兴市及下属市县的黄金地段，企业发展迈上新台阶。2007 年，在中国连锁药店单店销售额 20 强排行榜上，“浙江震元医药连锁有限公司震元堂药店”名列第 13 位，营业面积 550 平方米，年度销售额 5400 万元。2009 年 5 月，震元堂老药铺和展馆在仓桥直街开业。店铺装潢全部按照早期震元堂的内部建筑所构建，端庄古朴，环境幽雅。公司邀请绍兴市内著名中医在此义诊，还特邀几位资深的震元堂老药工在现场为顾客进行药材切制、蒸煮演示，传承和弘扬了中华优秀传统中医药文化。同年 6 月，“震元堂传统中医药文化”被绍兴市确认为第三批市级非物质文化遗产代表性项目，企业发展树起一座新的里程碑。

截至 2021 年底，浙江震元医药连锁有限公司已成为全国百强医药连锁企业，拥有震元堂、光裕堂、善禄堂等百年老字号门店，积极实施“名店、名医、名药”特色经营模式，拥有近 150 家零售连锁门店，其中 4 家直营门店入围全国药店百强，单店入榜数量浙江全省第一，其中善禄堂药店排名位居全省第一，中华医药老字号企业熠熠生辉。

张同泰

张同泰是浙江省杭州市的著名医药品牌，迄今已有 210 多年的历史，其载体为杭州张同泰中医门诊部有限公司。2006 年 11 月被商务部认定为第一批“中华老字号”（名单序号：浙江 24），代表性注册商标是“张同泰”。

杭州华东大药房的张同泰中医门诊部前身是“沈同泰药号”，清嘉庆十年（1805 年）因经营不善，被浙江慈溪人、杭州“茂昌药号”老板张梅收购，更名为“张同泰药号”。同年 8 月，张同泰刊印《丸散膏丹集录》，收集各类成药百余种，并称“本号嫉售欺之成习，伤厥疾之不瘳，故自开张以来，择料尤佳，选工尽善”，且“各种丸散膏丹花露油酒，悉皆虔诚修制，不敢自欺”，彰显岐黄之术之医德和诚信经营之商业道德。张梅曾立下“悉遵古法务尽其良，货真价实存心利济”的店规祖训，坚持“择药尤精、选料尤佳、选工尽善”的用药原则，诚信经商，口碑颇好。清道光年间，张同泰第二代传承人张耐仙子继父业。清咸丰元年（1851 年），张耐仙购地四亩余，扩大经营规模，内店拆兑（批发）香料药材，外店精选道地法制饮片，虔修丸散膏丹，自制各种成药 12 门、385 种，成为杭州知名国药号。清同治元年（1862 年），张同泰还在河坊街附近靴儿河下增开了“益元参店”，市场占有率更加提高。

清光绪七年（1881 年），张同泰第三代传承人张舜伯进军上海，在上海松江白龙潭口大街开设了张同泰“益元分号”。同年端午节，张舜伯与坐堂名医几番探讨，按最适宜老人、幼儿、妇女的 3 种配方，制作了不同的特色香包，并绣上张同泰 3 字，在杭州张同泰店址孩儿巷口无偿发放。

因特制的香包能够治病，故登门求索香包的人络绎不绝。自此，每年端午节前后，杭州百姓都有佩戴香包的习惯，而张同泰也免费赠送香包。

清宣统二年（1910 年），张同泰第五代传承人为张鲁庵（字咀英）接手张同泰。他对药号进行大规模翻建，石库门的门楣上是“张同泰”3 个金字，金字上方则刻着“万象”商标，两旁悬挂着“张同泰道地药材”铜牌。药号共有三进院落，前店后场，自产自销。同时聘请王幼庭、王子久、张硕甫等名医坐堂应诊，深受广大患者好评。民国年间，由于经营有方，管理到位，张同泰与胡庆余堂、叶重德堂、万承志堂、方回春堂、泰山堂并称为杭州药业“六大家”，声名鹊起，影响日增。

1937 年抗日战争爆发后，杭州医药业受到很大影响，张同泰被迫停业。为了掠夺资源，控制医药业，日军成立所谓的药店同业公会，强令各大药店加入。但面对日军的威逼利诱，张鲁庵一边拒绝担任会长，一边偷偷遣散员工，自己也秘密迁离至浙西乡下。直到抗战后期，张同泰才开始复业。为了支持抗日，张鲁庵曾几次运送药材，支援前线抗日部队。

1956 年实行公私合营，同益堂、大生祥、孙泰和、美华 4 家店先后并入张同泰，公方经理由上级委派，从此结束家族传承。1958 年，成立“公私合营杭州张同泰药厂”，生产心宁咳、鹅根、羊胆丸等中西成药，其中山羊牌“疗肺羊胆丸”颇为畅销，对肺结核有一定疗效。1965 年，张同泰更名为“春光药店”，百年老字号偃旗息鼓，优秀传统中医药文化遭到破坏。

改革开放以来，张同泰的发展更上一层楼。1980 年，杭州市中草药服务部与张同泰合并，企业规模扩大。1988 年，恢复“张同泰”老字号，时名“杭州张同泰药店”，企业踏上新征程。1998 年 5 月，杭州张同泰药店更名为“杭州华东大药房张同泰连锁店”，张同泰为华东大药房分支机构。2000 年 3 月，因张同泰连锁店上级单位变更名称，故其更名为“华东医药股份有限公司华东大药房张同泰连锁店”。2002 年 11 月，上市公司华东医药股份有限公司成立“杭州华东大药房连锁有限公司”，大药房连锁有限公司为其全资子公司。2003 年 3 月，该子公司成立“杭州华东大药房连锁有限公司张同泰连锁店”，张同泰连锁店为其分支机构。2005 年，随着中山北路改造，张同泰也对营业门店按原貌进行大规模装修，原店面石库门向内移 6 米。同年，作为杭州现存最古老、连续在原址经营时间最长、市中心古建筑唯一保留完整的国药号，该店原址被杭州市列入市级文物保护单位，历史文化价值得到应有的尊重。同年 12 月，经国家商标局核准，华东医药股份有限公司之关联公司“杭州华东医药集团有限公司”获得第一件“张同泰”注册商标专用权，核定使用商品为第 10 类：医疗器械和仪器等，企业知识产权的价值大幅提升，为品牌市场化运作打下良好基础。2006 年 3 月，改造装修后的张同泰重新开业，划分为中药配方区、西药销售区、国医馆、养身馆四大部分，企业规模空前扩大。2007 年 6 月，“张同泰道地药材”被浙江省确定为第二批省级非物质文化遗产代表性项目，企业及其产品喜获佳绩。2008 年 12 月，“张同泰”注册商标被杭州市工商局认定为“杭州市著名商标”，企业知识产权保护达到全新高度，依法受到国家特别保护。

2009 年 12 月，华东医药股份有限公司之关联公司“杭州华东医药集团投资有限公司”成立“杭州张同泰投资管理公司”，同月该公司控股成立“杭州张同泰药业公司”，经营范围包括药品零售、医疗服务等，替代已经注销的杭州华东大药房连锁有限公司张同泰连锁店，百年老字号踏上新征程。2010 年 1 月，张同泰药业成立全资子公司“杭州张同泰中医门诊部有限公司”，为广大患者提供优质的老字号中医医疗服务。2018 年 11 月，杭州市市场监管局公示 2018 年“放心药店”名单，张同泰药业列于榜中，企业知名度、诚信度大幅提升。2020 年 7 月 15 日，张同泰中医门诊部获批《杭州张同泰互联网医院执业许可证》，启动全国首家互联网医院。该医院可简化患者就医流程，减少就医等候时间，改善患者就医体验，提高医疗服务质量，使患者在张同泰互联网诊疗平台上可以享受到更简单、便捷、智能、安全、人性化的就诊体验。

台乌

台乌是浙江省台州市的著名品牌，其载体是浙江红石梁集团天台山乌药有限公司，迄今已有160多年的历史。2011年3月被商务部认定为第二批“中华老字号”（名单序号：浙江35），代表性注册商标是“台乌”。

乌药自古以来享有盛名，我国利用历史长达2000多年。秦汉以来作为养生之药备受推崇，明清时代成为皇家贡品，在日本和东南亚国家享有崇高声誉。唐天宝十二年（753年），高僧鉴真第六次东渡日本成功，带去大量佛经与药材等物。据传鉴真曾用乌药治愈日本光明太后之病，从此，乌药被日本人誉为长生不老之药。浙江天台山乌药是传统道地药材，乌药为台州市天台县特产，明代李时珍巨著《本草纲目》记载：“乌药生岭南邕州、容州及江南……今台州、雷州皆有产之，以天台产者为胜。”

天台山乌药有限公司的前身是“同寿堂”药店，清咸丰五年（1855年）由许克明创办于台州府天台（今台州市台县赤城街道中山西路）。该店前店后场，自产自销，主营丸散膏丹，尤以加工名贵中药材“乌药”为一大特色，故人称“台乌药店”。抗战期间，中医药业渐趋衰落，天台县中药店减少至20家。至1948年，则仅剩同寿堂、永和堂、永年堂、乾元堂、宝仁堂和弘济堂等6家店正常营业。

1956年实行公私合营，同寿堂保持原状，积极参与，依旧从事乌药片加工及其产品的销售。1960年，“天台县医药公司”成立，在中山路县前开设中药门市部，同时设立药材收购站、桥上门市部、后司街门市部、东门材仓库、中药材加工部等专营药业。

改革开放后，天台乌药迎来全新的发展机遇。1999 年，天台县医药公司改制，职工先后自谋职业。2000 年，一些退休老药工办起天台县和合营养品厂及天台山养生研究所，专门对天台乌药进行深加工和研究开发。2004 年 4 月，“浙江天台山乌药生物工程有限公司”成立，企业走上专业化、正规化、集约化道路。同年 9 月，经国家商标局核准，天台山乌药生物工程有限公司获得“台乌”注册商标专用权，核定使用商品为第 5 类：人用药、补药、药物饮料、中药药材、中药成药、药酒、医用营养食物、医用营养品等，企业知识产权保护达到全新高度，以商标作为品牌核心价值，品牌市场化运作空间进一步扩大。公司产品从单一的台乌片发展为乌药精茶等种类，天台乌药的进一步开发就此展开。2005 年 5 月 9 日，原国家质检总局通过对天台乌药原产地域产品保护申请的审查，批准自即日起对天台乌药实施原产地域保护，天台乌药的知名度和影响力大幅提升。2008 年 10 月，经国家商标局核准，由红石梁集团为骨干会员的“天台县天台乌药养生研究协会”获得“天台乌药”国家地理标志证明商标，天台乌药被认定为中国地理标志产品。2011 年 9 月，浙江天台山乌药生物工程有限公司更名为“浙江红石梁集团天台山乌药有限公司”，企业更加专业化、集约化和现代化。2018 年 2 月，乌药被浙江省确定为新“浙八味”中药材之一，成为该省中药材保护、开发和培育的重点品种。为此，浙江红石梁集团制定修订了浙江省地方标准《天台乌药生产技术规程》和中华医学会团体标准《道地药材 · 台乌药》，全面实施标准化生产。2020 年 9 月，在浙江省消费者权益保护委员会、浙江省品牌建设联合会举办的首届“浙江特色伴手礼”评测活动中，浙江红石梁集团天台山乌药有限公司生产的“台乌”牌乌药黄精颗粒入选特色伴手礼产品名录，受到社会各界的广泛关注和欢迎。截至 2021 年 9 月，天台山乌药有限公司把浙江天台寒山湖景区的种植基地经营得十分红火。该种植基地管理负责人指出，选择在寒山湖景区自建种植基地是考虑到该地生态建设良好，污染较少，可以进一步保证产品的品质。例如人工除草可以把清除出来的杂草用作优质有机肥料，对改善土壤、保护生态环境有着积极作用。

作为浙江红石梁集团的控股子公司，浙江红石梁集团天台山乌药有限公司是一家专业从事中药保健食品的研究、开发和生产，集科、工、农、贸为一体的科技型企业。公司现有天台乌药种源基地和种植基地 3000 多亩，其中三州乡天台乌药良种培育基地 20 亩，街头镇里石门区域天台乌药良种推广与林间套种种植基地 500 亩，天台县苍山顶天台乌药种植推广与休闲观光综合体一期 2550 亩，企业发展一片坦途。公司秉承“传承千年养生文化、打造百年健康品牌”的经营理念，与国内多家科研机构共同研发，依据传统中医“养气养生”理论，以素有“长生不老药”之称的名贵中药材天台乌药为原料，在挖掘道教南宗经典养生方的基础上，运用现代生物技术先后完成了乌药精茶、乌药黄精颗粒产品的开发，产品经省级科技成果鉴定，属国内首创，技术水平达到国内领先。台乌牌系列产品及其生产工艺获得了 4 项国家发明专利，拥有自主知识产权。

天一堂

天一堂是浙江省金华市兰溪市的著名医药机构，迄今已有 160 多年的历史。2011 年 3 月被商务部认定为第二批“中华老字号”（名单序号：浙江 37），代表性注册商标是“天一堂”。

天一堂原为一家民间药铺，清同治二年（1863 年）由诸葛亮第四十七代世孙——诸葛棠斋在兰溪县城西门创办。该药铺前店后场，自产自销，主营道地药材，精心配制传统丸散膏丹，颇受大众欢迎。

相传天一堂第二代传承人为诸葛韵笙，经营颇具匠心，使天一堂药号远近闻名，饮誉江浙，曾先后在杭州、上海、广州、香港等地开设分号，企业如鱼得水，长足发展。1942 年，天一堂第三代传承人诸葛起鹏主持堂务。同年 5 月，日军入侵兰溪，天一堂被迫迁至诸葛八卦村。1945 年 8 月抗战胜利后，天一堂返回兰溪县城经营。

1955 年 9 月，以天一堂为主体实行厂店分离，工商分开，改变以往中医药领域前店后场、制售一体的传统模式，组合成立中成药加工场。1956 年 7 月实行公私合营，该加工场更名为“兰溪县商业局天一堂制药厂”。1958 年 9 月医药合一后，该厂变更为“兰溪县天一堂制药厂”，由上级分配的第一台 ZP-33 型压片机用于生产片剂，企业生产规模扩大。1965 年，天一堂制药厂企业名称变更为“浙江省兰溪中药制药厂”，被确定为全省物价定点中药厂之一。1971 年，该厂生产的婴儿素、肾炎片等产品首次出口，企业发展前景看好。1978 年，兰溪中药制药厂更名为“浙江省兰溪制药厂”，企业经营范围扩大。

改革开放以来，天一堂阔步前进，再创辉煌。然而 20 世纪 80 年代初，作为一家生产中成药的老厂，天一堂的发展并不顺利。该厂年生产品种 100 余种，其中将近一半是名不见经传的滞销小成药，而且这些小品种逐年减少，产值、效益也同步下降。至 1988 年，全厂小成药仅生产 9 个品种，其中 5 个品种还出现亏损。1989 年，由于上级有关部门将小成药定价权下放企业，并适当提高小成药工业利润率，该厂便适应市场用足用好定价权。至 1991 年，小成药生产品种回升到 18 种，产值占全厂总产值的比例上升到 17.61%，实现占全厂利润总额 45.6%，企业迈上一个新台阶。1994 年 6 月，浙江省兰溪制药厂成功完成改制变更，企业性质由全民所有制变更为股份合作制，企业名称变更为“浙江天一堂药业公司”。1996 年，天一堂第四代传承人王天亮主持天一堂工作，将传统中药炮制技艺与现代科技有机结合，独创了西黄丸原料（乳香、没药）炮制方法等多项技艺，并获得了国家发明专利。1997 年 1 月，经国家商标局核准，浙江天一堂药业公司获得“天一堂”注册商标专用权，核定使用商品为第 5 类：人用药、药酒、兽药等，企业知识产权的价值大幅提升，为品牌市场化运作打下良好基础。20 世纪 90 年代，天一堂药业公司对丸散膏丹等传统中药剂型进行二次开发，片剂、胶囊剂、口服液、冲剂等现代剂型的产品投入规模生产，成为能生产十二大剂型百余种产品的大型中成药生产企业。公司被评为“国家中药行业优秀企业”，公司销售收入、利润位列全国中成药生产企业前 50 位。2001 年 12 月，浙江天一堂药业公司变更为“浙江天一堂药业有限公司”，企业踏上新征程。2016 年 3 月，“天一堂”注册商标被国家商标局认定为“驰名商标”，企业知识产权保护攀上一个新高峰，同年 12 月，“天一堂中药文化”被浙江省确定为第五批省级非物质文化遗产代表性项目，企业无形资产得到进一步发扬光大。2018 年 1 月，浙江天一堂药业有限公司获得“一种抗病毒滴丸的制备方法及制得的产品”的国家发明专利。该发明涉及的是一种治疗风热感冒、温病发热及上呼吸道感染、流感、腮腺炎等病毒感染疾患的中成药及其制备方法，尤其是指一种以板蓝根、石膏、芦根、地黄、郁金、知母、石菖蒲、广藿香、连翘为原料制成的抗病毒滴丸，属于中药制药技术领域。该发明的抗病毒滴丸是公司对滴丸成形工艺多年研究成果的应用。经过制备工艺、稳定性和药效研究，其制备工艺合理可行、产品质量稳定、抗病毒效果显著，有较好的经济效益和社会效益。

浙江天一堂药业有限公司坚持做有效药、做放心药的管理理念，致力于中药现代化改造，在持续发展中，不断强化高新技术的推广和应用，确定了以高新技术嫁接改造传统中药，坚持高起点、高科技含量、高市场占有率的战略方针，逐步完善成以“感冒药”“呼吸道疾病用药”“抗肿瘤药”“妇科用药”“小儿用药”“心血管药”等七大产品系列，形成了一批高新医药产品群。主要产品石斛夜光丸、金芪降糖胶囊、西黄丸被评为国家优质优价品种主导产品，乐频清珍黄丸、芙朴感冒颗粒被评为浙江省名牌产品。目前，浙江天一堂药业有限公司位于兰溪市天一路1号，天一堂药店位于兰溪市解放路。关于天一堂现保存两处遗址：兰溪市永进路6号的天一堂制药厂，诸葛八卦村的天一堂药铺。天一堂中药炮制、经营有着深厚的历史底蕴，具有很高的文化价值，两处遗址的保存，有利于中华优秀传统中医药文化的保护、传承和弘扬。

老香山

老香山是浙江省温州市的著名医药机构，迄今已有150多年的历史。2011年3月被商务部认定为第二批“中华老字号”（名单序号：浙江3），代表性注册商标是“老香山”。

老香山初名“香山堂药店”，清同治七年（1868年）由宁波宁海县香山（今西店镇香山村）药商李蔚在温州五马街四顾桥上岸（今大同巷口）创办。该店主营道地药材、丸散膏丹、参茸银耳等，前店后场，自产自销，零售批发均做，不久声名鹊起。清光绪年间，有人在温州旧城北大街（今解放街）七枫巷口开设了一家“新香山药店”，与李氏家族的香山堂药店形成明显的竞争之势，但老香山凭借独门绝活更胜一筹。当时“八仙糕”在温州流行，其主要成分为党参、白术、陈皮、茯苓、扁豆、薏苡仁、淮山、莲子、芡实、鸡内金、五谷虫等十余种药材并与糯米、白糖配制而成，于是老香山求助宁波著名的五味和南货号的糕点名师，与老香山药工共同切磋技艺，故使自家生产的八仙糕制作精细，质量上乘，药效显著，而且硬软适度，刚柔相济，糯不沾牙，香甜适口，深受消费者青睐，在激烈竞争中胜出，逐渐独占市场。

20 世纪 20 年代，老香山第二代传承人李厚康花巨资盘下相邻的一位富绅的宅邸，兴建一座三层砖木结构中西合璧的经营场所，建筑面积达 580 平方米，后院与楼上是拆兑（批发），楼下为零售门市，整个经营场所装修设置与众不同，别具一格。新店落成后，李氏邀请当地著名书法家题写“老香山”匾额，从此将自家药店更名为“老香山药店”，企业字号一直延续至今。

1953 年 9 月，浙江省温州医药采购供应站成立，老香山药店隶属该站管理。1956 年实行公私合营，老香山更名为“公私合营老香山中药店”。1958 年老香山转为全民企业，变更为“地方国营温州老香山药店”。1966 年 8 月，老香山招牌被强行拆除，店堂内的名家墨宝、历史物件被破坏殆尽，仅残留部分清代瓷罐陈列其中，传统中医药文化遭遇挫折。

改革开放后，老香山突飞猛进，发展迅速。1979 年 7 月，成立“温州医药站中药零售总店”，企业踏上新征程。1996 年 4 月，组建成立以温州医药采购供应站为核心层的“浙江温州医药商业集团有限公司”，企业走上规模化道路，经营范围扩大。1997 年 8 月，经国家商标局核准，温州医药站中药零售总店获得“老香山”注册商标专用权，核定使用商品为第 5 类：中药、中成药等，企业知识产权保护达到全新高度，以商标作为品牌核心价值，品牌市场化运作空间进一步扩大。1999 年 1 月，该集团公司组建连锁药店，整合旗下所有零售药店，统一冠名“老香山”，例如浙温集团有限公司“老香山连锁总店”“老香山胜利连锁店”等等，实现企业名称、产品名称、注册商标相统一，使企业品牌、产品品牌的传播相互依托、相互影响，为品牌传播与推广的集中发力、影响力传播、价值提升创造了良好的着力点。至 2002 年 7 月，整个浙温集团有限公司下辖的老香山零售连锁门店已发展到 23 家，一举成为温州地区最大的药品连锁经营企业。

2004 年 11 月，因公司企业类型由国有企业变更为国有独资，故温州医药站中药零售总店更名为“浙江温州医药商业集团老香山连锁有限公司”。2016年1月，浙江温州医药商业集团老香山连锁有限公司再更名为“温州老香山医药连锁有限公司”，企业更加专业化和现代化。同年3月，浙江温州医药商业集团老香山连锁有限公司老香山连锁总店更名为“温州老香山医药连锁有限公司老香山连锁总店”，为老香山医药连锁有限公司的分公司。2018年1月，温州老香山医药连锁有限公司成立中医诊所，为广大消费者提供中医医疗服务。2019年5月，该诊所更名为“温州老香山医药连锁有限公司老香山连锁总店中医内科诊所”，企业中医医疗服务的核心竞争力和竞争优势不断提高，深受社会各界欢迎。

由于城市拆迁改造等原因，截至2020年10月，温州老香山医药连锁有限公司在温州全市仅余5家连锁门店。在地域分布上，分别为老香山总店、吉祥店、大生堂店、广裕堂店及民生药店。在功能定位上，每个门店则各有不同。然而值得关注的是，老香山自创兴以来，一如既往地经营中药材、中成药、中药配方，特别是参茸滋补品等商品，而且从未变迁店址，也从未间歇、中断过经营，历经150余年至今兴旺，此种情况在温州实属罕见，令人刮目相看。

胡庆余堂

胡庆余堂是清代末期建立的商办药店，迄今已有近150年的历史。2006年11月被商务部认定为第一批“中华老字号”（名单序号：浙江1），代表性注册商标是“胡庆余堂”。

清同治十三年（1874年），清末著名商人与政治家胡雪岩在杭州清河坊筹设“胡庆余堂雪记国药号”。他于清光绪二年（1876年）先在杭州涌金门外购地10余亩建成胶厂，又于清光绪三年（1877年）在大井巷购地

8 亩建造铺面房，同年刊行《胡庆余堂丸散膏丹全集》，书中丸散膏丹分列 10 门，杜煎胶露油酒 4 门，共 14 类，集纳丸散膏丹露等成方制剂 400 多种，反映了清代中药制剂的总体水平，其规模和产品数量已显现出传统药坊向近代药厂过渡的趋势。

清光绪四年（1878 年），胡庆余堂在大井巷落成开业，制售一体，名医坐堂，因规模宏大，故门楣标有“药局”二字。创办初期，胡雪岩重金聘请名医，研究古方，创新制法，很快配出丸散膏丹及胶露油酒等验方，精制成药，便于携带和服用。胡庆余堂还将“避瘟丹”“行军散”“八宝丹”等药品分发给军队士兵及受灾百姓，广受欢迎和好评。这种做法再加上一定规模的商业广告宣传，使得成立不久的药店就形成市场规模，利润大幅增长。至清光绪六年（1880 年），胡庆余堂资本已达 280 万两白银，声名响彻江南，人称“江南药王”，与北京同仁堂分庭抗礼，故“北有同仁堂，南有庆余堂”一时传为佳话。然而，随着清光绪九年（1883 年）11 月起胡雪岩名下各商号包括丝厂、钱庄的倒闭，其家产被变卖，胡庆余堂药店也于清光绪十年（1884 年）被“债转股”抵押给其钱庄的客户之一即光绪皇帝的叔父、刑部尚书文煜。文煜认可胡氏的“雪记招牌股”股权和“无形资产”的价值，这不但为双方谈判的顺利增加了筹码，更为胡庆余堂品牌的延续做了铺垫。

1911 年 10 月辛亥革命爆发，文煜后人持有的胡庆余堂作为满人财产被浙江军政府没收标卖。1912 年，胡庆余堂由独资经营变为合股经营，其中“雪记招牌股”共 18 股归属胡氏后人。后几经股东和经理的变更，但胡庆余堂雪记的金字招牌仍久誉天下。

新中国成立后，胡庆余堂大步前进。1955 年 9 月实行公私合营，胡庆余堂更名为“胡庆余堂制药厂”。1958 年 7 月，胡庆余堂制药厂与杭州叶种德堂合并组建“公私合营胡庆余堂制剂厂”，隶属杭州市商业局。1959 年，为做大胡庆余堂，又有部分生产设备、厂房并入，制剂厂更名为“公私合营胡庆余堂制药厂”，随后划归浙江省属企业。1963年，该厂更名为“杭州胡庆余堂制药厂”，经济性质改为国有。1966年，该厂更名为“杭州中药厂”。1972年5月，杭州中药厂一分为二，原厂部改称“杭州第一中药厂”，其郊外制胶车间则升格为“杭州第二中药厂”。

随着改革开放大潮的到来，胡庆余堂发生了巨大变化。1979年，杭州第一中药厂恢复原名为“杭州胡庆余堂制药厂”，“胡庆余堂”老字号东山再起，为浙江省最大的中药生产企业。1980年，该厂恢复胡庆余堂旧址的门市经营，老字号如虎添翼。1984年10月，胡庆余堂制药厂在杭州市人民大会堂举办了胡庆余堂创建110周年庆祝活动，百年老店熠熠生辉。鉴于胡庆余堂不仅是国内保存最完好的国药字号，也是国内保存最完整的清代徽派商业古建筑群，1988年1月，胡庆余堂被国务院确定为第二批全国重点文物保护单位，并筹建国家级中药博物馆。1989年1月，经国家商标局核准，杭州胡庆余堂制药厂获得“胡庆余堂”注册商标专用权，核定使用商品为第5类：中药成药、中药材、中药饮片、药酒等，企业知识产权的价值大幅提升，为品牌市场化运作打下良好基础。与此同时，杭州第二中药厂自20世纪80年代发展成为国内著名的中药行业样板企业，并于1992年创建“中国青春宝集团公司”。同年11月，集团所属骨干企业杭州第二中药厂与泰国正大集团成立中外合资企业“正大青春宝药业有限公司”。而杭州胡庆余堂制药厂，却在市场经济的舞台上逐渐衰落，举步维艰。

1996年底，杭州胡庆余堂制药厂被青春宝集团兼并，成为其全资子公司，从此获得新生。1999年1月，胡庆余堂制药厂顺利完成国企改革，更名为“杭州胡庆余堂药业有限公司”。2001年6月，成立“杭州胡庆余堂国药号有限公司”，为获得更大的市场空间打下牢固基础。2002年3月，“胡庆余堂”注册商标被国家工商总局认定为“中国驰名商标”，企业知识产权保护锦上添花，知名度和影响力更加提升。2006 年 5 月，“胡庆余堂中药文化”被国务院确定为第一批国家级非物质文化遗产代表性项目，为胡庆余堂百年发展基业竖起一座新的里程碑。胡庆余堂全面继承了南宋官方制定的《太平惠民和剂局方》制药技艺和行业规范，其所保存下来的传统商贸习俗内容极其丰富，例如“戒欺”文化。“戒欺”是胡庆余堂的店训，由胡雪岩亲笔写就。百多年来，胡庆余堂始终恪守“戒欺”原则，秉承中国传统伦理道德和中医药文化，形成了以“戒欺”为内涵特色的经商理念和店规。胡庆余堂还保存了一批民间古方、秘方，体现了企业的诚信经营和工匠精神。2015 年 4 月，胡庆余堂整合旗下“医药制造、医疗服务、药品流通、中医药原材料种植”等多家企业的优质医药产业资源，一举成立了“杭州胡庆余堂医药控股有限公司”，旨在通过这个新平台走向资本市场，以得到更好的发展。2020 年 9 月，根据商务部药品流通管理系统对行业直报企业报送数据进行统计，杭州胡庆余堂国药号有限公司被认定为“2019 年中国药品流通行业零售百强企业”。

万承志堂

万承志堂是浙江省杭州市的著名医药机构，迄今已有 140 多年的历史。2011 年 3 月被商务部认定为第二批“中华老字号”（名单序号：浙江 43），代表性注册商标是“承志堂”。

万承志堂原为一家民间药馆，清光绪元年（1875 年）由杭州城一位名叫万嗣轩的富商为完成父亲遗愿在清泰街附近开设，取字号“承志堂”。因业主姓万，故人称“万承志堂”。创馆之际，万氏就立下店规祖训：“做药务真，不得欺客；行医务正，不得欺世”，要求该馆所售药材务求道地纯真，誓不以假取利；所请医家务求品正医精，誓不以虚名误人。

作为当地一家药业新秀，万承志堂一方面建规立章，严格诚信经营；另一方面注意总结实践经验，特别是丸散膏丹的制作技艺。清光绪十一年（1885年），《万承志堂古方秘籍》刊印问世，其中系统详尽记载了15大类600多种丸散膏丹的配方、秘方及验方，据考证，该书为自南宋以来江南最为完整的中药古籍，颇得好评，流传至今。

万承志堂注重药材质量，对原材料的选用十分苛刻，以最高标准制作药材、药酒等。开业时间不长，便以高品质药材迅速在杭州药馆中占据一席之地，成为知名度不亚于京城同仁堂的浙江南药代表之一。例如万承志堂的雄黄、麦冬、川黄连、鹿角胶是其代表药材，其中颇为特别的是鹿角胶，在药馆后院设有专门的养鹿场，自养自产的鹿角胶成为万承志堂最著名的药材。另外一个特色品种是自制药酒，坊间曾流传一句佳话："家有承志酒，长幼保康寿。"对此，1928年出版的地方志《杭俗遗风》中载："杭州药店中，就其最著称者，有胡庆余堂之药材，万承志堂之药酒，皆称一时矣。"1929年6月至10月，在民国首届西湖博览会上，这些高品质、药效佳的特色药材与药酒荣获金奖，为万承志堂走出杭州、进军全国打下了良好基础。

然而，1937年抗日战争爆发后的当年，万承志堂就因故停业，其与"胡庆余堂""叶种德堂"被称为杭州药业三大门市的历史也暂时画上了句号。

伴随改革开放大潮的到来，万承志堂终于获得新生。2004年，经省、市相关政府部门批准，由浙江鑫和实业集团有限公司着手恢复百年名馆万承志堂。2005年2月，国医大师、著名中医教育家、理论家何任先生与夫人在杭州原清代私人宅院郭庄饮茶时，偶然发现一块石板正是消失了近60年的"万承志堂界碑"，使珍贵文物重见天日，为百年老店增光添彩。同年5月，万承志堂开始委托各大媒体寻找万家的后人。经过半个多月时间，找到了万家的第四代后人代表、原浙江大学退休教授万零先生。同年6月，万承志堂复馆开业。2007 年 8 月，为传承和弘扬中医药文化，万承志堂走出杭州进入上海，控股成立“上海承志堂中医门诊部有限公司”并正式开业。2008 年 3 月，成立“杭州万承志堂国药馆有限公司”，企业步入快车道。2010 年 6 月，经国家商标局核准，杭州万承志堂国药馆有限公司获得“承志堂”注册商标专用权，核定使用商品为第 5 类：中药成药、补药（药）、洋参冲剂、药酒、药茶等，企业知识产权保护迈出重要一步，为以商标作为品牌载体、不断拓展品牌空间创造了十分重要的条件。2011 年 2 月，经多方寻找，136 年前悬挂药馆的“承志堂”老牌匾，重归万承志堂，百年老店再获佳音。2013 年 8 月，杭州万承志堂国药馆有限公司更名为“浙江万承志堂国药健康管理股份有限公司”，企业经营范围扩大，市场占有率提高。2015 年 4 月，该公司更名为“大承医疗投资股份有限公司”，同年 8 月成为新三板上市公司，企业一举进入资本市场，发展前景一片光明。2016 年 12 月，“传统中医药文化（万承志堂中医药养生文化）”被浙江省确定为第五批省级非物质文化遗产代表性项目，百年老店在自身发展史上竖起一座新的里程碑。此次非遗确定，是地方政府对万承志堂十多年来广邀名医、精选药材、植根传统、迎合发展，在继承与传播中医药文化上所付出的努力以及取得的成果的充分肯定。2020 年 7 月，大承医疗投资股份有限公司更名为“万承志堂中医药股份有限公司”，企业名称与商标名称重新归于一致，更加有利于提高百年老店的知名度和影响力。

现在，万承志堂由国医馆、国药号、参茸馆三部分组成，并有门诊部及分店数家，为浙江省省、市医保定点医疗机构。国医馆内设中医内科、中医妇科、中医肿瘤科、中医儿科、中医风湿科等科室，每天有 30 余位专家在万承志堂坐诊。经过一番努力，万承志堂的营业额与复馆之初相比翻了数倍，经营的药品涵盖中药、西药、滋补保健药、各类药材器械等，对所有药品与材料均采取最为严格的检测手段，保证所售药品的良好质量。

万承志堂还热心公益事业，以一家中华老字号企业的广阔胸怀担负起造福社会、回馈百姓的重大责任，积极参与医疗教育相关活动，推广传统中医养生文化，为重塑创新活力的百年老店做出不懈的努力。

李宝赢堂

李宝赢堂是浙江省杭州市的著名医药机构，迄今已有 140 多年的历史。2011 年 3 月被商务部认定为第二批“中华老字号”（名单序号：浙江 34），代表性注册商标是“李宝赢堂”。

李宝赢堂原为“宝致堂”药铺，清光绪九年（1883 年）由浙江浦江县人李致高在浦江县岩头镇创建。该药铺前店后场，主营丸散膏丹，李致高行医售药。宝致堂的第二代传承人为李邦鸣，第三代传承人为李乾正，家族企业日益兴旺发达。

1956 年实行公私合营，宝致堂参与其中，但字号不再使用，传统中医药文化遭遇挫折。

改革开放后，李宝赢堂东山再起，发展强劲。自 1992 年开始，李乾正长子、李宝赢堂第四代传承人李赢决心承接祖业，并为重新盘活已中断 30 多年的百年老店努力奔波。1997 年 4 月，“萧山市明日珍珠粉有限公司”成立。2000 年 7 月，经国家商标局核准，杭州盛达保健品有限公司获得“李宝赢堂”注册商标专用权，核定使用商品为第 30 类：冰糖燕窝、虫草鸡精、龟苓膏、桂元膏、非医用蜂王浆等。2001 年 10 月，萧山市珍珠粉公司更名为“杭州明日珍珠粉有限公司”；同年 11 月，再更名为“杭州萧山明日珍珠粉有限公司”。2003 年 2 月，李赢经过资本运作，使杭州萧山明日珍珠粉有限公司变更为“杭州李宝赢堂中药饮片有限公司”，定位中药工业领域，主营珍珠粉、中药饮片（珍珠粉、西洋参、鹿茸、石斛、冬虫夏草、人参加工）。之后，李宝赢堂经营范围逐渐扩大，包括药品生产、食品销售、食用农产品零售、食用农产品批发、食用农产品初加工等。2004 年 1 月，李宝赢堂中药饮片有限公司从其他公司受让“李宝赢堂”注册商标专用权，企业知识产权的价值大幅提升，为品牌市场化运作打下良好基础。同时达到企业名称、产品名称、注册商标相统一的目的，为品牌传播与推广创造了十分有利的条件。2006 年，李宝赢堂被有关部门认定为“国家参茸检测中心示范店”，其用于销售的每一支人参都要经过杭州市药检所和国家参茸检测中心的层层检验把关，凡有一点瑕疵皆不准上柜。在企业发展的百年兴衰风雨路上，李宝赢堂努力以质量打造产品，以创新发展品牌，以品牌推动企业，逐步实现了品种系列化、经营网络连锁化、品牌形象规范化。2009 年 11 月，“首届李宝赢堂牌长白山人参慈善拍卖会”在杭州举行。此次慈善拍卖品均由李宝赢堂公司提供，拍卖主题是“点燃希望，杭州解百·李宝赢堂携手，联袂助学”。其中特级野山参 5 支、高级野山参 15 支、中等野山参 30 支、一般野山参 50 支。拍卖过程紧张而精彩，竞买人踊跃出价，竞拍价格一次次被刷新。据李宝赢堂公司介绍，此次拍卖活动所得善款将捐赠给慈善总会，目的是为了帮助失学儿童重返课堂，李宝赢堂希望以实际行动加强社会各界对失学儿童的关注，让更多的人参与并关心弱势群体，以微薄之力推动慈善事业的发展。

在长期的贵细中药经营过程中，李宝赢堂充分注意到，江南的冬季潮湿而阴冷，很多人一到冬天就特别怕冷，自古以来就有服用人参的习惯。每年至少吃上一支参，已成为上海市民冬令进补的传统，一到冬季，各大药馆的参茸柜台就格外热闹，请老师傅挑一支上好的野山参补补，是上海很多家庭不可或缺的生活方式。为此，2013 年 11 月至 2014 年 1 月，李宝赢堂在上海举办“第十八届冬令参茸节”，让上海市民实实在在地感受到优质的品质和实惠的价格。李宝赢堂推出的野山参，每一支都产自吉林长白山的野山参基地。长白山脉林高树密，气候寒冷，为了确保人参的质量，李宝赢堂的长白山野山参基地，封山育林15年以上，不翻土、不施肥，从而保证了野山参的野性和纯正，真正做到货真价实。在药材的筛选过程中，李宝赢堂还一直恪守传统祖制选材，将精选出的上乘野山参，按其生长年份，价值分类包装，分成不同等级的人参产品。为了回馈新老客户，李宝赢堂还推出了一系列优惠活动，不仅野山参特价，其他滋补品也有很大幅度的优惠。

现在，杭州李宝赢堂中药饮片有限公司的经营品种多达1000余种，主要分为野山参系列、高丽参系列、花旗参系列、鱼翅系列、燕窝系列、鹿茸系列、虫草系列、海味系列、补酒系列、汤包系列等十大系列，并以其上乘的质量和独特的包装赢得了广泛的社会认同，深受消费者青睐。公司在北京、上海、南京、宁波等地建立了100多家专营店，年销售额已逾亿元。为了进一步保证产品质量，李宝赢堂还按GMP的标准在富阳新建了花园式的工厂为生产基地，其保健品均通过GSP认证，保证品质已成为李宝赢堂的核心竞争力，凸显医药业中华老字号企业的工匠精神和社会责任。

寿仙谷

寿仙谷是浙江省金华市的著名医药机构，迄今已有110多年的历史。2011年3月被商务部认定为第二批“中华老字号”（名单序号：浙江50），代表性注册商标是“寿仙谷”。

寿仙谷初名“寿仙谷药号”，清宣统元年（1909年）由金华府（今金华市）武义县泉溪镇车苏杨思岭村乡村中医、中药炮制技艺创始人李志尚之子、李氏第二代传承人李金祖在武义县城下街创立，前店后场，自产自销，以出售中草药和坐堂诊治为主。当时杭州的胡庆余堂、方回春堂经常派人到该药号进货，生意兴旺，口碑渐隆。其间，李金祖继承父业，青出于蓝。他钻研古技，系统掌握了含仿野生盆栽法、枫斗加工法、首乌蒸制法、盐水杜仲炮制法、三叶青研磨法、灵芝铁皮石斛浸膏炼制法，以及白术、白芍、浙贝母、杭白菊、延胡索、玄参、麦冬、温郁金等数百种中药炮制和炼制方法，形成了包括中药采集、栽培、炮制、组方、煎制等程序的“寿仙谷中药炮制技艺”。该技艺工序众多，对原料、器具以及选、洗、浸、泡、漂、切、烘、煅、煨、炒、蒸、煮等方面的工艺把握都有独特要求，特征明显。

1945 年抗战胜利后，曾因战火焚毁的寿仙谷药号在武义县大桥巷重新开张，与人合股，3 间店面。不久李氏第三代传承人李海洪主持店务。1956 年实行公私合营，寿仙谷药号停业。

改革开放后，寿仙谷迎来快速发展时期。1997 年 3 月，寿仙谷中药炮制技艺第四代传承人李明焱成立“浙江省武义金星食用菌有限公司”，主要从事食药用菌和名贵珍稀中药材的品种选育、栽培、加工和销售，并将传统技艺与现代科技有机结合，研创中药育种、仿野生栽培与灵芝孢子粉破壁去壁等精深加工技术。2003 年 8 月，该食用菌有限公司成立控股子公司“金华寿仙谷药业有限公司”，企业名称恢复使用“寿仙谷”老字号。2004 年 8 月，经国家商标局核准，金华寿仙谷药业有限公司获得第一件“寿仙谷”注册商标专用权，核定使用商品为第 30 类：非医用营养胶囊、非医用营养粉、非医用营养膏、非医用营养液、花粉健身膏、龟苓膏等；同年 12 月，该公司又获得第二件“寿仙谷”注册商标专用权，核定使用商品为第 5 类：医药用锭剂、片剂、水剂、膏剂、原料药、中药成药、人用药、药用胶囊、医用营养食物等；企业知识产权保护达到全新高度，以商标作为品牌核心价值，品牌市场化运作空间进一步扩大。

2005年，寿仙谷的灵芝和铁皮石斛种子，搭乘第二十一颗返回式科学与技术试验卫星，成为中国太空育种的第一批名贵珍稀中药材种子。2008年6月，浙江省武义金星食用菌有限公司更名为“浙江寿仙谷生物科技有限公司”。2013年6月，该科技有限公司变更为“浙江寿仙谷医药股份有限公司”，企业更加专业化和现代化。2014年11月，“中药炮制技艺（武义寿仙谷中药炮制技艺）”被国务院确定为第四批国家级非物质文化遗产代表性扩展项目，金华寿仙谷药业有限公司成为非遗保护单位，企业无形资产获得莫大殊荣，知名度和影响力获得重大提升。

2015年，寿仙谷作为灵芝、铁皮石斛行业龙头企业，率先向国际标准化组织/中医药技术委员会（ISO/TC249）提交了灵芝和铁皮石斛两个国际标准提案。为了更全面、合理、科学地制定该两项中药材的国际标准，寿仙谷科研团队与中国中医科学院中药资源中心专家团队合作，开展了深入细致的研究，经过国际标准组织ISO长达6年的反复论证，《ISO21315：2018中医药—灵芝》和《ISO21370：2019中医药—铁皮石斛》两项国际标准分别于2018年12月20日和2019年2月5日正式发布，不仅为中国灵芝、铁皮石斛的国际贸易提供了统一标准，也为中国灵芝、铁皮石斛产业走向世界奠定了坚实基础，堪称中医药国际化的一大突破。2017年5月，浙江寿仙谷医药股份有限公司在上海证券交易所主板成功上市，一举成为进军资本市场的又一家医药企业，其名下的全资子公司金华寿仙谷药业有限公司也为中华老字号的创新发展做出了新贡献。2020年1月，面对新冠肺炎疫情暴发肆虐，寿仙谷积极投身中医药抗击疫情第一线，使浙江省的浙产名药灵芝、铁皮石斛在疫情防控过程中发挥了积极作用。金华寿仙谷药业的母公司浙江寿仙谷医药股份有限公司向中国红十字基金会捐赠1800盒总价值126万元寿仙谷牌灵芝孢子粉，用于帮助武汉地区包括浙江援鄂医疗人员在内的一线医护工作者提高自身免疫力，用实际行动助力疫情防控工作。

作为一家专业从事灵芝、铁皮石斛等名贵中药材的品种选育、栽培、加工和销售的高新技术企业，寿仙谷的“拳头产品”是灵芝孢子粉和铁皮石斛。但受物种衰退、环境变化等诸多因素影响，灵芝和石斛这些千百年来一直取自野外的中药材已无法满足市场需求。故此，寿仙谷在武义县建立了 6 个药材种植基地，基地里的铁皮石斛、灵芝、西红花等名贵珍稀药材长得郁郁葱葱。其中 1200 多亩铁皮石斛、原木灵芝基地为我国目前唯一通过国家有机产品和 GAP 两项认证的中药材生产基地。2022 年 3 月，金华寿仙谷药业有限公司参与获得“一种优质灵芝生长环境因子综合调控大棚及智能培育方法”的国家发明专利，包括棚体、遮光架、通风棚、电动卷膜装置，所述遮光架包裹棚体设置，可根据实际的天气情况对光照和温度进行控制，同时可尽可能地对棚体内进行通风处理，在降低棚内温度的同时，也防止湿气过大产生的发霉现象。通过检测终端对棚内外环境的实时监测，实现智能调节棚内环境因子；利用电、用水组件和智能控制系统实现智慧控制用电和用水。

现在，公司已形成“以中药饮片为主、保健食品为辅”，“中药饮片以灵芝孢子粉（破壁）、鲜铁皮石斛为主，其他中药饮片为辅”的产品格局。公司秉承“重德觅上药、诚善济世人”的祖训，恪守“为民众的健康美丽长寿服务，创百年寿仙谷”的企业宗旨，致力于“打造有机国药品牌”，长期不懈坚持铁皮石斛、灵芝、西红花等珍稀名贵中药材的优良品种选育、生态有机栽培、中药炮制技艺和新产品的研发。

许广和

许广和是浙江省杭州市的著名医药品牌，迄今已有 500 年的历史，其载体长期以来是杭州武林药店，2011 年 3 月被商务部认定为第二批“中华老字号”（名单序号：浙江 36），代表性注册商标是“许广和”。

武林的前身是“培元堂”药店，创建于 1923 年。后该店迁至杭州十大古城门之武林门，遂更名为武林药店。

改革开放以来，武林生机勃勃，阔步前行。1987 年，“杭州武林药店”成立，为小型国有企业，经营面积仅 30 平方米，企业发展较为缓慢，经济效益低下。1995 年，武林药店实行股份合作制，获益于人民生活水平逐步提高及政府大力扶持，经营面积扩大到 117 平方米，企业攀上新台阶。1997 年 5 月，杭州武林药店设立第一家连锁零售药店“杭州武林药店益乐分店”，企业市场占有率明显提高。1999 年 4 月，武林药店进一步明晰产权，建立有限责任公司，更名为“杭州武林药店有限公司”，系杭州市下城区商业贸易总公司下属企业。公司职工入股增加到 61.27%，经营者出资占总股本的 10.9%，经营面积增加至 1300 平方米，经营品种 4000 余种，为杭城药店之首。企业快速发展，成为杭州医药零售行业日益崛起的明星。同年 11 月，武林药店公司设立“杭州武林药店有限公司朝晖连锁店”，公司零售连锁经营日益红火。据了解，从 1987 年到 1999 年末，武林药店公司的经营面积扩大了 43 倍，职工人数增加了 7.5 倍，销售规模扩大了 32 倍，利润增长了 12 倍，企业知名度和影响力大幅提升。而且在 1999 年，武林药店公司加大科技投入，提出计算机管理的发展项目，对项目的资金来源、经济指标、技术性能进行可行性论证，确定承办单位予以实施。2002 年 5 月，公司成立旗舰店“杭州武林药店有限公司武林连锁店”，经营范围包括零售处方药与非处方药：中药材、中成药、化学药制剂、抗生素制剂、生化药品、生物制品、中药饮片等；批发、零售：医疗器械，日用百货，玻璃仪器，玻璃器皿等；服务则是医药技术咨询；企业多元化经营发展前景广阔。

2009年8月，经国家商标局核准，杭州武林药店有限公司获得“许广和”注册商标专用权，核定服务项目为第44类：医院、保健、理疗、疗养院、饮食营养指导等，企业知识产权保护迈出重要一步，为以商标作为品牌载体、不断拓展品牌空间打下了良好基础。之所以注册“许广和”商标，在于“许广和号”是历史悠久的杭州老药铺，当年还刊印发行过《许广和号丹丸集录》，即许广和号药铺修合药品的一部“综记名目”。全书分补益心肾、脾胃泄泻、饮食气滞、痰饮咳嗽、诸风伤寒、诸火暑湿、妇科门、儿科门、眼科门、外科门、杜煎胶膏、各种花露药酒香油12个门类，共记录以丹、丸为主兼括膏、胶、露、酒、油等自家修合的各色药品305种，并分门别类介绍功用主治和服法，以方便顾客选购。此书不仅折射药号历史，也对了解当年中药成品的经营流通等情况具有一定参考价值。

2011年5月，杭州武林药店有限公司与华东医药股份有限公司正式签订资产重组协议，华东医药并购武林药店公司，武林药店公司更名为“杭州华东武林药店有限公司”。同时，成立“杭州华东武林大药房有限公司”，为华东医药的全资子公司，拥有原武林药店所有门店的经营权、老字号及商标等无形资产。此并购完成以后，华东医药旗下的华东大药房的门店数量达到80余家，一举成为杭州市又一大型连锁药店。2013年9月，作为杭州华东武林药店有限公司的旗舰店，杭州华东武林药店有限公司武林连锁店经装修重新开张，并且专门辟出较大空间经营中高档化妆品，在杭州首次推出“药妆”的理念。公司之所以选择武林连锁店试水，一是该店在武林26家门店中知名度最高，其软硬件设施也都非常好。二是该店位于杭州市著名的武林路“女装一条街”上，具有得天独厚的人气基础，药妆与女装一条街的整体形象相协调。据了解，占武林店堂近1/3营业面积的化妆护理区引进了美宝莲、资生堂、欧柏莱等诸多消费者熟悉的国际品牌，特别是他们花巨资引进了BODY WAVE的护理品牌，并成为该品牌杭州地区总代理，以此来打造杭城首个以药妆为经营理念的药店。同年 9 月，杭州武林药店有限公司工商登记变更为“杭州卓萃生物科技有限公司”，一段历史画上句号。2015 年 1 月，华东武林大药房公司出资 70 万元，受让杭州张同泰药业有限公司持有的“杭州培元堂诊所有限公司”100% 股权，为广大患者提供良好的中医医疗服务打下了坚实基础，受到社会一致好评。2020 年 1 月，在抗击新冠肺炎疫情的过程中，杭州市医保局组织华东武林大药房有限公司等 10 家连锁药店，向药品零售企业发出倡议，绝不囤货涨价，尽最大努力组织货源，确保市民就近购买。对此，华东武林大药房公司积极响应，充分彰显中华老字号企业的社会担当。2023 年 7 月，经商务部复核，中华老字号载体由杭州武林药店变更为“杭州大药房连锁有限公司”。

四明

四明是浙江省宁波市的著名医药机构，迄今已有 100 多年的历史。2011 年 3 月被商务部认定为第二批“中华老字号”（名单序号：浙江 52），代表性注册商标是“四明”。

四明的前身是“四明药局”，又称“四明志记药局”，1923 年由浙江奉化人孙义瑞等在宁波崔衙街（位置在今车轿街和东渡路之间）以合伙制方式创立，为宁波最早的西药店之一。1929 年 6 月，因孙义瑞去世，其同窗好友范文蔚接办四明。他将药房由合伙制改为股份制，利用其广泛的人脉关系，多方筹集资金，先后争取到杭州民生药厂创始人、上海西药巨商及一些同乡、同学、同行入股，使企业日益兴旺，声名鹊起。1930 年该药局更名为“四明药房”，1931 年 4 月又更名为“四明大药房”。随着企业名称多次变更，四明的经营场所亦不断搬迁。但四明长期经营中外各国新药化学原料，医用品理化仪器卫生材料暨各种附属品。同时，配请专业药师，自制各种成药，如四明有“头痛粉”“疳积散”20多种，夏令时则自制十滴水、哥罗颠、果子露、花露水，冬令化妆品则有雪花膏，以迎合女性消费者的需求。四明还代理上海信谊药厂、杭州民生药厂及瑞士、法国等多家洋行20多种药品销售。

抗战期间，四明辗转外地避祸经营。1941年6月在金华设立“浙东药房”。1942年5月迁往福建，在浦城设临时营业处，在南平设立分店名“浙闽药房”。1943年冬，南平分店关闭，改设江山分店。抗战胜利后，先后将浦城、江山二店关停，重启宁波总店。

1951年，四明大药房完成私营企业改造。当时该药房共有股份4800股，资本金人民币旧币6亿元，其中范文蔚持有215股。1956年实行公私合营，四明参与其中继续发展，更名为“宁波市公私合营四明药房”，位于宁波中山东路29号，下设化学试剂部等机构。然而“文革”期间，四明药房遭遇变故，被迫更名为“红卫医药店”。1976年，宁波市医药公司大厦落成，红卫医药店更名为“四明医药店”，大厦一楼12开间作为四明的门市部对外营业，企业发展走上正轨。

改革开放后，四明突飞猛进，屡创佳绩。1988年1月，恢复“四明大药房”企业名称，老字号东山再起，重新振兴。1998年3月，经国家商标局核准，宁波四明大药房获得“四明”注册商标专用权，核定服务项目为第42类：医疗辅助、医药咨询、保健、兽医辅助、理疗等，企业知识产权保护迈出重要一步，为以商标作为品牌载体、不断拓展品牌空间打下了良好基础。1999年11月，成立“宁波四明大药房有限责任公司”，企业更加专业化、集约化和现代化。2001年8月，四明通过GSP认证，是全国首批、全省首家医药零售GSP认证企业。同年10月，四明被宁波联合集团股份有限公司收购，为其子公司，老字号踏上新征程。该集团直接投资并控股这家获得国家 GSP 认证的零售连锁药店经营企业，投资总额为人民币 2142 万元，占该公司注册资本的 64.286%。2005 年 11 月，宁波联合集团股份有限公司将所持有的宁波四明大药房有限责任公司等 3 家公司的股权转让给上海市医药股份有限公司及其所指定的企业，四明成为由上海华氏大药房有限公司控股的医药零售连锁企业，为其子公司。2009 年，“四明大药房医药文化”被宁波市海曙区确定为第一批区级非物质文化遗产代表性项目，保护单位为宁波四明大药房有限公司，企业无形资产得到发扬光大。2012 年，四明取得浙江省第二家，宁波市第一家网上药店经营许可证，与天猫、京东等大型购物网站合作开设旗舰店，推出新型健康超市，走进社区便民利民，秉承四明诚信品牌，让广大市民在温馨的购物环境中，感受最为人性化的医药服务。2022 年 3 月，新冠病毒抗原检测试剂在宁波正式上市销售。为切实保障市民使用新冠病毒抗原检测试剂质量安全，市场监管部门随之启动药店销售新冠病毒抗原检测试剂监管工作。位于海曙区镇明路上的宁波四明大药房有限责任公司四明大药房连锁店是首批上架新冠病毒抗原检测试剂的药店，中华老字号企业再次受到社会的高度关注。

作为中华老字号企业，宁波四明大药房有限责任公司是浙江省大型国有控股医药零售连锁企业，主要经营中药材、中成药、化学药品、抗生素制剂、生物制品、化学试剂、医疗器械、医药化工原料、康复保健用品等。公司现有门店 70 余家，连锁门店遍及宁波各大区域、舟山等地区。其中四明大药房总店、中山、兴宁路、孔浦、强壮、新亚、慈城、大矸、太古城、宋诏桥、庄桥、石矸药城被认定为宁波市医保定点药店。公司配送中心现有仓储面积 2500 多平方米，严格按 GSP 要求和“六个统一”原则管理，是目前省内规模与装置配备较完善的零售连锁配送中心之一，中心按处方药、非处方药、非药品大类储备达 6500 多个品种，实施对所辖门店准确、及时、高效的供应服务。

温州市中医院

温州市中医院是浙江省温州市的著名医疗机构，迄今已有100多年的历史。

温州市中医院源自“永嘉募办普安施医施药局”。该局1923年秋季开始筹备并试营业，1924年4月正式开诊，是由温州工商界开明人士蔡冠夫、陶履臣、陈子明、汪仲笙等人筹款在永嘉（温州旧称）府城隍巷（今广场路）创办的一家慈善医疗机构。据《永嘉募办普安施医施药局初创缘起》载：“同人等有鉴于此，因思救济之法创设医药局一所，聘请医士，内设药局，凡遇贫而病者，无论就诊、出诊、施医给药，不取分文，每号仅取号金铜币5枚。但经费浩繁，深愿慈善大家，解囊慨助，踊跃捐输。”建院初期，医务科室设置除内、外、妇、幼科外，还有骨伤科、疔疡科、蛇伤科、眼科、喉科、针灸科、痔疮科等。后来医事日兴，病员大增，曾聘请城内有关医院、诊所代诊，患者一切费用则均归普安结算。相传1932年，时任永嘉县长曾表示拨款资助，但普安认为“要官一分钱，事事听官管”。故其恐受日后牵制，不利救济贫病工作而予以婉拒。

1949年5月温州市区和平解放，在政府主导下，慈善性质的普安交由温州市总工会接办。1952年3月，普安施医施药局更名为“温州市普安医药局”，采取自愿组合、经济独立、民办公助的经营方式，隶属温州市卫生局管理。1955年12月，温州市普安医药局变更为“温州市中医门诊部”，医疗机构名称开始正规化和专业化。1958年7月，温州市中医门诊部更名为“温州市中医院”，设址扬名坊，时任院长白仲英，开放床位30张。医疗服务范围扩大，医院实力更加增强。

改革开放后，温州市中医院继续前行，渐入佳境。随着业务的不断发展，医疗临床业务科室逐步建立，1980年增设伤骨科、针灸科，1983年增设痔瘘科、中医外科、中医五官科、眼科，1984年增设推拿科、急诊科、口腔科、家庭病床科，1987年增设皮肤科，医院中医药服务蓬勃发展。2005年，医院中医妇科被确定为浙江省重点专科。科室拥有一支以国家级名老中医为首的强大技术队伍，年门诊量达10万人次以上，年收治住院达600人次以上。该专科以先兆流产、输卵管妊娠、不孕症等为重点病种，以中医学整体观念、辨证论治为指导，辨病与辨证相结合，对诊疗方案进行持续优化，建立重点病种诊治规律、中医临床疗效评价体系，不断提高中医药诊治妇科疾病的水平。2008年10月，医院成为浙江中医药大学附属医院，发展趋势一片向好。同年，医院设立景山院区百草园，园中栽培药用植物500种，种植本地濒危稀少品种，进一步对药用植物进行人工培植技术和品种优化，旨在以教学科研基地面向社会普及和提高中草药知识。2009年7月，医院对“冬病夏治”进行改革，将由原先的几个科室分开操作，变为综合科室强强联手一起开展，参加的科室有针灸科、呼吸科、消化科、儿科、肾内科、内科、骨伤科等。为方便患者就诊，减少不同科室间的奔波，医院在药房二楼设“冬病夏治”中心。同时为了缩减就诊流程，还首次采取事先预约，三次合并一次性收费的形式。在治疗方法上医院也不断推陈出新，在原先的“三伏贴”、中药内服、针灸基础上，推出“中药熏蒸”“热敏灸疗法”等疗法，深受广大患者好评。2011年5月，医院通过浙江省中医药管理局等级评审，晋级三级甲等中医医院。2012年12月，医院又通过国家中医药管理局等级评审，晋级三级甲等中医医院。2014年4月，医院与上海中医药大学附属曙光医院开展共建合作。医院将增挂“上海中医药大学附属曙光医院温州分院”的牌子，双方将本着优势互补、互惠互利的原则，积极发挥曙光医院在人才、学科、设备等方面的资源优势，通过派遣医疗业务和管理团队，指导并参与温州市中医院肝病科、肾病科、心血管科、骨伤科、肛肠科等重点学科建设。2015年11月，医院牵头组建成立温州市中医医疗集团，其中下属紧密型专科医院为文成县中医院、洞头区中医院。2018 年 3 月，医院全面托管泰顺县中医院。医院各大院区的功能定位为：六虹桥院区以综合医疗服务为主，水心院区定位为中西医结合妇产科医院，景山院区定位为康复中心。2021 年 3 月，温州市中医院城市医联体成立，医联体单位包括鹿城区水心社区卫生服务中心、鹿城区南浦社区卫生服务中心、鹿城区南郊社区卫生服务中心、瓯海区中西医结合医院、瓯海区人民医院等 5 家单位。温州市中医院为总院，医联体单位增挂“温州市中医院城市医联体分院”牌子，分别命名为松台水心分院、南浦分院、南郊分院、新桥分院、将军分院。城市医联体实行优质医疗资源下沉帮扶，基层医疗人员向上学习的上下联动模式，基层诊疗量明显提升，医疗资源利用效率和整体效益大幅度提高，实现了基层首诊、双向转诊、急慢分治、职责清晰、功能健全的富有中医特色的诊疗体系。

长期以来，作为中医药老字号和国家三级甲等中医医院，省级“平安医院”“文明单位”“绿色医院”，温州市中医院承担浙南地区中医医疗、教学、科研、培训、养生、保健等任务，具有较高的学术水平和良好的社会声誉。医院现有职工 1600 余人，总占地面积 112.7 亩，建筑面积 13.4 万平方米，拥有六虹桥、景山、水心、龙湾等院区，总开放床位超过 1400 张。医院在做强做大中医妇科、肝病科、肾病科等传统强科的同时，积极扶持新的特色专科如康复科、心脑科、骨伤科、乳腺病科、肿瘤科等。坚持中医药特色，走中西医结合的道路。

安徽省

余良卿

余良卿是安徽省安庆市的医药机构，迄今已有160多年的历史。2006年11月被商务部认定为第一批“中华老字号”（名单序号：安徽8），代表性注册商标是“余良卿号”。

早期的余良卿是一家中医膏药店，清咸丰五年（1855年）由安徽桐城人余性庭在安庆城内大南门正街创办，取名“余良卿号”。余氏出身中医世家，自幼受家庭影响，平时为乡里百姓诊治小疾小病，并利用祖传偏方研制了几种外用的膏药，药效不错，得到大家认可。药店成立后，余氏如虎添翼。他潜心研究、改良配方，适时推出了一种黑膏药。此种膏药具有收敛、提脓、生肌之功效，可用于疮疡阳证各期，这便是赫赫有名的“鲫鱼膏药”。

鲫鱼膏药问世后，余良卿号声名鹊起，迅速在安庆城内流传开来。与很多标榜宫廷御药高高在上的身价不同，余良卿号制作的膏药价格便宜，药效却很好，深得百姓的欢迎。从清咸丰十年（1860年）开始，余良卿号摆脱家庭小作坊式的经营，逐渐向正规企业发展，其建立初期形态的工厂，雇用专门人员进行生产经营等各项活动，企业规模逐步扩大。

清光绪十年（1884年），余良卿号迎来历史上最为重要的一名掌门人、第二代传承人余鹤笙。余鹤笙跟随祖父余性庭学习制作膏药多年，掌握了大量中医知识，并在多家药铺当学徒丰富自己的阅历。执掌药店后，余鹤笙针对鲫鱼膏药进行配方改良。他经过多次试验，细心比对，终于找到铅粉这一材料与麻油进行搭配，从而使熬制出的膏药更易吸附在患处表皮，不刺激，保护性与愈合性更佳。这一革命性的成就使得鲫鱼膏药销量迅速攀升，也带动了余良卿其他药品如狗皮膏、冻疮膏、麝香膏等的销售。余鹤笙上任10年后，余良卿号已在安庆地区中药膏市场占据头把交椅。该药店不但注重药品质量，而且在店铺管理上也做得颇有章法。平日里，除了保留各岗位的固定工人外，还根据生产情况雇用一部分临时工，这样既节省了成本也提高了效率。

1918年后，因余鹤笙去世，余良卿号逐步减慢了发展步伐。后继领导人能力有限加之国内局势日益紧张，造成药店举步维艰。余永年及余达谟两任店主相继出让店面，弃店出走。1938年6月，由于日军侵占安庆，余良卿号陷入停业境地。直至解放战争时期才恢复营业，经营状况只能是勉强维持。

新中国成立后，余良卿号柳暗花明。1953年，时名“安庆余良卿膏药店”的明星产品鲫鱼膏药更名为“余良卿膏药”，以突出老字号品牌的影响力。1955年实行公私合营，成立“安庆余良卿膏药厂”，历史上的企业名称余良卿号不再使用。在此后的数十年时间里，这家百年老店历经沉浮，后更名为“安庆第二制药厂”。

改革开放以来，余良卿扬眉吐气，再创辉煌。1981年11月，恢复“余良卿”老字号，成立“安庆市余良卿制药厂”，该厂研发的“麝香镇痛膏”亦于同年问世，且一进入市场即成为省内外群众竞相购买的热门货，供不应求。1983年，该厂又有“丹皮酚软膏”“平喘膏”“癣必净”等几个新产品先后问世，企业品牌逐渐走俏，销售市场更加兴旺。随着经营范围扩大、综合实力增强，企业陆续建立起现代化厂房、车间与生产线，以新式锅炉、机床、各种制药机械和化验仪器代替过去的铁锅土灶、石碾瓦钵等落后生产工具，并且用上了蒸汽和远红外，绝大部分工序实现了机械化或半机械化操作。1995 年 10 月，股改制改造完成后，成立“安庆余良卿药业有限责任公司”，企业开始轻装上阵。1996 年 2 月，经国家商标局核准，安庆余良卿药业有限责任公司获得“余良卿”注册商标专用权，核定使用商品为第 5 类：人用药、医用营养饮料、医用营养物品、中药袋等，企业知识产权保护迈出重要一步，为推广知名品牌打下良好基础，成为企业开拓市场、参与竞争、发展生产、提高效益的锐利武器。2001 年 1 月，安庆余良卿药业有限责任公司变更为“安徽安科余良卿药业有限公司”，为安徽安科生物工程股份有限公司的全资子公司，体现了现代科技与传统中药的相互融合。2003 年 2 月，经国家商标局核准，安徽安科余良卿药业有限公司获得“余良卿号”注册商标专用权，核定使用商品为第 5 类：中药成药、人用药、医用药物、片剂、膏剂、酊剂、药用冲剂、胶囊剂、药用口服液等，企业知识产权保护达到全新高度，以商标作为品牌核心价值，品牌市场化运作空间进一步扩大。该商标名称与历史上百年老店余良卿号的企业名称一致，故成为日后余良卿作为中华老字号企业的代表性注册商标。

2009 年 10 月，余良卿的母公司安科生物在创业板上市，成为首批中国创业板上市企业，为余良卿的进一步发展带来了强大的新活力。2014 年，“余良卿号”注册商标被安徽省工商局认定为“安徽省著名商标”，企业知名度和影响力大幅提升。2018 年 11 月，安徽安科余良卿药业有限公司被安徽省科学技术厅、安徽省财政厅、安徽省税务局 3 部门联合认定为“2018 年第一批高新技术企业”，有效期 3 年。公司喜获殊荣，并连续 3 年享受国家关于高新技术企业的相关优惠政策。近年来，余良卿大力推行科技兴企战略，针对生产设备进行全面升级改造，实现智能化、网络化，并大力研发新产品，获得多项国家专利，以科技创新实现企业的可持续发展。

福建省

灵源

灵源是福建省泉州市晋江市的著名制药企业，2006 年 11 月被商务部认定为第一批“中华老字号”（名单序号：福建 2），代表性注册商标是“灵源”。

灵源原为“晋江县灵源茶饼厂”，尽管其创建于 1958 年，专业生产“灵源万应茶”，但灵源药茶品牌迄今已有 650 多年的历史。相传，灵源万应茶系泉南名寺福建晋江灵源禅寺三十一世高僧沐讲禅师于明代洪武元年（1368 年）始创。时值长期战乱、瘟疫肆虐，沐讲禅师率众僧在灵源山中采摘多种药草，用山茶、鬼针、青蒿、飞扬草、爵床、野甘草、墨旱莲等 17 种灵源独特的青草药和中药材，加入色、香、味俱全的上等茶叶，混合炮制成“菩提丸”，对中暑痢疾、感冒发热、腹痛吐泻等四时不适之症颇有疗效。久而久之，菩提丸名声大噪，口碑渐隆，世代相传。

20 世纪 50 年代，灵源万应茶的剂型发生重大变化。1953 年，泉州市佛教协会委派禅师王广雨入主灵源寺。接任住持后，广雨禅师开始对菩提丸进行改制。他发现菩提丸最后的手工揉制工序麻烦，且不容易做出规范大小的菩提丸，成分亦不好把握。于是决定将菩提丸改制成茶饼，并与弟子一起研制出一套制茶饼的工具，终于制成块状大小一致的茶饼，定名为“万应茶饼”。广雨禅师成为茶饼剂型创制人，为灵源万应茶的产业化发展奠定了坚实基础。经过实验之后发现，尽管以茶饼替代菩提丸，但功效不减，其疏风解表、调胃健脾的功效更为显著。同时，茶饼方便携带，保质期长久，更为卫生安全，给老百姓带去更多便利，1958 年，灵源寺僧还俗，便将药茶的制作技艺传授给当地的晋江曾林、灵水两村村民，于是两村人各自创办了一家茶饼厂，传承和弘扬以灵源万应茶饼为载体的福建地方中医药传统文化，使灵源万应茶成为闽南地区特别是沿海一带民众预防疾病、增进健康的必备良品。

改革开放后，灵源突飞猛进，发展迅速。1982 年，两村茶饼厂合并成立“晋江灵源茶饼厂”，厂址设在曾林村，企业规模扩大，开始批量生产灵源万应茶饼，行销国内外。1990 年 1 月，晋江灵源茶饼厂成功改制，更名为“泉州市灵源制药厂”，主营中成药制剂，企业走上正规化、集约化、专业化道路。关于灵源万应茶的质量标准，1994 年出版的国家卫生部药品标准中药成方制剂（第九册）进行了原则规定：由肉桂、丁香、积雪草、木香等 56 味药材组成，具有疏风解表，调胃健脾，祛痰利湿的功效，临床上常用于治疗感冒发热、中暑、痢疾、腹痛吐泻等。但该制剂成分复杂，相互间干扰大，原标准仅见检查项，为了全面控制该制剂的质量，国内一些科研机构便协助泉州市灵源制药厂采用简便、准确的方法，有效控制制剂的质量。2003 年，灵源制药厂经过改制，整合企业原有优势，完成机构重组，更名为“泉州市灵源药业有限公司”。同年 6 月，经国家商标局核准，泉州市灵源药业有限公司获得“灵源”注册商标专用权，核定使用商品为第 5 类：药用儿茶、草药茶、中药成药等，企业知识产权保护迈出重要一步，为以商标作为品牌载体、不断拓展品牌空间打下了良好基础。尤其实现企业名称、产品名称、注册商标相统一，使企业品牌、产品品牌的传播相互依托、相互影响，为品牌传播与推广的集中发力、影响力传播、价值提升创造了良好的着力点。2004 年底，灵源药业全面通过国家 GMP 认证，并成功研制出“万应茶袋泡剂”，企业秉承传统，开拓创新，成就斐然。2008 年 6 月，“中医养生（灵源万应茶）”被国务院确定为第二批国家级非物质文化遗产代表性项目，企业发展再创辉煌，知名度和影响力大幅提升。“菩提丸”经 600 多年的演绎传承和创新发展，成为今天的“灵源万应茶”，对于弘扬中医养生文化功不可没。该药茶具有疏风解表、调胃健脾、祛痰利湿之功能，对伤风感冒发热、中暑痢疾、腹痛吐泻等疾病疗效显著，更是防暑降温的理想药茶，已成为闽南地区特别是沿海一带民众预防疾病、增进健康的必备良品。2012 年，为了更好地传播已有 650 多年历史的“灵源万应茶”传统中医药养生文化，公司在晋江五店市传统街区设立“灵源万应茶文化园”。园内将灵源万应茶创制人塑像、传统制作工艺、传统中医药文化、中华老字号、非遗文化元素等进行一体化展示，其中还有一个最古老的茶饼王，长 15 厘米，宽 8 厘米，高 5 厘米，重约 2 公斤。

2015 年 4 月，泉州市灵源药业有限公司获得一项国家发明专利，即“一种灵源万应茶饮料及其生产工艺”，企业发展树起一座新的里程碑。该发明公开了一种灵源万应茶饮料，原料包括红茶叶、金银花、荷叶、甘草、茯苓、山楂、制橘皮、藿香、紫苏、香薷、肉豆蔻、食用香料、五味香料粉、糖和软化水。生产工艺包括原材料前处理工序、热煮提工序、调配工序、总过滤工序和灌装工序、灭菌工序和检查工序。该发明四季清火，从传统医学的角度根据春生、夏长、秋收、冬藏的四季养生原理，用中草药制得，具有四季清火的功能，疏风解表、调胃健脾之功能，对伤风感冒发热、中暑痢疾、腹痛吐泻等疾病疗效显著，春夏秋冬都适合饮用，是四季调理的上佳饮品，更是一种防暑降温的理想药茶。目前，作为集研制、生产、销售三位一体的现代化新型制药企业，泉州市灵源药业有限公司现占地 33000 平方米，建有 4800 平方米的现代化办公设施的写字楼及 18800 平方米的 GMP 综合车间，亦是国内唯一生产灵源万应茶的中成药生产企业。

片仔癀

片仔癀是福建省漳州市的著名药业公司，迄今已有 460 多年的历史。2006 年 11 月被商务部认定为第一批“中华老字号”（名单序号：福建 1），代表性注册商标是“片仔癀”。

片仔癀原为药品名称，起源于明代宫廷。相传明嘉靖三十四年（1555 年），一名御医不满朝政，携带该药秘方出走，移居福建漳州东门外的璞山岩寺，剃发为僧。依据宫廷秘方，他用田七、蛇胆、牛黄、麝香等八味名贵中药材研制出一种药锭，取名“璞苑八宝丹”，供寺僧们使用，专治热毒肿痛及跌打损伤等，内服外敷均可。日久天长，当地百姓有类似患者也求寺僧施治，总能药到病除，故被誉为“佛门圣药”。以往片仔癀切片分服，每次一小片即可退癀，因此，民间俗称“片仔癀”。片仔癀中的“片”字，即一片的意思；“仔”为闽南方言中的语气词，很小的意思；“癀”是闽南语，意为热、毒、肿、痛等症状。斗转星移，历尽沧桑，片仔癀始终具有活血通络、清热解毒、消肿化瘀、抗炎止痛的功能，于是成为璞山岩寺的传世良药，同时亦成为漳州之珍贵特产，与八宝印泥、水仙花构成“漳州三宝”；与寿山石、乌龙茶并称为“福建三宝”，且“北有同仁堂，南有片仔癀”的说法更是长期流传。

清末民初，福建龙溪县人黄拢，法名延侯，进寺修行，学习和继承了片仔癀秘方及制作技术。后因璞山岩寺香火冷落，房屋倒塌，他便随师还俗，在漳州东门开设“馨苑茶庄”，兼营片仔癀。为纪念高僧所传，取名“僧帽牌八宝丹”，使一代良药从佛门传到民间。为扩展业务，争取外销，他还在厦门开元路开设了馨苑分店，利用厦门优越的地理位置，使片仔癀远销东南亚并很快享有盛誉。1938 年 5 月，随着日军侵占厦门，馨苑分店被迫撤销。

新中国成立后，馨苑茶庄及其产品片仔癀继续发展。1952 年 7 月 1 日，经中央人民政府私营企业局核准，注册申请人僧鼎怀获得“僧帽”注册商标专用权，注册证为 14884 号，核定使用商品为第 16 项中药类八宝丹（片仔癀）。1956 年实行公私合营，馨苑茶庄与同善堂、天益寿等老字号药店共 8 户组建“公私合营同善堂联合制药厂”，开启新的发展历程。1957 年 12 月，同善堂联合制药厂与公私合营存恒联合神曲厂合并，更名为“公私合营漳州制药厂”，企业规模扩大。当时，片仔癀处方和制作工艺仍掌握在私方人员即黄拢妻子李珠手中，秘而不宣。由于生产工艺落后，片仔癀年产量仅 7.6 公斤。为使片仔癀生产获得发展，更好地造福人民，经厂领导和同行业者间的教育帮助，激发了李珠的爱国爱乡思想，她最终摒弃了“传家宝”的旧观念，自愿把片仔癀处方和制作工艺献给国家，为漳州制药厂的发展做出了重大贡献。

1963 年，片仔癀年产量增至 57.03 公斤，其中外销占 96.4%，产销形势一派大好。1965 年，片仔癀被国家中医药管理局和国家保密局列为绝密的国家重点保护中药制剂，使其再添神秘色彩。1966 年，漳州制药厂由公私合营改制为地方国营，更名为“地方国营漳州制药厂”，并注册登记具有漳州特色的“荔枝”牌新商标取代“僧帽”牌旧商标，使片仔癀进入自身发展史上的重要时期。1972 年 9 月中日建交，片仔癀被当作“国礼”送给来华访问的日本首相田中角荣，由此，引起日本民众对片仔癀的极大关注。因当时两国外交关系尚未理顺，故日本许多民众纷纷前往或委托他人在中国香港购买片仔癀，致使香港出现排队抢购片仔癀的轰动场面。

改革开放以来，片仔癀吉星高照，更加亮丽辉煌。1979 年，片仔癀产品荣获国家质量银质奖，远销美国、法国、加拿大、日本及东南亚等国，香飘四海，闻名遐迩。1984 年，片仔癀产品荣获国家质量金质奖，当年创外汇 1400 万美元。1989 年 8 月，经国家商标局核准，漳州市制药厂获得字体不同的两件“片仔癀”注册商标专用权，核定使用商品为第 5 类：药品、中西成药，企业知识产权保护迈出重要一步，为以商标作为品牌载体、不断拓展品牌空间打下了良好基础。1992 年，片仔癀被国家中医药管理局和国家保密局列为绝密的国家重点保护中药制剂，其处方与制作工艺至今未曾解密，彰显片仔癀在中医药领域的重要地位和疗效作用。1993 年 1 月，以漳州市制药厂为核心企业组建“漳州片仔癀集团公司”，为企业扩大规模适应市场打下了坚实基础。1999 年 1 月，“片仔癀”注册商标被国家工商局认定为“中国驰名商标”，企业知识产权保护获得空前加强。同年 12 月，以漳州片仔癀集团公司为主要发起人，联合其他法人单位共同设立“漳州片仔癀药业股份有限公司”，为进入资本市场吹响了冲锋号。

2003 年 6 月，漳州片仔癀药业股份有限公司股票在上海证券交易所上市，简称“片仔癀”，从而一举成为漳州市支柱企业，令人刮目相看，预示片仔癀从此创出一片新天地。2011 年 5 月，“中医传统制剂方法（漳州片仔癀制作技艺）”被国务院确定为第三批国家级非物质文化遗产代表性扩展项目，企业获得令人羡慕的一项殊荣，知名度和影响力获得重大提升。2015 年末，公司股票市值 277 亿元，同比 2014 年增加 137 亿元。截至 2021 年，公司股票市值超 1850 亿元，旗下拥有 35 家控股子公司、7 家参股公司，并拥有 6 大品类、共计 400 多种产品，已经形成以“传统中药生产为核心，以化妆品、日化产品和保健食品为两翼”的产业发展战略。

回春

回春是福建省福州市的著名医药机构，迄今已有230多年的历史。2006年11月被商务部认定为第一批“中华老字号”(名单序号：福建5)，代表性注册商标是“回春”。

回春原为“浙江回春药局”，清乾隆五十五年(1790年)由浙江省仁和县(今杭州境内)张氏在福州南街商业区(今八一七北路)创立。该药局前店后场，自产自销，主营零售兼批发，品种包括丸散膏丹、药酒、参、茸、燕、桂等高档、贵重药材等，另有中药饮片配方。清道光十年(1830年)，回春由张氏同乡吴氏人家(本业为布商)代管，后因张氏因故离去且下落不明，最后药局由吴氏接手经营。为确定产权，用添“记”办法加上“俊记”二字，并更改店名为“浙江吴氏回春药局”，成为回春第二代传承人。吴某逝后，由其长子吴华伯成为回春第三代传承人。他励精图治，经营有方，其创下的“周公百岁酒”“虎骨木瓜酒”以及各种丸散膏丹，长期供不应求。经过百年发展，回春药局奠定了其在福州中药行业的首席地位，成为长江以南最大的中药店，市民购药、豪绅商贾购买贵细药材、名医重病处方配药通常指定回春，企业口碑日隆。其镇店名药是紫雪丹、安宫牛黄丸、牛黄清心丸、百补全鹿丸、十全大补丸等，较畅销的品种属“周公百岁酒”，闻名省内外，远销东南亚新加坡一带。1920年吴华伯病逝后，其侄吴幼华成为回春第四代传承人，因经营不善，致资金发生困难，回春步履维艰。1941年4月，福州被日军侵占，回春一批从天津运回的周公百岁酒原料被日机炸毁且日军进驻回春药店办公，致使企业损失惨重。解放战争期间又遇货币贬值，回春维持至1949年已濒临破产。

新中国成立后，回春形势好转，生意恢复。1956年实行公私合营，吴幼华长子吴元担任经理，成为回春第五代传承人。此时回春药店为福州市药材公司（后为福州医药站）的辖属商店，并开始兼营西药。1966 年，回春药店的企业类型变更为国有独资性质，老字号踏上新征程。

改革开放后，回春继续前行，渐入佳境。1986 年至 1988 年，福州医药站划分为 3 个专业站进行经营，即福州医药采购供应站、福州药材采购供应站和福州医疗器械采购供应站，各站下辖一些药店。故此，回春药店也一分为二，即“福州医药采购供应站回春医药商店”隶属福州医药站；“福州药材采购供应站回春中药商店”隶属福州药材站。1993 年 4 月，“福州药材站达道商店”成立，主营中药、西药、中成药、医疗器械、化学药试剂等。1994 年 3 月，“福州药材采购供应站回春中药店”成立，主营中药饮片、中成药等。1997 年 9 月，福州医药站、福州药材站和福州医疗器械站分别改制，共同成立“福州同春药业（集团）有限责任公司”，企业实力增强。同年 10 月，经国家商标局核准，该集团有限责任公司获得“回春”注册商标专用权，核定服务项目为第 42 类：医药咨询、保健、医疗辅助、理疗，企业知识产权保护达到全新高度，以商标作为品牌核心价值，品牌市场化运作空间进一步扩大。2003 年 2 月，由南京医药股份有限公司、漳州片仔癀药业股份有限公司、中信信托投资有限责任公司、南京医药百信药房有限责任公司、桂林三金药业股份有限公司等 5 家企业法人在原福州同春药业（集团）有限公司成功改制的基础上，成立大型综合性医药商业企业“福建同春药业股份有限公司”。

同年 9 月，福州药材站达道商店更名为“福州回春医药连锁有限公司”，地址由福州台江区达道路迁至五一中路，为母公司福建同春药业股份有限公司的控股子公司，企业规模扩大，经济效益增加。2003 年 11 月，成立“福州回春医药连锁有限公司回春医药商店”，为福州回春医药连锁有限公司分公司，经营场所在福州市鼓楼区八一七北路 118 号，经营范围包括中药饮片、中成药、化学药制剂、抗生素制剂、生化药品等。2004 年 4 月，成立“福州回春医药连锁有限公司回春中药店”，为福州回春医药连锁有限公司分公司，经营场所在福州市鼓楼区八一七北路120号，经营范围包括中药饮片、中成药、化学药制剂、抗生素制剂、生化药品等。此后，福州回春医药连锁有限公司的医药连锁零售发展趋势明显向好。2007年8月，因母公司变更，福州回春医药连锁有限公司成为“南京国药医药有限公司”的全资控股子公司，企业现代化进程加快。2010年5月，回春成立“福州回春医药连锁有限公司中医门诊部”，经营范围包括中医科、内科专业、妇科专业、儿科专业，知名品牌跨界向广大消费者提供中医医疗服务，受到社会好评。2021年7月，回春成立“福州回春医药连锁有限公司福清昌雯分店”。至此，回春共计有50多家连锁零售门店，企业规模更加扩大。

作为福州历史最长的中华老字号药店，福州回春医药连锁有限公司拥有回春医药商店、回春中药店、国药医药商场、华来医药商店、五一医药商店、大桥医药商店、健康医药商店等20多家直属连锁零售门店，均位于福州市区商业中心、繁华地段。其中回春医药商店、国药医药商场等均获得福建省药品监督管理局颁发的“福州市诚信药店”荣誉称号，知名度和影响力大幅提升。公司逐步实现管理规范化、服务标准化、质量可靠化、操作统一化。

江西省

黄庆仁栈

黄庆仁栈是江西省南昌市的著名医药机构，迄今已有190多年的历史。2011年3月被商务部认定为第二批“中华老字号”（名单序号：江西13），代表性注册商标是“黄庆仁栈”。

清道光初年，江西临江府清江县（今宜春樟树市）郎中黄金槐携子黄长生经常往来南昌、抚州、清江之间，以贩运药材兼行医问诊为生。后他们在南昌定居并开设药铺。当时这家药铺一无药架二无药柜，仅在墙壁上挂百来个布质小口袋，袋上标明药名进行销售。随着财富积累，黄氏父子将药铺扩大为药店，取字号“黄庆昌”。

清道光十三年（1833年），黄长生在南昌府学前（今南昌市中山路）开设“黄庆仁栈”，寓意“药业施仁”。不久该店做大，经营红火，形成总店规模，前店后场，自产自销。由于该店诚信经商、技艺独特，故口碑甚好、远近闻名，人称“豫章药业第一家”。尤其中药饮片特别注重质量，讲究实效，从不弄虚作假；且加工讲究形态美观，如槟榔花形、川穹蝴蝶片、黄芪甘草柳叶片、桑枝瓜子形等。丸散膏丹则注重道地药材的选取和制作上的精细，该用朝鲜“高丽参”的决不使用国产“石柱参”，该用关鹿茸（我国东北地区和俄罗斯远东产）的决不使用西鹿茸（新疆维吾尔自治区产），黄芪要内蒙古自治区产的，陈皮则产自广东新会等。黄金槐去世后，黄长生作为第二代传承人拓展市场，继续扩容，在洗马池（今中山路附近）设立“济春堂”分店，家族产业锦上添花。

黄长生积劳成疾去世后，因其子尚未成年，故黄长生岳母便将黄庆仁栈业务全权委托他人打理，很快又在洪恩桥（今百花洲附近）设立“合善堂”分店。至此黄氏家族在南昌拥有4家药店，上门求医买药者络绎不绝，各店生意日益兴隆，成为南昌中药界的翘楚。尤其在经营管理方面，黄庆仁栈逐渐形成了一套较完整的店规店风。进店学徒必须有担保人；店员吃住在店，每天晚饭后须坐在一起搓做50多斤散药。每到年终，老板便召集全体店员一起聚餐“谈生意”，做得好的留下明年再干，做得差的予以辞退。在社会责任方面，每逢农历初一、十五，黄庆仁栈都在南昌著名寺庙佑民寺内设立义诊台，免费为穷人看病，医生所开处方可去黄庆仁栈免费抓药，企业的慈善活动和勇于担当广受赞誉。

新中国成立初期，黄庆仁栈继续保持和突出以往的经营特色，开展名医坐堂、接方送药、代客煎药等服务项目，深受群众欢迎，致使黄庆仁栈的经营额占到南昌市中药业市场的70%，位居江西省药店之首。1955年11月实行公私合营，黄庆仁栈第四代传承人黄庆云积极参与，成立“公私合营黄庆仁栈药店”，为南昌市药材公司的下属药店，厂店分离，不再经营批发业务和中药生产，仅保留零售业务。“文革”期间，该店受到冲击，先后被迫更名为“灭资药店”“井冈山药店”和“长春药店”，企业一蹶不振，传统中医药文化遭遇挫折。

直到改革开放，黄庆仁栈才迎来重新崛起的曙光。1982年，企业恢复“黄庆仁栈”百年老字号，隶属南昌市医药公司。1986年，黄庆仁栈在原址翻建起一座7层框架结构的新店房，建筑面积3000平方米，营业面积 1700 平方米，成为南昌市 20 世纪 80 年代“十佳建筑”之一。1998 年，江西省医药集团公司与南昌市医药公司实行资产重组，成立“黄庆仁栈连锁店”，该店在南昌率先进行连锁经营，下辖 13 家连锁门店，主营西药、中成药、保健品和医疗器械等，企业进入重大拓展阶段。2001 年 12 月，江西省医药集团公司与上海市医药股份有限公司合资成立“江西南华医药有限公司”。2002 年 1 月，南华医药公司以黄庆仁栈知名品牌为主体与上海华氏大药房强强联手，控股 90% 组建“江西黄庆仁栈华氏大药房有限公司”，为南华医药公司的控股子公司，经营范围包括药品零售、中草药收购、中医诊所服务等，其中 2002 年 7 月成立的南昌市黄庆仁栈总店为该公司的分公司之一和最大的旗舰店。这次强强联手，是把上海所具有的强大的经济实力、先进的管理手段、通畅的信息渠道、得天独厚的区域优势与江西较完善的营销网络（全省 88 个市县的 844 家直营门店）、广阔的市场（全省 4000 余万人口）以及百年老字号南昌市黄庆仁栈药店相结合，凸显两地医药业的战略合作。2003 年 9 月，经国家商标局核准，黄庆仁栈华氏大药房有限公司获得“黄庆仁栈”注册商标专用权，核定使用商品为第 5 类：中药成药、药酒、医用营养品等，企业知识产权的价值大幅提升，为品牌市场化运作打下良好基础。据江西省商务厅统计，截至 2012 年 4 月，黄庆仁栈共有 358 家连锁药店，年销售额达 4 亿元，百年老店再创辉煌。2021 年 8 月，商务部发布 2020 年药品零售企业销售总额 100 强榜单，黄庆仁栈排名第 18 位，达到 19.42 亿元，企业业绩十分可观。

山东省

起凤

起凤是山东省淄博市著名医疗机构，其代表的田氏中医整骨术及骨伤膏药迄今已有 180 多年的历史。2011 年 3 月被商务部认定为第二批“中华老字号”（名单序号：山东 28），代表性注册商标是“起凤”。

田氏中医整骨术问世于清道光二十年（1840 年），由淄博桓台县起凤镇夏庄村人田殿举创立。相传他年轻时曾因右腿骨折被一位老中医治愈。后老中医将家传的整骨术和接骨膏秘方倾囊相授，田殿举经过反复揣摩和实验，终于掌握了整骨术和膏药的熬制。经努力传承和创新，田殿举逐步形成了田氏整骨秘方和制膏秘方，行医售药，声名鹊起。田氏第二代传承人是田殿举之子田淑玠，其整骨术青出于蓝而胜于蓝。田淑玠之后，其长子田承福和二子田承禄承继父业，为田氏第三代传承人。田承禄主以正骨，田承福主以膏方，兄弟二人分工又合作。应患者需要，扩大医疗规模，开设“瑞生堂”药店，并设有治疗床位，治愈率大大提高。

新中国成立初期，田承禄之子田宜瑚、侄子田宜勉成为田氏第四代传承人，他们在起凤镇夏庄成立“夏庄整骨诊所”，深受患者欢迎。后田宜勉任职县人民医院、田宜瑚任职起凤整骨医院。1958 年，田宜勉主动将数代祖传正骨、接骨秘方“龙凤接骨膏”献出，并将其制法亲自传授给桓台县药材公司和县医院等单位。据了解，从当年开始，桓台县药材公司连续少量生产该药20多年。除供应本县外，还销至本省内各地市，其中少量还远销至辽宁、黑龙江两省。经长期临床实践证明，该药有活血化瘀、续筋接骨、祛风散寒、舒筋活络之功能，主治跌打损伤，各种骨折接骨后贴患处，对风湿痹痛、筋肌劳损、筋骨疼痛、手足麻木、腰疼、腿疼、积聚腹疼、半身不遂等有良效。

随着改革开放的深入进行，起凤大步前进。1997年，经桓台县委县政府批准，原桓台县起凤镇中心卫生院分为起凤镇中心卫生院和起凤整骨医院两家医疗机构，起凤镇中心卫生院和起凤整骨医院分别占2/3和1/3的人员和固定资产。1998年4月，“桓台县起凤整骨医院”经工商登记注册成立，由田氏整骨第五代传承人之一、田宜瑚幼子田茂宁担任院长。建院之初，该院仅有21名员工，20张床位，1台显微镜。1998年，起凤整骨医院建成3层门诊楼，建筑面积约1000平方米，设骨伤科、整复室、放射科、检验科、彩超室、心电图室、药房等科室，医院实力大增。2000年2月，经国家商标局核准，桓台县起凤整骨医院获得“起凤”注册商标专用权，核定服务项目为第42类：医院、医务室、保健、理疗、护理（医务）、医疗辅助、医药咨询等，企业知识产权保护迈出重要一步，为以商标作为品牌载体、不断拓展品牌空间打下了良好基础。2010年5月，起凤研发出现代化膏药熬制设备，新建膏药制剂室，从此龙凤接骨膏告别古法熬制工序，启用现代化机器膏药熬制工艺。2012年，药剂科负责人王强研发出膏药摊涂机，与手工摊涂相比效率更高，膏药外形更美观，更实用，更易保存，极大地方便了患者使用。2014年6月，起凤整骨医院的“田氏整骨”被淄博市桓台县确定为县级非物质文化遗产；2018年11月，起凤整骨医院的“龙凤接骨膏”也被淄博市桓台县确定为县级非物质文化遗产；百年老店熠熠生辉，将经典融入现代，以传承结合创新，充分发挥中医接骨的优势作用。

龙凤接骨膏是田氏家族百年特色名药。因其处方中以乌鸡、白花蛇为首，将“蛇”喻为“龙”、“乌鸡”喻为“凤”，有接骨续筋、活血通络、除湿止痛之功用，故名为“龙凤接骨膏”。作为起凤整骨医院特色骨伤制剂，该院在继承田氏祖传秘方基础上，以“药材好，药才好”为理念，以做“良心药，放心药”为目标，经过不断研究探索，对原有处方及制剂工艺加以改进，使其更加符合中药现代外治理论。精选 70 余种名贵药材，严格工艺配制规程，精心熬制而成，对各种骨折、骨不连、跌打损伤、骨质增生、风湿麻木等症有良好的效果。

随着桓台县起凤整骨医院科室建设日益完善，骨科门诊量和住院病人量显著增长。特别是 2019 年，该院骨外科手术量一举突破 3000 台，创院史新高。为追求临床科室和临床业务团队的规范化建设，以及满足医院现代化建设的逐步深入，桓台县起凤整骨医院投资营建淄博市第三家、桓台县第一家引进 CSSD 追溯信息系统的高等级标准的消毒供应中心，现已正式投入使用。2020 年 2 月，经国家商标局核准，起凤整骨医院获得“起凤龙凤接骨膏”注册商标专用权，核定使用商品为第 5 类：搽剂、贴剂、药酒、医用膏药、人用药、膏剂、包扎绷带、净化剂等，企业知识产权的含金量更加提升，百年品牌商业化运作一片坦途。同年，起凤整骨医院年门诊量 12 万多人次，完成较高难度骨科手术 3200 余例。2021 年 12 月，起凤整骨医院被山东省卫生健康委认定为桓台县首家民营二级甲等中医专科医院，企业发展迈上一个新台阶。该院拥有万东核磁共振、飞利浦和 GE 螺旋 CT 机、荷兰飞利浦 DR 系统、美国柯达 CR 系统、GE 及西门子 C 型臂、日立全自动生化分析仪等大型设备 50 余台套；拥有 4 间百级层流净化手术室、十万级净化膏药制剂车间；设骨伤科、骨伤科关节组、疼痛科、针灸推拿科、康复科、内科、影像科、检验科、药剂科、特检科、消毒供应中心、后勤科等20余个科室，开放床位150张。

生生堂

生生堂是山东省烟台市的医药百年老店，迄今已有150多年的历史。2011年3月被商务部认定为第二批“中华老字号”（名单序号：山东19），代表性注册商标是“生生堂”。

生生堂的创建人是烟台黄务原住民邹巨川。清同治二年（1863年）12月，他与王氏等人合资在烟台北大西街一幢二进院落的两层小楼里开设了一家药铺，商业字号定为“生生堂”。该药铺环境优美、氛围宜人，明清庭院呈现哥特式建筑风格，中西合璧、古朴典雅，店堂前高悬“生生堂”横匾，大门两侧则石刻竖匾“生者大乾坤并寿”和“生则明日月常昭”，寄托着生生堂济世救生的良好愿望。生生堂创办时烟台已开埠，西药逐渐涌进烟台，西药房多集中在开埠以后才形成的朝阳街上，一时间颇成气候。受生生堂问世的影响，北大街上陆续建起福庆堂、福兴堂、同和堂、同春堂、成生堂、中和大药房等中药店铺，形成与西药房竞争抗衡的局面，大长中国人的志气。

开业初期，生生堂势单力薄，店员只有七八人，但不久就扩大规模，建成前店后场的格局，店员增加到20多人，逐渐成为烟台医药行业的领跑者。生生堂制售两专，主营中药材，炮制加工丸散膏丹、饮片、花露、药酒等，并兼营医疗器材，经营模式逐渐由单一的零售发展为零售与批发相结合。当年胶东曾广泛流传“买布瑞蚨祥，吃药生生堂”，充分显示生生堂药房在人们心目中不可替代的重要地位。至1915年，生生堂药房还在威海东门里大街、青岛大沽路等地开设分号，经营中成药800多种，整合市场、享誉胶东。相传最鼎盛时期，生生堂共计开分号 12 家，其中烟台 10 家、威海 1 家、青岛 1 家，房产 100 余间，员工 80 余人，成为当时烟台本地最大的药房，其资金及规模超过其他同业竞争者的总和。

长期以来，生生堂秉承的店规祖训是：修合无人见，存心有天知。即在无人监管的情况下，做事不要违背良心，不要见利忘义，因为你所做的一切，上天是知道的。故药房一直坚持代客加工煎煮，全天候营业，店内药师、医生常驻，可送药上门、可上门看病；顾客进店，不论男女老幼，穿着华丽还是衣衫褴褛，生生堂的伙计都会笑脸相迎，真诚相待。与此同时，生生堂还特别注重药品质量，购进的原药材既要原产地，又要高标准。对于那些采购进货不符合标准的药材，哪怕是再贵重也会丢弃。有些药材上乘，价格昂贵，生生堂则采取灵活的付款方式，允许顾客赊账，极大地方便了广大消费者。另一方面，生生堂药房店规极严，包括对店员的业务培训。如学徒进店必须先学碾药、装斗、配方、送货，然后才有上柜台的资格，这前后需要 8 年左右的时间。因此生生堂的临柜员工个个精通药理、药性，技术精湛，有问必答，深得顾客赞誉。

1956 年实行公私合营，生生堂店厂分开，保留商业部分，但取消批发业务专营零售。因上级单位烟台药材公司在英武街 2 号栈房内专设饮片加工组，生生堂停止饮片加工，退出制药市场。后来更名为“烟台药材公司第四门市部”。

改革开放以来，生生堂更加跃马扬鞭、高速前进。1978 年，恢复“生生堂”老字号，1981 年 3 月，烟台药材采购供应站成立，下设“烟台生生堂药店”，为该供应站的分支机构，企业发展迈上一个新台阶。1999 年 5 月，经山东省医药监督管理局批准成立“烟台生生堂药房有限公司”，组建为国有控股医药零售企业，烟台药材采购供应站参股 15%。同年 10 月，经国家商标局核准，烟台生生堂药房有限公司获得“生生堂”注册商标专用权，核定服务项目为第 35 类：推销（替他人），企业知识产权的价值大幅提升，为品牌市场化运作打下良好基础。2000 年，公司被山东省医药监督管理局授予“山东省最佳零售药店”称号，并荣获山东省饮片评比质量第一名，企业发展锦上添花。2012 年 10 月，生生堂中医馆在山东省会济南市开业，旨在打造中医门诊连锁及健康管理服务的品牌，将原汁原味的传统中医诊疗形式与现代连锁经营模式相结合，充分发挥名老中医宝贵经验和中医特色优势，为人们提供中医名家的健康管理服务，深受社会好评。由于百年老字号产品及服务的质量有保障，生生堂对未来在当地具有一定的消费群体充满信心。2013 年 12 月，为感谢广大消费者的厚爱，生生堂举办创店 150 年庆祝活动，各门店网点不仅在价格上优惠消费者，而且努力传播和弘扬中华优秀传统中医药文化。2014 年 4 月，烟台生生堂药房有限公司变更为“烟台生生堂医药连锁有限公司”，企业走向规模化、集约化和连锁化。

现在公司主要经营中药、中成药、西药等共 2000 多个品种，兼营医疗器械，经营品种达 3000 多个，并设有坐堂大夫为病人诊病，是烟台经营品种最全、服务质量最好的医药中型零售企业之一。

万春堂

万春堂是山东省淄博市的著名医疗机构，其代表的崔氏中医整骨术及骨伤膏药迄今已有 160 多年的历史。2011 年 3 月被商务部认定为第二批“中华老字号”（名单序号：山东 25），代表性注册商标是“万春堂”。

万春堂原为“万春堂膏药店”，清同治六年（1867 年）由临淄（今淄博市临淄区）齐都镇西古城村人崔宝和在本村创立。他坐堂行医，治疗骨科病；采取前店后场模式，自产自销，主营骨伤膏药。据 1920 年临淄县志第四卷的崔氏医术病案记载："清代，崔宝和的正骨术著称于世。"万春堂第二代传承人为崔宝和长子崔焕文，他精心钻研膏药配方和熬制技艺，使万春堂膏药更加完善。第三代传承人为崔绍堂，其行医以骨科为主，兼医他病，使万春堂整骨术及膏药得到进一步发展。

崔氏第四代传承人是崔元聚，从20世纪60年代开始，他在村卫生所任整骨医生，后在骨科世家的基础上创立"万春堂骨科医院"。

崔氏第五代传承人崔凤洲贡献突出。在父亲崔元聚指导下深入研究先辈的医疗经验，结合临床实践，博采众长，不断创新，在骨断、骨碎、陈旧性不愈合骨折，以及关节闪错、软组织损伤、扭伤、筋骨疼、麻木等常见症和疑难杂症的治疗方面，摸索出一套科学而成熟的治疗方法，较传统的治疗方法，其骨组织愈合快、疗期短、费用低，且无后遗症。他还在深入发掘充分继承祖传医术和膏药秘方的基础上，广采博取现代中医研究的科学成果，大胆改革创新，成功地改进膏药秘方，扩展了治疗范围，提高了治疗效果，使万春堂骨科医院更加欣欣向荣。2002年，由崔凤洲与两个儿子崔玉春、崔仲春共同研制的"万春堂回春贴"问世，针对骨质增生和间盘突出等组方配伍，专方专用。回春贴在治疗膝关节骨质增生、颈椎骨质增生、间盘突出、接骨、股骨头坏死以及鼻炎、咽炎、口腔溃疡、止咳、除炎等方面，疗效显著。回春贴以道地中药材为原料，选用30多种名贵中药，不添加任何西药成分；工艺上克服了传统膏药以油煎为主破坏药物有效成分的缺点，定制了国内唯一专用系列设备进行生产，对膏药进行高科技提纯与精炼，载药量成倍提高。2003年8月，"淄博万春堂骨科医院有限公司"成立，经营地址位于淄博市临淄区齐都镇西古城村，经营范围包括内科、中医科以及黑膏药的生产与销售。2004年，崔玉春和崔仲春联名发表论文认为，治疗股骨头坏死，早发现早治疗是本病治疗的关键。股骨头坏死早期症状不明显，腹股沟部与屁股后面环跳穴处有时疼痛不适，有此种不适以前曾经用过激素药物，就有股骨头坏死的可能。对于股骨头坏死，可以用老字号“万春堂膏药老店”崔凤洲研制的股骨头坏死复活膏药，治疗效果较好。该膏药可直接贴于患处，通过透皮吸收，药物直达病所，直接发挥药效，作用强，使用方便，用药安全，确实达到简、便、廉、验，药到病除之效果。2005 年 3 月，经国家商标局核准，淄博万春堂骨科医院有限公司获得“万春堂”注册商标专用权，核定服务项目为第 44 类：医疗诊所、医务室、按摩（医疗）、医院、保健、医疗辅助、理疗、护理（医务）、医药咨询等，企业知识产权保护达到全新高度，以商标作为品牌核心价值，进一步拓宽了知名品牌的市场化运作空间。2006 年 11 月，淄博万春堂骨科医院有限公司变更为“山东万春堂骨科医院有限公司”，企业经营范围扩大。2007 年 5 月，山东万春堂骨科医院有限公司变更为“淄博万春堂骨科医院有限公司”，企业进行业务调整。2010 年 1 月，淄博万春堂骨科医院有限公司变更为“淄博临淄万春堂骨科医院有限公司”，企业踏上新征程。2019 年 9 月，万春堂通过网站发文，普及万春堂膏药知识。万春堂膏药之所以产生功效，多因药物贴于皮肤后，通过药物的渗透，吸收或产生对俞穴的刺激，对局部发生直接作用或通过经络的网络传导，达到刺激机体，调整系统功能的效果。在经络理论中，皮部是经脉功能反映于体表的部位，也是络脉之气散布的所在，居于人体最外层，是机体的保卫屏障，具有卫外、安内的功效，起到对外接收信息，对内传达命令的作用，是机体的受纳器和效应器。因此，皮部在人体的生理、病理和治疗中，有着十分重要的通信联络作用。尤其是中药膏药对于治疗肩周炎有着很明显的效果。

崔玉春和崔仲春兄弟俩是崔氏第六代传承人。他们通过学习实践、潜心研究，在继承发掘祖传骨科医学的基础上，研制出治疗颈椎骨质增生、腰椎骨质增生、间盘突出及关节部位骨质增生的特效药物，在股骨头坏死复活再生、三叉神经疼、椎体滑脱、椎管狭窄等病的治疗方面也取得了显著成效。在外科疮疡方面，对万春堂第三代传承人崔绍堂所传资料进行研究创新，研制出治疗各类热疖、痈疽、褥疮、臁疮、丹毒、瘰疬、炭疽等疮疡类杂病的药物，疗效显著。在膏剂的制作方面，他们兴建了膏药车间，改进配方与工艺，使膏药的有效成分增加 10 倍以上，并能批量生产。

目前，作为医药业中华老字号，淄博临淄万春堂骨科医院有限公司拥有占地 8500 平方米、营业面积 2800 平方米的门诊楼一幢，附属建筑 45 间、面积 1800 平方米，设施完备、设备先进、服务项目齐全。随着万春堂骨科医院诊疗技术的提高，诊治病症范围的逐渐扩大，求医者遍及全国各地及海内外地区，每日求诊者若市。治愈疑难患者几十万人，以低廉的医疗费、较高的疗效为社会做出了很大贡献。在膏剂的制作方面，万春堂不满足于传统的作坊式制作模式，按照 GMP 标准，建设了膏药洁净生产车间，提高了生产效率，保证了药品质量。

宏济堂制药

宏济堂制药（工业）是山东省济南市的著名制药机构，迄今已有 110 多年的历史。2006 年 11 月被商务部认定为第一批“中华老字号”（名单序号：山东 3），代表性注册商标是“宏济堂”。

宏济堂的创始人是祖籍浙江的乐达聪，号镜宇，其先祖于清康熙年间移居北京开设同仁堂药店，驰名全国。清光绪二十八年（1902 年），同仁堂第十二代传承人乐镜宇捐官山东候补道来到济南。清光绪三十年（1904 年），山东巡抚杨士骧拨官银 2000 两委托乐镜宇举办官药局并担任总办。清光绪三十三年（1907 年），乐镜宇筹措巨资如数偿还官银取得药局所有权后，将其更名为“乐家老铺济南宏济堂”（北京同仁堂则对外称乐家老铺北京同仁堂），店址在济南院前大街，经营方式全仿北京同仁堂，前店后场，工商一体，自产自销，成为济南第一家京帮国药店。

利用同仁堂的物质基础和影响力，乐镜宇把宏济堂做得风生水起，很快就后来居上，成为济南规模最大、最有名的一个商号，并与北京同仁堂、天津达仁堂齐名，号称“江北三大名堂”。宏济堂的镇店名药是“阿胶”。清宣统元年（1909 年），乐镜宇在济南东流水街开办“宏济堂阿胶厂”，他采用手工古法，创新研制出“九昼夜精提精炼”制胶法，即“九提九炙”炼胶工艺，生产出独具特色的 12 种阿胶，所炼阿胶色黑光透，堪称极品，行销上海、广州、浙江、福建及日本、东南亚各国，国内阿胶市场几乎为宏济堂所独占。清宣统三年（1911 年），在舜皇庙街设立“宏济堂栈房”，生产丸散膏丹。1914 年，宏济堂产品获山东省物产博览会“最优等金牌奖”，知名度继续扩大。1915 年 2 月，宏济堂参加在美国旧金山举行的巴拿马太平洋万国博览会，一举获得“金质奖章”和“一等银质奖章”，成为国际品牌。同年宏济堂总店毁于战火，故迁至济南院东大街（今泉城路中段）23 号。1920 年，宏济堂在经二路纬五路开设第一分店（西号），尝试连锁经营。至 1934 年，宏济堂的销售额已占北京同仁堂的 2/3，业绩斐然，实力大增。1935 年，宏济堂在经二路纬一路开设第二分店（中号），截至当年底，宏济堂产业结构为 3 店 1 栈 1 厂共计 5 部分，从而形成零售连锁、批发仓储、生产加工的多元化经营模式。

新中国成立后，宏济堂曲折发展。1952 年，宏济堂下属栈房改称“宏济制药厂”。1955 年 7 月实行公私合营，宏济堂更名为“公私合营济南宏济堂”，合营企业包括生计、人事、业务、财务、总务 5 个课和制药厂、制胶厂及 3 个营业部。1958 年 6 月，厂店分离，一脉两支，济南宏济堂仅保留传统制药部分，商业零售部分则另起炉灶，即 3 家宏济堂营业部均移交中国药材公司山东省济南市公司。1960 年 3 月，济南宏济堂与永昌药厂、良一堂药厂、济南阿胶厂、饮片加工厂共计5家制药企业合并组建“公私合营济南宏济制药厂”，俗称工业宏济堂。至20世纪60年代中期，济南宏济制药厂已有职工400人，产值达到400多万元，成为当时济南唯一的中药厂。1966年9月，济南宏济制药厂更名为“济南人民制药厂”。

随着改革开放的深入进行，宏济堂步入快车道，气贯长虹，光彩夺目。1980年4月，济南人民制药厂更名为“山东济南中药厂”。1998年3月，该厂进行股份制改造，更名为“济南神方中药有限责任公司”，成为一家国有控股公司。1999年5月，经国家商标局核准，北京宏济堂药店有限公司获得“宏济堂”注册商标专用权，核定使用商品为第5类：西药制剂、中成药、中药饮片。同年7月，神方公司更名为“济南宏济堂制药有限责任公司”，重新恢复“宏济堂”老字号。2005年，宏济堂制药获得北京宏济堂药店有限公司转让的“宏济堂”注册商标专用权，企业名称与商标名称一致，无形资产价值充分展现，企业知识产权保护达到全新高度，以商标作为品牌核心价值，品牌市场化运作空间进一步扩大。2006年11月，“宏济堂”注册商标被山东省济南市中级人民法院在（2006）济民三初字第51号民事判决中认定为“中国驰名商标”，企业知识产权保护攀上一个新高峰。2009年9月，“宏济堂中医药文化”被山东省确定为第二批省级非物质文化遗产，企业发展大放光彩。2012年3月，济南宏济堂制药有限责任公司更名为“山东宏济堂制药集团有限公司”，企业更加规模化、集约化和现代化。2015年8月，山东宏济堂制药集团有限公司更名为“山东宏济堂制药集团股份有限公司”，企业发展前景广阔。2016年1月，由宏济堂制药为主要完成单位的“人工麝香研制及其产业化”项目荣获2015年度“国家科技进步一等奖”，为中药现代化做出了有益探索。2021年5月，宏济堂的“传统中医药文化（宏济堂中医药文化）”被国务院确定为第五批国家级非物质文化遗产代表性扩展项目，企业获得殊荣，知名度和影响力大幅提升。2022 年 3 月，宏济堂制药集团向济南市相关隔离点配送了一批“新型冠状病毒预防中药汤剂”，发挥中医药企业和中医药防治流行性疾病的优势，体现了百年中华老字号的责任担当。

宏济堂医药

宏济堂医药（商业）是山东省济南市的著名医药机构，迄今已有 110 多年的历史。2011 年 3 月被商务部认定为第二批“中华老字号”（名单序号：山东 27），代表性注册商标是“宏济堂”。

宏济堂医药（商业）与前述宏济堂制药（工业）原为一家，直到新中国成立初期才一分为二。

宏济堂的创始人是祖籍浙江的乐达聪，号镜宇，其先祖于清康熙年间移居北京开设同仁堂药店，驰名全国。清光绪三十三年（1907 年），已在济南经营数年的乐镜宇出资收购他曾任职的一家官办药局，并更名为“乐家老铺济南宏济堂”，仿照北京同仁堂实行前店后场模式，工商一体，自产自销，成为济南第一家京帮国药店。随着市场需求扩大和制药技术提升，宏济堂逐渐拓展中药手工业的空间。清宣统元年（1909 年），乐镜宇在济南东流水街开办“宏济堂阿胶厂”，生产独具特色的 12 种阿胶。清宣统三年（1911 年），他又在舜皇庙街设立“宏济堂栈房”，生产自主品牌的丸散膏丹。然而此时的宏济堂，主营业务仍为药品零售商业，中药手工业还很弱小。

新中国成立后，宏济堂曲折发展。1955 年 7 月实行公私合营，宏济堂更名为“公私合营济南宏济堂”，成为具有商业零售功能和手工制药能力的综合企业。1958 年 6 月，因国家政策调整，厂店分离，一脉两支，济南宏济堂仅保留传统制药部分，商业零售部分则另起炉灶，即宏济堂下属的

3 家营业部被剥离出来，移交给当时的中国药材公司山东省济南市公司管辖，俗称商业宏济堂。此后该公司企业名称变更为“中国药材公司山东省济南批发站”。

改革开放后，宏济堂重整旗鼓，再创辉煌。1978 年，济南批发站变更为“山东省济南药材采购供应站”；1996 年 7 月，该采购供应站改制成为“济南药业集团有限责任公司”。上述企业变动期间，“宏济堂”字号始终在其下属纬一路、纬五路等相关药店中使用。济南药业集团有限责任公司改制成立时下设“宏济堂连锁总店”，又先后登记设立有宏济堂药店、宏济堂东店、宏济堂北店、宏济堂西店等 4 家分支机构，企业规模化、集约化、连锁化趋势明显。2000 年 10 月，经国家商标局核准，济南药业集团有限责任公司获得一件“宏济堂”注册商标专用权，核定服务项目为第 35 类：推销（替他人），为知名品牌市场化运作创造了有利条件。2003 年，济南药业集团有限责任公司将下属济南居仁堂医药零售有限公司更名为“济南宏济堂医药连锁有限公司”，后又更名为“山东宏济堂医药连锁有限公司”。2004 年原宏济堂连锁总店注销。2007 年，上述“宏济堂”注册商标被济南市工商局认定为“济南市著名商标”，企业知识产权保护迈出重要一步，为以商标作为品牌载体、不断拓展品牌空间打下了良好基础。2008 年 8 月，济南药业集团有限责任公司与山东宏济堂医药连锁有限公司共同设立了“山东宏济堂阿胶有限公司”，主营阿胶生产与经营。

2010 年 11 月，集团公司设立的宏济堂博物馆在济南市开馆。该博物馆是山东省首家集药材销售、传统中医验方治疗、传统中药养生、中医药知识普及、中医药古籍文物展示、中医药历史文化介绍于一身的综合性专题博物馆。宏济堂博物馆位于济南经二路原民国时期的宏济堂西号旧址地下展厅，整个展厅约 300 平方米，主要陈列宏济堂中医药及其他中药文化展品，共计 500 余件。展品主要以宏济堂企业历史档案馆中的藏品为主，如1923年印制的《宏济堂药目》、1932年印制的《宏济堂乐家老铺丸散膏丹价目》、清代印制的《正人明堂图》和《脏腑明堂图》等珍贵史料。而数量最多的要数从清顺治年间到清末再到新中国成立前后的各种中医药书刊，如民国版《古今图书集成》、《四库全书》的60多函医书和其他几十种清代木版医书等，标志着百年老店宏济堂强势跻身文化创意产业，有利于传承和弘扬中医药传统文化。

2011年8月，济南药业集团有限责任公司变更为“山东宏济堂药业集团有限公司”；同年9月，山东宏济堂药业集团有限公司变更为“山东宏济堂医药集团有限公司”，企业更加发展壮大。2020年2月，在抗击新冠疫情的严峻时刻，山东宏济堂医药集团有限公司向济南市天桥区新型冠状病毒感染的肺炎疫情处置工作指挥部定向捐赠了双黄连抗病毒汤剂2000袋，彰显了百年中华老字号的责任担当和企业爱心。

河南省

四知堂

四知堂是河南省平顶山市汝州市的医药机构，迄今已有近400年的历史。2011年3月被商务部认定为第二批“中华老字号”（名单序号：河南18），代表性注册商标是“四知堂”。

四知堂最早的产品是药酒。相传约公元219年，东汉名臣杨震曾孙杨彪从神医华佗手中拿到药酒秘方。明天启七年（1627年），杨氏后人杨其贤在亳州（今安徽亳州）做官兼行医期间，精心研制成功家传药酒，并根据杨震拒礼名言“天知、神知、我知、子知”将产品命名为“四知堂药酒”，从此成为四知堂酿酒作坊的创始人，揭开了杨氏家族涉足中医药领域的历史大幕。据称四知堂门外有一棵汉代古槐，故百姓又称四知堂药酒为“汝州大槐树药酒”。清乾隆四十五年（1780年），因避祸洪灾，药酒第四代传承人杨天一从药都亳州移居汝州，开店经营，前店后场，自产自销，一时市场走俏，声名鹊起。

四知堂药酒是药不是酒，由四味药即草乌、当归、高良姜、丁香，配伍组合，相互协调。《本草纲目》称草乌为百药之王，大毒。草乌大毒，一般人不敢用。相传三国时曹仁用草乌汁泡毒箭射中关羽，才有华佗刮骨疗毒的故事。以毒攻毒是中药理论的一枝奇葩，运用之妙，存乎一心。但如四知堂药酒这样的例子尚不多见。四知堂药酒配方虽只四味，但君臣佐使配伍精当，作用各异，相辅相成，加上高度高粱原酒及焦糖反复浸润化合分解，药酒合一，药借酒势，酒助药威，疗效大增，达到经络通、风寒消、痹症除、瘀血祛的目的。

1956年3月实行公私合营，四知堂药酒第七代传承人杨德新响应国家号召，献出四知堂药酒秘方参加公私合营，并以银圆入股30%成立“公私合营临汝县药酒厂”。1966年，该酒厂成为国营企业，更名为“地方国营临汝县药酒厂”，生产经营迅速发展。后更名为“临汝药酒”，海内外十几麻袋求医信件、锦旗、牌匾，以及杨氏家史毁之一炬，优秀传统中医药文化遭到破坏。1971年，在100多位汝州百姓强烈要求下，河南省卫生厅才决定让其恢复生产，但企业元气大伤，质量、声誉严重受损，并未走出困境。

改革开放后，四知堂走上康庄大道，高歌猛进。1984年7月，经国家商标局核准，临汝县药酒厂获得“古槐”注册商标专用权，核定使用商品为第5类：药酒等，这是四知堂最早持有的产品商标，企业知识产权保护意识十分超前。1988年8月，因临汝县撤县改市，故至1989年7月，临汝县药酒厂更名为“汝州市药酒厂”。1995年5月，根据汝州市政府决定，由“汝州市现代企业发展总公司”收购濒临倒闭的汝州市药酒厂，企业更名为“汝州市四知堂制药厂”，临汝药酒也复名为“四知堂药酒”。1996年3月，经国家商标局核准，汝州市四知堂制药厂获得“四知堂”注册商标专用权，核定使用商品为第5类：药酒等，企业知识产权的含金量大幅度提升，成为企业开拓市场、参与竞争、发展生产、提高效益的锐利武器，百年品牌商业化运作一片坦途。此后，为了全方位保护四知堂的知识产权，企业多次注册，涉及生产、销售、医疗、化妆品、白酒饮料等多种行业，效果明显。1998年，四知堂药酒获得部颁标准，安全性得到充分加强，产品质量更加提高。2004 年 12 月，企业顺利通过 GMP（生产质量管理规范）认证，四知堂药酒按国家中药命名原则更名为“痹通药酒”（痹即风湿），企业及产品的知名度和影响力大幅提升。2007 年 12 月，四知堂制药厂改制成功，更名为“汝州市四知堂药业有限公司”，开始实行现代企业制度。2011 年 9 月，企业更名为“河南省四知堂制药有限公司”，成为四知堂发展史上一座新的里程碑。2012 年 6 月，位于汝州市城东高新技术园区的河南省四知堂制药有限公司 100 万箱中成药项目动工兴建。一期建筑面积 3.5 万平方米，主要建设中药前处理、中药提取、10 万级洁净区、主厂房、检验研发中心、原材料及成品仓库，以及为生产生活配套服务的设施等，从生产到检验、从仓储到办公、从生活到物流全部采用目前先进的材料、工艺、设备和仪器。工程竣工后，企业将在品牌、规模、利税、职工分配、劳动保护、环境保护、社会责任等方面参与全方位的社会竞争，快速跨入全国制药行业先进行列。2020 年 3 月，河南省四知堂制药有限公司和贵州省四知堂头疗馆连锁管理有限公司，向贵州中医药大学第二附属医院捐赠了价值近 15 万元的痹通药酒和痹通草本头 1 号抑菌产品，助力贵州抗击疫情，凸显了中华老字号企业的爱心。痹通药酒是四知堂公司生产的国药准字号处方药，主要用于祛风除湿散寒，活血化瘀、疏通经络、提高人体正气，具有改善脾胃肺肾等功能。

现在，作为河南省唯一的一家中华老字号医药品牌，四知堂已成为集药品研发、生产、销售为一体的国家级高新技术企业，公司的核心产品为纯中药制剂——四知堂痹通药酒。

洛阳正骨

洛阳正骨是河南省著名中医骨科医疗机构，其代表的郭氏中医正骨术迄今已有 230 多年的历史。2011 年 3 月被商务部认定为第二批“中华老字号”（名单序号：河南 15），代表性注册商标是“平乐正”。

洛阳正骨是治疗骨伤疾病的民间中医疗法，又称“平乐郭氏正骨”“平乐正骨”“白马寺正骨”。它源于洛阳市孟津县平乐村郭氏家族，形成于清乾隆五十八年（1793 年），创始人为平乐郭氏家族第十七世祖郭祥泰，后他将中医正骨术分别传于族侄郭树信和长子郭树楷。郭家世代居家乡行医，族内秘传，其后的几代传人都秉承祖训，致力于中医骨伤医学的发展创新。其中郭树楷一支世居平乐中街，人称“南院人和堂”，人和堂为其自营医药店。后该脉前往甘肃兰州、青海西宁、陕西西安发展，使平乐郭氏正骨医术的支流在西北传续 。而郭树信一支世居平乐北门里，人称“北院益元堂”，益元堂为其自营医药店。后该脉传承创新，口碑日隆，逐渐成为平乐郭氏正骨医术发展的主流，尤其平乐郭氏正骨第五代传承人郭灿若与夫人高云峰医术精湛，被誉为平乐郭氏正骨的正宗。

1950 年 6 月郭灿若病逝后，高云峰女士勇挑重担，与平乐郭氏正骨第六代传承人、郭灿若和高云峰之子郭维淮继续其正骨事业，成就斐然。1952 年 12 月，高云峰母子将“展筋丹”“接骨丹”等祖传秘方公之于世，深受社会赞誉。1956 年 9 月，经河南省人民政府、洛阳地委批准，以平乐郭氏正骨诊所为基础，在孟津县平乐村成立“洛阳专区正骨医院”，由高云峰出任院长。1958 年 9 月，国家卫生部、河南省卫生厅决定在洛阳专区正骨医院的基础上成立“河南省平乐正骨学院”，面向全国正式招生，该院成为当时国内唯一的中医正骨院校。1959 年 3 月，“中国医学科学院河南分院正骨研究所”成立，为推动平乐郭氏正骨的科学研究提供平台保障。

改革开放后，洛阳正骨继续发扬光大。1981 年 3 月，洛阳专区正骨医院举办首届平乐郭氏正骨学术研讨会，接待多位国内外的访问学者，弘扬了祖国传统医学，促进了中医骨伤的学术交流。1982 年，洛阳专区正骨医院更名为“河南省洛阳正骨医院”，地方骨科医疗机构提质增效。1985 年 1 月，河南省洛阳正骨研究所与全国中医学院骨伤科教学研究会合办《骨伤科通讯》，由郭维淮担任主编，洛阳正骨研究所在洛阳组织出版，内部发行。1997 年 11 月，“河南省洛正制药厂”成立，隶属河南省洛阳正骨医院。该药厂建在洛阳正骨医院白马寺院区内，现占地面积近 2 万平方米，建筑面积近 1 万平方米，2004 年通过国家 GMP 认证，成为现代化制药企业和河南省高新技术企业，为本医疗机构临床用药需要配制和使用中药制剂提供专业支撑。其拳头产品“筋骨痛消丸”被批准为国家中药保护品种，制药企业锦上添花。2000 年 9 月，洛阳正骨医院启动形象工程，在国内中医医疗机构中较早导入 CI（corporate identity，企业形象识别）等企业理念，形成具有医院特色的院徽、院歌、理念、口号等外在形象的标志，创建学习型医院，实施医院商标注册和知识产权保护。2002 年 1 月，经国家商标局核准，洛阳正骨医院获得“平乐正”注册商标专用权，核定服务项目为第 42 类：医院、医疗辅助、理疗、护理（医务）、医药咨询、整形外科、医疗诊所等，企业知识产权保护迈出重要一步，为以商标作为品牌载体、不断拓展品牌空间打下了良好基础。2006 年 4 月，河南省洛阳正骨研究所更名为“河南省正骨研究院”，以重点学科和重点实验室建设为依托，充分借鉴现代高新技术，开辟新的研究领域，不断提高科研自主创新能力。2007 年，医院组织专家完成了洛阳正骨起源研究工作，确认其起源于 1793 年，为洛阳正骨的历史沿革提供了确凿可信的客观依据。2008 年 6 月，“中医正骨疗法（平乐郭氏正骨法）”被国务院确定为第二批国家级非物质文化遗产代表性扩展项目，在洛阳正骨发展史上又增加了一座新的里程碑。这是目前全国非物质文化遗产保护名录中华老字号单位获得的唯一关于中医正骨疗法的项目，企业知名度和影响力大幅提升。

新中国成立前，平乐郭氏正骨法盛传五世，以疗效独特、医德高尚而闻名。经过200多年历代传承人的实践和创新，洛阳正骨成为我国中医骨伤科最大学术流派，形成了一套完整的正骨理论和方法，即三原则（整体辨证、筋骨并重、内外兼治）、四方法（治伤手法、固定方法、药物治疗、康复锻炼），具有与中医事业相依存及传奇性、科学性、系统性、实用性、传播范围广等特点。

2013年6月，河南省洛阳正骨医院更名为“河南省洛阳正骨医院——河南省骨科医院”，河南省骨科医院为其副名。作为医药业中华老字号，洛阳正骨医院是在具有230多年历史的平乐郭氏正骨基础上发展起来的一所集医疗、教学、科研、产业、文化于一体的公立三级甲等省级中医骨伤专科医院。目前医院占地面积约700亩，主要包括洛阳东花坛院区、郑州院区、康复院区、白马寺院区和洛阳正骨医药科技产业园区等，基本形成“一院、两地、五址”发展新格局。按部位、病种、年龄和治疗手段等细分专科，设置包括手外、脊柱、上肢、髋部、膝部、足踝、骨盆、手法正骨、颈腰痛、骨关节病非手术疗法在内的17个临床中心（科室）、109个临床科室，开放床位2334张。拥有1个国家中医药科研三级实验室、10个基础实验室、6个省级工程技术中心、1个3D打印技术创新研究中心、1个中心实验室；下设传统药物、器械生产企业——河南省洛正药业有限责任公司、河南省洛正医疗器械厂；实力在行业内首屈一指。与此同时，医院还是国家中医骨伤诊疗中心，国家临床重点专科建设单位（骨伤科、康复科、风湿病科、护理学），国家中医重点专科项目建设单位（骨伤科、康复科、风湿病科、护理学、推拿科、肿瘤科）等20多个国家级和省级骨伤骨病研究治疗中心。

湖北省

叶开泰

叶开泰是湖北省武汉市的著名医药机构，迄今已有380多年的历史。2011年3月被商务部认定为第二批“中华老字号”（名单序号：湖北17），代表性注册商标是“叶开泰”。

叶开泰初名“叶开泰药室”，问世于明崇祯十年（1637年），是安徽徽州（今分属黄山等市）人叶文机随父在汉口行医时开设的一家民间作坊，位于沿街的（今沿河大道）鲍家巷，前店后场自制中成药，以医荐药。其中“八宝光明散”“虎骨追风酒”疗效较好，叶开泰药室日益兴旺。清乾隆年间，叶开泰第三代传承人叶宏良将该药室迁至汉口大夹街并更名为“叶开泰药铺”，企业规模扩大。清咸丰八年（1858年）后，叶开泰第七代传承人叶名沣继承祖业，努力钻研中药药理和成药配方，创制出一代名药“参桂鹿茸丸”。自叶开泰第八代传承人叶筌竹开始，叶氏家族便实行早期的职业经理人制度，即只当东家而从社会上聘任有中医药管理经验者担任经理。叶开泰自制中成药时，认真采用秘方、精选道地药材，遵古精工监制。例如制作“参桂鹿茸丸”，规定以高丽参、红参、关茸、正安桂为主料，辅以纹党、熟地、当归等名贵药材精制而成。由于质量上乘，十分畅销，为此不少客商住在附近旅馆里等候出货抢购。再如制作“阿胶”，所用驴皮须购纯黑驴皮，并在包装纸上印有“真正纯黑驴皮阿胶”字样。至清宣统三年（1911 年），在长达半个多世纪的时间，叶开泰一帆风顺，财富积累，多种经营。在北京、汉阳、广州有房屋和会馆；在汉口、武昌亦有房产地皮；仅汉阳七里庙、浠水下巴河就有农田约 1000 亩；还有书画、古玩等价值白银达 30 余万两之巨。

1911 年辛亥革命，叶开泰毁于战乱，大伤元气。1912 年，叶开泰第九代传承人叶凤池三兄弟在大夹街陶家巷住宅基地重建店屋，并对叶开泰实行股份制改革，创立了近现代较先进的企业经营体制和分配制度，致使叶开泰中兴向好。1929 年，国内废除中医药的言论甚嚣尘上。叶开泰坚决反对，挺身而出，提出“提倡中医以防文化侵略，提倡中药以防经济侵略”的主张，与全国同仁一道打响轰轰烈烈的中医药保卫战。直到 1930 年 5 月 7 日，国民党中央委员会举行第 226 次政治会议，终于正式确立中医药的合法地位，叶开泰功勋显著，生意日益兴隆。1930 年，叶开泰增设参燕专柜，并更名为“叶开泰参燕药号”，叶店的发展达到鼎盛阶段。可惜好景不长。1931 年大水袭击汉口，1933 年全省久旱无雨，市场萧条，叶开泰也陷入困境。抗日战争时期，叶开泰爱国正义。1938 年 10 月武汉沦陷，叶开泰在汉口租界的分号冒死打出“祖传灵药济世活人三百年，今日高风献药抗战八千里”的口号，救治伤员，声援抗战。

1952 年，政府对私营药店实行限制，禁止生产成药，故武汉市各中药店准备集资筹建中药厂。1953 年 5 月，叶开泰第十代传承人叶蓉斋联合陈太乙、陈天保两家大户中药店，率先共同成立“私营武汉健民制药厂”，位于汉口大夹街叶开泰原址，下设制丸组、炮制组、包装组等。1955 年 10 月实行公私合营，该厂更名为“公私合营武汉健民制药厂”，店厂分开，健民保留制药部分，商业部分则划归武汉市药材公司，历史翻开新的一页。

1974 年初，已是国营企业的武汉健民制药厂走出汉正街，迁址汉阳鹦鹉大道新厂房，经营规模空前扩大。

改革开放以来，武汉健民如鱼得水，快速发展。1987 年 12 月，武汉健民制药厂成功研制出“龙牡壮骨颗粒”并确立为企业主导产品，在同行中率先通过新闻媒体展开宣传。1988 年 5 月，武汉健民制药厂举行了一个“隆重庆祝武汉市健民（叶开泰）制药厂建立 355 周年”的活动。从此在厂门口挂了两块招牌，一块是“武汉市健民制药厂”，一块是“武汉市叶开泰制药厂”，恢复“叶开泰”老字号。1995 年 6 月，武汉国药集团成立“武汉国药（集团）股份有限公司”，企业实行现代化。2000 年 8 月，经国家商标局核准，该公司获得“叶开泰”注册商标专用权，核定服务项目为第 42 类：医药咨询等，企业知识产权的价值大幅提升，为品牌市场化运作打下良好基础。2002 年 2 月，武汉国药（集团）股份有限公司控股成立“武汉叶开泰药业连锁有限公司”，当年该连锁公司下设杏林春药店、九千年药店、康泰药店等 6 家连锁药店，企业规模得到拓展。2014 年，“叶开泰”注册商标被武汉市工商局认定为“武汉市著名商标”，企业知识产权保护攀上一个新高峰。2018 年以来，公司连锁经营更加发展，通过并购及新设方式全力拓展门店数量，截至 2020 年 10 月已在武汉市设立 60 家门店，企业连锁化程度逐渐提高，经营效益十分显著。2021 年 5 月，叶开泰的“中医传统制剂方法（叶开泰传统中药制剂方法）”被国务院确定为第五批国家级非物质文化遗产扩展项目，在叶开泰发展史上又增加了一座新的里程碑。

湖北省中医院

湖北省中医院是湖北省著名中医医疗机构，迄今已有 150 多年的历史，代表性注册商标是“楚邑太极推拿”。

湖北省中医院起源于欧洲传教士开设的“圣约瑟诊所”，清同治七年（1868 年）由意大利圣方济各会在武昌县华林街区的花园山南麓创立。清光绪十四年（1888 年），武昌圣约瑟诊所扩建，开始承接较多的医疗业务。1925 年 6 月，武昌圣约瑟诊所改为武昌“圣约瑟医院”。1928 年，美国俄亥俄州天主教地方修会接办武昌圣约瑟医院并进行扩建。1948 年，武昌圣约瑟医院再次改扩建，新建了一栋平面为飞机形的住院部大楼，成为当时武昌兴建的高层建筑之一。

1949 年新中国成立初期，政府卫生主管部门对武昌圣约瑟医院等多所教会医院采取租借或合办政策。1950 年 10 月，湖北省人民医院与武昌圣约瑟医院合并组成“联合医院”。这一阶段联合医院为全省西医技术力量最强、规模最大的西医医院。1951 年 6 月，联合医院改组定名为“湖北医院”，专门为领导干部提供医疗服务。1956 年 6 月，该医院由专门为干部服务转向为全省大众服务，并继续保持全省医疗机构前列的地位。1961 年 9 月，经湖北省卫生厅批准，湖北医院与湖北省中医学院附属医院合并，定名为“湖北省中医学院附属医院”，成为全省第一家学院化、规模化行医的中医医疗机构。1964 年 4 月，因湖北省中医学院更名为“湖北中医学院”，故该医院相应更名为“湖北中医学院附属医院”。1965 年，国家卫生部指定该医院为全国九大中医研究基地之一。全省大批名老中医和西医学习中医等医学专家云集该院，形成中医、西医、中西医结合三支力量皆备的综合性中医医院。

改革开放后，湖北中医学院附属医院的发展步伐加快。1982 年 10 月，英国中医代表团一行 18 人慕名访问该医院。英方参观了针灸科和中医内、儿科病房，并与中方就中医的理论体系、四诊八纲，辨证施治、针灸疗法、内儿科中西医结合以及中草药的使用和剂型等问题，进行了热烈讨论，双方交流取得满意成果。2001 年 11 月，湖北中医学院附属医院与湖北省中医药研究院整体合并组建成“湖北省中医院”，确立了以医疗为主体，建立集临床教学、中医药研究与中药产业化于一体的综合性医疗机构的发展方向，隶属湖北省卫生厅。2016 年 3 月，由湖北省中医院牵头与省内 25 家三甲中医院成立湖北省中医联盟。从此各联盟单位将实现技术、科研、人才培养等方面的横向协作，建立专家对口帮扶体系，开展远程医疗，让更便捷有效的服务惠及湖北全省及各地患者，特别是促进院内制剂的流通。因为院内制剂是每家中医医院经过临床证明的、疗效确切的特殊药品，有了联盟就可以按照国家相关政策的要求，经过认证实现联盟内的流通，解决患者买药难的问题。

2018 年 5 月，国家重点研发计划中医药现代化研究重点专项“茯苓全产业链标准体系构建及产品开发”项目启动暨实施工作会在湖北武汉举行。该项目计划到 2021 年，构建茯苓全产业链标准体系，新开发 10 个含茯苓药材的大健康产品并上市销售，1 万农户增收 5000 万元以上，带动茯苓相关产业规模达到 200 亿元，助力茯苓产品向精深发展。该项目由湖北省中医院（湖北省中医药研究院）牵头，联合中国科学院微生物研究所、中国中医科学院、九州通医药集团股份有限公司等 11 家茯苓研究优势单位共同组建科研团队，成员涵盖生物、中药、农业、药理、工程技术、产品开发等。2020 年初新冠肺炎疫情发生后，湖北省中医院紧急启动响应机制，在国医大师指导下迅速开展临床研究，进行紧急攻关。同年 2 月 23 日，湖北省药品监督管理局下发制剂备案批件，由湖北省中医院研制的防治新冠肺炎的清肺达原颗粒（曾用名“肺炎 1 号”）、柴胡达胸合剂（曾用名“强力肺炎 1 号”）两个医院制剂获备案通过，在新冠肺炎疫情期间适用。这两种制剂可以在本院区或根据新冠肺炎疫情防控指挥部的要求在相关定点院区使用，也可根据疫情需要和指挥部的要求委托相关企业生产。同年 7 月，经国家商标局核准，湖北省中医院获得“楚邑太极推拿”注册商标专用权，核定服务项目为第 44 类：医疗护理、医疗诊所服务、治疗服务、运动医学服务、穴位按摩疗法、针灸服务、医院等，医院知识产权的价值大幅提升，为品牌市场化运作打下良好基础。

作为中医药百年老字号，湖北省中医院是全国唯一一家“四位一体”发展的省级三甲中医院，同时具备湖北省中医院、湖北省中医药研究院、湖北中医药大学附属医院和国家临床研究基地四个“身份”。经过几代省中医人的辛苦耕耘，目前湖北省中医院已发展成集医疗、教学、科研、保健、新药研发于一体的大型综合性省级中医院。医院专科齐全，开设临床及医技科室 45 个，拥有国家卫生健康委重点专科 5 个、国家中医药管理局重点专科 9 个、国家中医药管理局重点学科 6 个、省级重点专科 20 个、省级重点学科 6 个。该院现为区域中医诊疗中心（肾病）建设单位和区域中医诊疗中心（肝病）培育单位。医院中医特色突出，始终致力于传承和发扬中医药的精髓，在全国率先开展“治未病”“体质辨识”“冬病夏治”“膏方节”等中医特色服务，拥有国家级名老中医药专家传承工作室 13 个、国家级中医学术流派传承工作室 1 个、国家中医药重点研究室和国家中医药管理局科研三级实验室各 1 个、二级实验室 14 个，中药制剂品种 106 个。

马应龙

马应龙作为著名药店，约问世于清光绪元年（1875 年），迄今已有 140 多年的历史。2006 年 11 月被商务部认定为第一批“中华老字号”（名单序号：湖北 1），代表性注册商标是“马应龙”。

然而，马应龙作为著名中医药品牌诞生的时间，却可以追溯至明万历十年（1582 年）。相传那一年，马氏家族先人马景标基于宫廷秘方，在今河北省定州完成了马氏眼药创制，取名“定州眼药”。因该药由牛黄、麝香、珍珠、梅片、琥珀等8味中药组方构成，故又称为“八宝眼药”。以后近200年，马氏眼药经过数代传承，经马氏后人特别是马金堂等前辈努力实践、刻苦钻研、不断完善，终于成为当时治疗眼疾的知名系列产品，从而奠定了马氏眼药未来进一步发展的坚实基础。至马应龙执掌药店期间，他将定州眼药更名为“马应龙眼药”。另外，马应龙发源地虽为河北定州，但成名却先为北京后为武汉。

历史发展到清代后期，马万兴使用其父马应龙的姓名作为眼药铺的商业字号，定名为“马应龙眼药铺”，并于清光绪元年（1875年）从河北定州来到北京前门西河沿开设“北京马应龙眼药店”。马应龙品牌在京城从此扎根，知名度和影响力逐渐提高。

在不断发展的过程中，北京马应龙眼药店高瞻远瞩，很早就抓紧实施了涉足南方布局的发展战略。1919年3月，马万兴的堂孙马岐山受家族长辈所托，在汉口汉正街设立“汉口马应龙生记眼药店”，并在店铺门楣上书“北京马应龙定州眼药店分店”，采取前店后场的生产方式，生产的眼药品种主要为马应龙生记眼药复明散、马应龙生记眼药膏。开张不久，生意红火，顾客盈门，马岐山便在汉口增设经销网点，并先后在长沙、安庆、重庆、柳州分别开设分店。至此，北京与武汉成为马应龙药业的两大中心，连接起南北广大的区域市场，“京”“汉”作为两大轴心，串起一条贯穿中国南北地区的轴带，南方的市场发展尤为迅猛，武汉逐渐成为“马应龙”的重心所在。

1951年后又增加了很多新的品种，如马应龙眼药膏、八宝眼药粉、清凉油等。1956年公私合营之前，该店更名为“马应龙生记制药厂”；1964年，马应龙生记制药厂迁至武昌南湖，1966年该厂更名为“武汉市第三制药厂”。

随着改革开放的深入进行，武汉市第三制药厂大步前进。20世纪80年代，该厂得知有患者用眼膏涂抹痔疮并治愈后非常重视，很快通过优化配方，成功研制出治痔药，且一跃成为全国最大的痔疮外用中药生产企业，而眼膏反被人们有所淡忘。

1991 年 8 月，经国家商标局核准，武汉第三制药厂获得“马应龙”注册商标专用权，核定使用商品为第 5 类：中西成药等，企业知识产权保护达到全新高度，以商标作为品牌核心价值，进一步拓宽了知名品牌的市场化运作空间。1994 年 5 月，武汉第三制药厂（第二名称为“武汉马应龙药厂”）改制为“武汉马应龙药业股份有限公司”，开始实行现代企业制度。1995 年通过国有股权转让，该公司由中国宝安集团股份有限公司控股经营。1998 年 4 月，武汉马应龙药业股份有限公司变更为“武汉马应龙药业集团股份有限公司”，企业规模更加扩大。2004 年 5 月，马应龙股份在上海证券交易所成功上市，实现了与资本市场对接的目标，标志着马应龙进入新的历史发展阶段。2006 年 6 月，“马应龙”注册商标被国家工商总局认定为“中国驰名商标”，成为中国治痔领域唯一的中国驰名商标。2008 年 5 月，武汉马应龙药业集团股份有限公司变更为“马应龙药业集团股份有限公司”，呈现出在更大范围内迅速发展的趋势。2011 年 5 月，以八宝古方为核心的“中医传统制剂方法（马应龙眼药制作技艺）”被国务院确定为第三批国家级非物质文化遗产代表性扩展项目，企业无形资产得到最为有效的保护。马应龙制药技艺有其传统的特色和规范，从选材、炮制、配料到成药有一整套严格的规程，独成一家。选材唯真唯优，忌劣忌假，且所采用的药材十分名贵。在制药过程中，器皿的卫生、原料配合投放的先后顺序、药物的细度成色都要严格掌握。因春夏秋冬四季气候的不同，炮制原料的方法各有差异，对药物的盛放有严苛的要求，所使用的盛器质地各异，种类繁多。

2014 年，马应龙药业决定开建全国一流智能化中药软膏生产线，至 2015 年投产后，产能提高了一倍，中药原粉生产线产能提高 2.5 倍，经过两年生产，系统性能指标参数稳定，实现了生产工艺参数实时监控、设备故障自动预警，百年老店在改革创新发展的过程中硕果累累。经过多年持续快速健康发展，马应龙已经成为一家涉足于药品制造、药品研发、药品批发零售、连锁医院等多个领域的专业化、多功能、国际化的医药类上市公司，在核心领域形成了品牌、品质、价格、服务等多方面的竞争优势。据国内第三方权威机构市场调研数据表明，马应龙在痔疮药品零售市场销售量的占有率高达 48%，市场占有率稳居前列。2018 年，马应龙隆重推出藻酸盐敷料、一次性使用肛肠吻合器、医用愈肤膜、水胶体痘痘贴等新产品，依托肛肠领域的品牌影响力、产品产业的结构优势、肛肠领域市场资源的掌控能力，马应龙实施向肛肠健康方案提供商的转型升级，推动企业在肛肠健康领域的横向拓展。

麻塘中医医院

咸宁麻塘中医医院（咸宁麻塘风湿病医院）是湖北省咸宁市著名医疗机构，其历代传承的镇氏风湿病马钱子疗法迄今已有 120 多年的历史，代表性注册商标是“麻塘”。

风湿病马钱子中医诊疗法于清光绪二十四年（1898 年）由咸宁县（咸宁市咸安区）马桥镇麻塘镇通益湾人镇乃江最早应用。当时他初涉医道，依靠清宫廷某御医所传秘方研制成“马钱子散”开始悬壶生涯，周游四乡八邻，济民兴家。镇氏第二代传承人镇天荣随父勤学，医业精湛，因慕名前来的求医者众，便开始在家里设立诊所，行医售药。

20 世纪 60 年代以前，镇氏第三代代表性传承人镇海徐一直以“镇海徐中医诊所”名义在家坐诊。1968 年，该诊所充归集体所有，由英勇大队（现在的梨山村）接办，更名为“英勇大队保健室”。1976 年 1 月，在公社行政决定下，该保健室由镇通益小村迁到公社治所麻塘曾家铺，变更为“咸宁县麻塘公社茶场医务室”，开启了创院的历史大幕。1978 年，该医务室后升格更名为“咸宁县麻塘公社医务室”，隶属麻塘公社管理。

改革开放后，麻塘公社医务室发展迅速，屡创佳绩。1979 年，一位教师因自己患风湿病的女儿经镇海馀诊治而康复，投书《人民日报》等报刊予以表扬，麻塘公社医务室由此名扬全国。镇氏第四代传承人是镇万雄、镇万林兄弟，他们对镇氏风湿病疗法进行了系统完善，并为创办风湿病专科医院奔走努力。1983 年底，麻塘公社医务室更名为“咸宁县麻塘风湿专科医院”，医疗活动范围明显扩大。1984 年因咸宁县改市，该医院更名为“咸宁市麻塘风湿专科医院”。1999 年 10 月，医院名称变更为“咸宁市麻塘风湿病专科医院”，更加突出“风湿病”诊疗科目的内涵。2000 年 11 月，经国家商标局核准，咸宁市麻塘风湿病专科医院分别获得“麻塘”和“镇氏”两件注册商标专用权，核定服务项目均为第 42 类：医疗诊所、理疗、医院，医院知识产权保护达到全新高度，以商标作为品牌核心价值，品牌市场化运作空间进一步扩大。

镇氏第五代代表性传承人为镇海馀长孙镇水清，自幼跟随祖父学医，深得家传，后来考取湖北中医学院（今湖北中医药大学）。在长期的医药实践中，镇水清使“麻塘”特色专科品牌和马钱子祖医秘方文化得到有效的保护传承与创新发展。2006 年 6 月，咸宁市麻塘风湿病专科医院成功改制后，镇水清受让该医院产权，经批准将医院名称变更为“咸宁市麻塘风湿病医院”。2008 年 7 月，咸宁市麻塘风湿病医院由原咸安区麻塘曾家铺街 5 号整体乔迁至咸宁市城区桂乡大道 2 号，新的现代化医院门诊及医技综合大楼建筑面积 2.3 万平方米，门诊部、住院部、检测科、放射科、理疗室、B 超室、心电图室等各类机构完善齐全。2010 年，麻塘风湿病医院承办了全国有毒中药治疗风湿病高峰论坛，该院“马钱子疗法”的临床经验，得到与会专家肯定。中国中西医结合学会风湿病专业委员会主任委员吴启富教授认为：中医药治疗风湿病有悠久的历史，有毒中药在风湿病治疗中的应用尤其具有优势。2012 年 5 月，国家工商总局商标评审委员会认定“麻塘”注册商标为“中国驰名商标”，麻塘风湿病医院的知名度和影响力大幅提升。同年 8 月，经湖北省卫生厅批准，医院名称变更为“咸宁麻塘风湿病医院”。2013 年 4 月，咸宁市麻塘风湿病医院有限公司登记更名为“咸宁麻塘风湿病医院有限公司”（根据 2013 年 3 月 28 日湖北省卫生厅出具的证明，证明“咸宁麻塘风湿病医院”与“咸宁麻塘风湿病医院有限公司”属同一单位），企业迈上新台阶。2014 年 11 月，镇氏家族传承五代的“中医诊疗法（镇氏风湿病马钱子疗法）”被国务院确定为第四批国家级非物质文化遗产代表性扩展项目。2018 年 2 月，咸宁麻塘风湿病医院持有的“镇氏”注册商标也被国家商标局认定为“中国驰名商标”，百年医药老字号再获殊荣。2020 年 6 月，咸宁麻塘风湿病医院变更为“咸宁麻塘中医医院（咸宁麻塘风湿病医院）”，变更后第一名称为“咸宁麻塘中医医院”，第二名称为“咸宁麻塘风湿病医院”。

多年来，咸宁麻塘中医医院累计治疗各类风湿病人近 200 万人次，近年来病人更是遍及美国、日本、意大利、新加坡、菲律宾、马来西亚、澳大利亚等 20 多个国家，充分体现了传统中医药治疗风湿病等疑难杂症方面的特色和优势。作为中医诊疗法（镇氏风湿病马钱子疗法）的非遗传承人，镇水清立足基础方，辨证施治，根据患者需要和个体差异，加减运用，形成了各有侧重的系列方剂。同时，他精心建设中药材基地，严把中药材采购环节，并建成经国家有关部门认证和批准的药厂，以规范化生产，确保成药质量安全。

湖南省

九芝堂

九芝堂是湖南省长沙市的著名医药机构，迄今已有360多年的历史。2006年11月被商务部认定为第一批“中华老字号”（名单序号：湖南3），代表性注册商标是“九芝堂”。

九芝堂原为一家民间药铺，清顺治七年（1650年）由江苏吴县人劳孝元在长沙坡子街创立，主营八宝光明眼药、十全大补丸、灵宝如意丸、紫金锭等中成药。劳氏前辈劳孝元、劳宁国等人先后在药铺坐诊，开方、抓药及针灸等业务也陆续开展起来，为长沙当地官员与百姓解除病痛，特别是医好身患重病的长沙县令一事，使劳氏药铺名声大振，生意日渐红火，从而为劳氏药铺日后在长沙的长远发展打下了良好的基础。

劳氏宗族中不乏精通医术的人才，劳孝元之子、劳氏第二代传承人劳澄便是其中颇为出名的一个。此人医术精湛，书画功底也颇为深厚，在艺术上取得了很深的造诣。劳氏药铺在他的治理下声名鹊起，经营迈入新阶段。药铺秘守独特处方，生产出一批别家店铺同品名药相异的中成药。例如儿科名药“灵宝如意丸”，劳氏加重麝香的剂量，并用天麻姜汁煮透；“紫金锭”则是把古方紫金锭与玉枢丹两个处方合二为一；治疗跌打损伤的狗皮膏药，除增加麝香外，还增加活血通络的海马、三七等几种伤科要药。这种独具特色的配方，使得同行难以仿制，也进一步赢得顾客的信赖。

清康熙六十一年（1722 年），劳澄次子、劳氏第三代传承人劳楫接任，药铺更加发展，但仍无字号。清乾隆四十年（1775 年），药铺在时任掌柜、劳氏第四代传承人劳禄久的主持下已具备很大规模，同时针对贫困百姓，劳氏特别减免医药费，使他们能够享受到良好的医疗，此种举措令劳氏药铺进一步提升美誉度，口碑渐隆，民众基础雄厚。清乾隆四十七年（1782 年），相传劳禄九取其曾祖父劳澄所绘《天香书屋图》中“植双桂，桂生九芝”的“九芝”两字作为店名，设立“劳九芝堂药铺”，地址仍在长沙坡子街。

1918 年，药铺经营遇到瓶颈，族众推举劳昆僧出任经理。他自垫银洋 300 元，充实流动资金，竭力整顿店务，使药铺重现生机，出现了一个中兴局面。1930 年，药铺年营业额达到 18 万银圆。抗日战争前夕，劳九芝堂累计资金达 40 万银圆（包括不动产）。然而 1938 年 11 月，长沙一场大火将店房烧毁，药铺资金损失在半数以上。1944 年，日军侵占长沙，药铺迁址兰田镇（今湖南娄底涟源市内）从事小规模经营，直至抗日战争胜利，方回到长沙复业。

1956 年实行公私合营，劳九芝堂与“中新联合制药厂”合并，更名为“九芝堂加工厂”，隶属长沙市药材公司领导。1959 年，九芝堂加工厂合并多家药店成立“九芝堂制药厂”，并设计启用了“芝”牌商标。“文革”期间，九芝堂历经坎坷受到冲击。1967 年，该厂更名为“长沙中药厂”；1971 年，该厂又更名为“长沙中药一厂”；1978 年，该厂再更名为“长沙市中药一厂”。

改革开放后，九芝堂迎来全新的发展机遇。1992 年 6 月，恢复劳九芝老字号，长沙市中药一厂更名为“长沙九芝堂制药厂”，百年老店高歌猛进。

1993年6月，“九芝堂药铺”也在长沙市黄兴路隆重复业，引来市场很大反响。1994年，该厂进行改制，更名为“长沙九芝堂药业集团公司”，发展为现代化的制药企业。1997年9月，经国家商标局核准，长沙九芝堂药业集团公司获得“九芝堂”注册商标专用权，核定使用商品为第5类：人用药、化学医药制剂、医用制剂、医药丸、中药成药、药酒等，企业知识产权的含金量大幅度提升，百年品牌商业化运作一片坦途。1999年5月，以九芝堂有限公司为主发起人，联合省内外5家发起人，成立“湖南九芝堂股份有限公司”。2000年8月，该公司在深交所挂牌上市，一举进入资本市场，“九芝堂”开启了一个崭新的发展时期。公司继承传统工艺，注重采用现代高新技术；固守传统中药，更积极开拓高新生物医药领域，连锁药店开遍省内，辐射全国。在国家中药行业50家重点企业中，“九芝堂”榜上有名。综合经济效益在湖南省医药行业夺冠，并跻身全国中药工业生产企业十强之列，连续多年被评为“全国医药工业企业经济效益百强”，产品覆盖全国各省市，并远销日本、东南亚及美国。

2004年2月，“九芝堂”注册商标被国家工商总局认定为“中国驰名商标”，企业知识产权得到法律的充分保护。同年7月，湖南九芝堂股份有限公司变更为“九芝堂股份有限公司”，企业迈上新台阶。2008年6月，“传统中医药文化（九芝堂传统中药文化）”被国务院确定为第二批国家级非物质文化遗产，企业知名度和影响力更加提升。至此，九芝堂股份有限公司成为湖南省唯一同时拥有中国驰名商标、中华老字号、国家级非物质文化遗产的国家重点中药企业。其中九芝堂将传统中药炮制技术和传统制剂技术（包括独家方剂和特有的中药炮制技术）加以完善和提高，代表了湖湘传统中药制药技术和方法的较高标准和水平。九芝堂“恤苦济贫，优益同业”“扶危救人”“重质量、讲诚信”“九分情、一分利”的经营理念对医药行业的发展也具有重要的促进作用。截至2021年，公司下辖20余家子公司近400家连锁门店，主要从事中成药、生物药品、大健康产品的产、销、研及药品批发、零售业务。公司打造了占地16.8万平方米的中药固体制剂智能工厂，先后被评为长沙市智能制造试点示范企业、湖南省中药固体制剂智能制造示范车间，承担了工信部智能制造中药固体制剂智能工厂集成应用的新模式，并获得了2020年全国质量标杆荣誉。

广东省

陈李济

广州陈李济药厂的前身是始创于明代末年的民间药铺“陈李济”，迄今已有420多年的历史。2011年3月被商务部认定为第二批“中华老字号”（名单序号：广东16），代表性注册商标是“陈李济”。

明万历二十八年（1600年），广东南海县（今佛山市南海区）人陈体全、李升佐二人在广州双门底（今越秀区北京路194号）设立制药作坊，取字号“陈李济”，寓意“陈李同心，和衷济世”。该作坊以“古方正药”为旗号，秉承“工艺虽繁必不减其工，品位虽多必不减其物”的诚信原则，精选道地上等药材，例如东北的人参鹿茸、化州的正宗橘红、德庆的何首乌、肇庆的茨实、阳春的砂仁等，特别是作为镇店之宝的新会正宗陈皮。同时严格配方制作，依靠丹丸疗效甚佳而颇受欢迎。

清代初期，陈李济发展迅速，成就斐然。清顺治七年（1650年），陈李济研制成功乌鸡丸，该产品后来被宫廷御医改进为御用名药即妇科中成药——乌鸡白凤丸。清康熙二十二年（1683年）以后，陈李济初步形成规模，能生产膏、丹、丸、散、油、锭、酒、茶8个剂型的中成药。其中最令人拍案叫绝的是蜡壳药丸制作工艺，由陈李济首创发明，堪称有史以来对传统中药包装、贮存的一大杰出贡献。清代中后期，陈李济声名远播，日益走红。清道光六年（1826年），陈李济在广州十三行72号（今广州市荔湾区十三行路）增设批发所，成为经营产品输出、洋药原料输入的进出口贸易机构。另相传清同治帝曾偶感风寒腹泻，但因服用了陈李济的“追风苏合丸”便药到病除，于是同治帝赐陈李济以“杏和堂”封号，并指定其秘制陈皮为广东贡品。

民国时期，陈李济大举进军海外，从事连锁经营。1922年在香港皇后大道中206号开设香港支店，为发展对外贸易迈出了关键的一步。1935年在上海四川路开设上海支店，后因抗日战争爆发将该支店移至新加坡大马路。1942年香港沦陷后香港支店转往澳门新马路，开始在这个前葡属殖民地扎根。1943年陈李济二进上海，选址新昌路119弄6号开设分行，主营陈李济品牌的“丸散膏丹”等4种剂型的中成药。所有这些支店和分行，形成了一个跨省、跨国的中药经营网，使陈李济逐渐家喻户晓。不过，陈李济在此阶段最大的收获当属知识产权领域。1923年5月民国政府施行《商标法》之后，陈李济不失时机地将“杏和堂”绘成盾形图案，作为商标注册登记成功且沿用至今。

新中国成立后，陈李济历经坎坷，动荡起伏。1956年4月实行公私合营，在陈李济第七代传承人李朗如带领下，以陈李济为主厂，先后并入神农、万春园、伟氏、冯致昌、何弘仁、燮和堂、橘香斋等7家药厂及甘泉药社、大生、合记蜡店等机构，组成“公私合营广州陈李济联合制药厂”，以生产蜡丸为主，兼营并入联合药厂的各家品牌产品，促进了企业的发展。1967年陈李济改称“广州中药二厂”，“杏和堂”商标停止使用，生产经营受到巨大损失。

直到改革开放，陈李济才东山再起，重振雄风。1980年9月，中药二厂更名为“广州陈李济药厂”，并重新启用“杏和堂”历史商标，随后该厂被中国药材公司确定为国家重点中药厂。1987 年 4 月，经国家商标局核准，广州陈李济药厂获得“陈李济”注册商标专用权，核定使用商品为第 5 类：中药成药，商标名称与企业字号一致，企业知识产权保护达到全新高度，以商标作为品牌核心价值，品牌市场化运作空间进一步扩大。1998 年，陈李济实施历史上的首次搬迁，由创业 398 年的越秀区北京路迁至广州大道南新址，老企业的面貌发生了巨大变化，为陈李济实现新的腾飞打下了坚实基础。

进入 21 世纪后，陈李济迎来了自身发展史上的黄金时代，经营有方，管理到位，异彩纷呈。2007 年 5 月，“陈李济中药文化”入选广东省第二批省级非物质文化遗产名录，传统中药文化受到认可和保护。2008 年 6 月，“传统中医药文化（陈李济传统中药文化）”被国务院确定为第二批国家级非物质文化遗产代表性项目，陈李济登上更高的人类遗产殿堂，百年老店再创辉煌。陈李济中药文化的核心即“诚信为本，同心济世”的文化传统。本着“工艺虽繁必不减其工，品味虽多必不减其物”的宗旨，陈李济制药务求精工，选料必须上乘。几百年来陈李济订下规矩，凡是路过门市者，一旦晕倒或受伤，必施药相救。2010 年 9 月，广州陈李济药厂更名为“广州陈李济药厂有限公司”，企业实行股份制改革。同年 9 月 28 日，陈李济被英国伦敦吉尼斯世界纪录总部认证为“最古老的正在运营的制药厂”（“oldest operating pharmaceutical factory”）。2011 年“陈李济”商标被国家工商总局认定为“中国驰名商标”，企业知识产权保护再创佳绩。2012 年陈李济加冠“白云山”商标，企业更名为“广州白云山陈李济药厂有限公司”，成为广药集团下属上市公司——广州药业股份有限公司（2013 年 7 月更名为“广州白云山医药集团股份有限公司”）的全资子公司。

随着企业的高速发展，广州陈李济药厂很早就开始布局文化创意产业，并于 2004 年建成陈李济中药博物馆，旨在发扬以“诚信为本，同心济世”

为核心的文化传统，努力传播和弘扬中华优秀传统中医药文化包括陈李济中药文化。2020 年，“陈李济中药文化园”入选首批认定的 20 条广东省工业旅游精品线路。“陈李济传统中药文化”入选广州市“影响世界的中国非遗”展览，与另外 17 个国家的非遗在广州塔展出两个月。同年 9 月，北京路作为全国 11 条试点改造商贸步行街之一正式开街，其中位于北京路 194 号的广药陈李济大厦首层也进行试运营。在陈李济当年创业时期的旧址，陈李济还原旧铺岭南建筑风貌，重现 400 年传统文化光辉。其中陈李济非遗文化工作室以“中医药非遗文化活化”为核心目标，采取“器、技、艺、礼”等手段，通过展贸、体验、交流等形式，向广大市民推广传统中医药文化。

冯了性

冯了性是广东省佛山市的著名医疗机构，迄今已有 360 多年的历史。2006 年 11 月被商务部认定为第一批“中华老字号”（名单序号：广东 2），代表性注册商标是“冯了性”。

冯了性由明代中医世家冯氏家族一手打造。相传明万历年间，粗通医道和药理的冯国琳（字炳阳）在家乡广东新会荷塘乡经营民间药铺，利用一定的中医药知识为周边百姓开方抓药，日积月累的行医实践使其掌握了更多的理论与实操能力，医术大为精进。他努力研制出一种“万应药酒”，用于医治气血不通导致的多种病疾，受到民众的广泛欢迎，药铺生意也因此兴隆起来。明万历四十三年（1615 年），冯氏药铺迁往广东佛山镇正埠渡头（今佛山汾宁里）以寻求更好的发展。正是在这里，其子冯嘉会（号了性）日后成为带领冯氏药铺塑造辉煌的人。

与父辈相比，自幼学习医药知识与经营之道的冯了性，有着更大的抱负与志向。他对家族药酒颇为看重，决定调整配方、改进工艺以获得更好的疗效。为此，他精选了 20 多种中药材，根据药性特点及治疗取向配伍，将祛风胜湿、消肿止痛的丁公藤作为主药，辅以桂枝、麻黄、羌活、蚕沙、白芷发散风寒，祛风湿，舒筋络；香附、木香、厚朴、枳壳、陈皮、苍术、苦杏仁、猪牙皂行气燥湿化痰；茴香、当归、川芎、乳香、没药、五灵脂、牡丹皮温经活血祛瘀；白术、山药、补骨脂、黄精、菟丝子、泽泻补肝肾，强腰膝。改良后的药酒，内服配合外用，药效大幅提高，具有祛风通络、散寒止痛的功能，是治疗风寒湿痹、四肢麻木、筋骨瘢痛、跌打损伤的中成药酒剂。

清顺治十六年（1659 年），冯了性将改良后的“万应药酒”更名为“冯了性风湿跌打药酒”，原家族药铺定名为“冯了性药铺”，标志着百年老字号的诞生。进入康熙年间，佛山工商业活动日渐增多，百姓对身体保健的意识也日渐增强，冯了性药酒有了更为广阔的市场，药铺生意也更加火爆。在冯了性带领下，药铺采取先进的管理手段与人性化的治疗方式，为当地百姓带来福音。

清康熙三十四年（1695 年）冯了性去世后，药铺仍然运转良好。至道光年间药酒销路遍布全国，分店数量也与日俱增，一时间冯了性药酒红遍大江南北，被人冠以“药王”称号。近代中国战事与动乱不断，勤苦劳作与躲避战乱的人们对药酒的需求旺盛，使得受战争影响的冯了性经营情况总体保持良好。至新中国成立前，冯了性的产品销往包括美洲及东南亚在内的十几个国家和地区，在华人圈更是树立了良好的口碑。

1956 年实行公私合营，佛山 57 家私营医药厂店合并为 3 家制药厂和零售药店。1957 年，这些厂店与佛山中药厂、三联药厂等组建成“佛山联合制药厂”，企业踏上新征程。1971 年 7 月，经多次合并与分开，该厂定名为“佛山市制药一厂”。以后数十年间，药厂得到国家大力扶持，引入先进生产设备，结合传统配方，制作出创新、优质的药酒产品。1974年版《上海市药品标准》以“风痛药酒”之名称将冯了性药酒收载，后于1979年版药品标准中恢复了“冯了性药酒”名称。

改革开放后，冯了性高歌猛进，一路春风。1977年，《中国药典》以“丁公藤风湿药酒”之名称将冯了性药酒载入，1990年则复名“冯了性风湿跌打药酒”。1980年，佛山市制药一厂研制出全国首台大蜜丸蜡壳封装机，从而改变了延续数百年的传统大蜜丸封装工艺，用机器生产代替了人工操作，生产效率提高3.7倍，每个蜡丸杂菌量从手工制作的1.1万个降至10个以下，使药剂制作过程更安全、高效。这一引起中药界轰动的首创，曾引起全国药企跟风。当时《光明日报》等媒体予以报道，《香港文汇报》在报道此事时，则称其为亚洲第一台封装机。

2000年3月，企业进行重组，恢复“冯了性”老字号名称，设立“佛山冯了性药业有限公司”，百年老店重获生机。2001年5月，经国家商标局核准，佛山冯了性药业有限公司获得“冯了性”注册商标专用权，核定使用商品为第5类：片剂、酊剂、膏剂、中药成药、各种丸、散、膏、丹、药酒等，企业知识产权保护迈出重要一步，为以商标作为品牌载体、不断拓展品牌空间打下了良好基础。2015年1月，佛山冯了性公司更名为“国药集团冯了性（佛山）药业有限公司”，企业开始实行现代经营管理制度，更加专业化、集约化、正规化。同年11月，“国药集团冯了性国医馆”在佛山市开业，推出名优中医门诊、中医传统疗法、康复养生、家庭健康管理等服务。从此，“冯了性”这个百年品牌，开始进军中医健康服务业。2017年11月，国药集团冯了性（佛山）药业有限公司在黑龙江省黑河市爱辉区成立全资子公司“黑河冯了性中药饮片有限公司”，为大规模获取寒地道地药材打下基础，亦强劲推动当地中药材种植及产地初加工的规模化、标准化发展。2020年1月26日，为落实中央医药储备的相关要求，冯了性在新冠肺炎防疫的关键时刻部分复产，几十名员工提前结束春节假期，返回工作岗位，生产上清丸、蛇胆川贝散等防控用药，确保相关药品足额储备，等候随时调拨使用，受到各方面好评。

截至 2023 年底，该公司融合佛山多家传统药铺的优秀制药经验与名优药品，以招牌药酒为主，集合酒剂、丸剂、片剂、散剂、酊剂、颗粒剂、软膏剂等七大剂型，一百多种产品，令人刮目相看。冯了性虽历经数百年发展，但依然能站在国内中医药行业的最前沿，坚持不懈地改革创新，特别是大力传承、弘扬、推广与振兴岭南中医药文化，坚持不懈地推动企业的科技与文化相融合，打造出具有新时代竞争力的现代制药企业。

中一

中一是广东省广州市著名医药制造企业，迄今已有 360 多年的历史。2011 年 3 月被商务部认定为第二批“中华老字号”（名单序号：广东 34），代表性注册商标是“中一”。

中一的前身是广州一个由多家医药厂店组成的群体。其中历史最长的为“黄中璜药店”，清康熙元年（1662 年）由黄中璜在广州创立，前店后场，主营丸散膏丹等中成药，畅销产品为调经丸、三达丸等。而影响力最强的是“保滋堂”，清康熙八年（1669 年）由潘务庵在广州创立，根据民间验方首创保滋堂保婴丹，成为治疗小儿急惊风的良药。

1956 年实行公私合营，政府按照产品剂型相近、业户条件优劣搭配、长短互补原则，对存量医药老字号进行改造与重组，广州医药行业开启一个新时代。同年 6 月，保滋堂、崇佛氏、梁财信、黄中璜、刘贻斋、卢畅修堂、杨觉庵、杏青园等 8 家私营药企合并组成“公私合营保滋堂联合制药厂”，同年 7 月再并入子记、祥记等 5 个私营小药企。其中黄中璜建店历史最长，而保滋堂因镇店名药“保婴丹”名气最大。1961年9月，公私合营保滋堂联合制药厂、公私合营迁善堂联合制药厂及地方国营为群磨粉厂3家企业合并组建“保滋堂联合制药厂”。1965年10月，广州医药行业进行调整，中西药厂实行统一经营分级管理，成立“广州中药制药总厂”（隶属广州市化工局）。全市9家中成药厂的企业名称按数字排列，保滋堂联合制药厂更名为“广州中药一厂”。

改革开放后，中一如鱼得水，重新焕发青春。1979年7月，广州中药一厂和广州中药四厂合并，沿用“广州中药一厂”的企业名称，逐渐走出亏损困境。1986年4月，广州中药一厂的经营范围发生变化，由原先小丸、颗粒等中成药制造、来料加工变更为生产中成药制剂，企业发展欣欣向荣。1988年7月，广州中药一厂晋升为全国5家中成药工业企业首批国家二级企业，彰显了中医药百年老字号的风采。1992年3月，经国家商标局核准，广州中药一厂获得“中一”注册商标专用权，核定使用商品为第5类：人用药，企业知识产权的含金量大幅度提升，百年品牌商业化运作一片坦途。2001年2月，广州众胜药厂并入广州中药一厂，企业实力更加增强。2002年1月，广州中药一厂完成国企股份制改造，更名为“广州中一药业有限公司”，企业开始实行现代化、规模化和品牌化。

2010年9月，中一药业“一种消渴丸组方及制备方法”的发明专利获得国家知识产权局和专利局授权，期至2026年，企业知识产权保护达到全新高度。2011年5月，与中一药业密切相关的“中医传统制剂方法（保滋堂保婴丹制作技艺）”被国务院确定为第三批国家级非物质文化遗产扩展项目，企业发展树起一座新的里程碑。保滋堂保婴丹的处方由26味药组成，虽命名为“丹”，实际上却是散剂，特别适合治疗小儿急惊风等疾病。由于该保婴丹坚持中医制药理念，从组方、药效、剂型乃至包装，都一丝不苟，尊用古法，故在海内外深受欢迎，被广大华侨称为“古方正药”。

保滋堂保婴丹制作技术上的另一个特点是“以蜡壳包装散剂”，有效地防止了药品受潮，便于长期保存和取用。2012 年 4 月，“中一”注册商标被国家商标局认定为“中国驰名商标”，为中一药业聚集了无形资产，增强了企业品牌的软实力，十分有利于企业的产业化发展，进一步扩大了市场品牌效应，增进了市场竞争力。

2021 年 5 月，广州中一药业有限公司与“白云山”强强联合，更名为“广州白云山中一药业有限公司”，企业踏上新征程。2016 年 9 月，公司经营场所变更至广州市黄埔区云埔一路 32 号，获得地利之便。2017 年 7 月，公司成立“广州白云山中一药业有限公司安宫牛黄丸研究院”，为中一药业的分支机构。同时组建高学历、高素质人才队伍，与包括香港大学、暨南大学、澳门大学等海峡两岸暨香港、澳门知名大学开展安宫牛黄丸专项研究，大大提升了白云山安宫牛黄丸的科技含量。其生产的天然安宫牛黄丸（天然牛黄）选用道地药材精制而成，以严苛的标准挑选和采购而来的原料，并采取经典的炮制工艺。如方中黄连，全部采用国家地理标志产品重庆市石柱黄连，充分保证道地药材产品的质量。2020 年 1 月新冠肺炎疫情突然暴发，中一药业第一时间向武汉捐赠安宫牛黄丸，支持武汉疫情防控和救治工作，随后又向广州呼吸健康研究院捐赠一批加味藿香正气丸、防风通圣丸，为抗击疫情守护“生命线”。

作为中华老字号企业，广州白云山中一药业有限公司是一家中药现代化大型企业，隶属于广州医药集团有限公司为全国制药行业 100 强，中国中成药企业 50 强之一，全国最大的糖尿病中成药研究开发及产业化基地，明星产品消渴丸、胃乃安胶囊在全国享有极高的知名度和市场声誉。公司是国家高新技术企业和全国企事业单位知识产权试点企业，广纳传统中医名方，博采当代名医名家，以科技创新为手段，形成了以治疗糖尿病以及消化道、妇科、外科、五官科用药五大产品线为主导，六大剂型 130 多个品种的产品系列；形成系统的知识产权保护体系，拥有专利100多项，国家重点新产品消渴丸荣获“中国专利优秀奖”；建立了以“广东省糖尿病药物工程技术研究开发中心”为主体的企业技术创新基础平台，开展消渴丸循证医学研究（国家863计划项目）、药物经济学研究及上市后再评价；自动化生产系统、在线监测与控制等高新技术在生产过程中广泛应用；形成了以药材基地建设、科技研发和生产销售为一体的生态产业链，白云山中一品牌当之无愧地成为消费者信赖的中国质量品牌。

宏兴

宏兴是广东省潮州市的著名医药制造企业，迄今已有360多年的历史。2006年11月被商务部认定为第一批“中华老字号”（名单序号：广东4），代表性注册商标是“宏兴”。

宏兴的前身是潮州一个由3家私营药店组成的群体。其中历史最长的为“大娘巾卫生馆”，清康熙元年（1662年）由广东澄海县人（今汕头市澄海区人）蔡肇仞在家乡程洋冈创建，以治疗妇科病见长，药方出自宫廷，如宁坤丸、调经丸等。而影响力最强的是“宏兴药行”，初名“天和堂”，1913年由广东大埔县百侯人肖镜湖在潮州创建，制售六味丸、十全大补丸药丸等。不久更名为“宏兴栈”，增加经营南北药材。1935年，宏兴栈集资扩股更名为“宏兴药行”，扩大生产经营规模，并代理德国拜耳药厂西药，设立中国香港、越南海防分行。1938年该药行挂牌“宏兴制药厂”。1945年抗战胜利后，该厂又挂牌“宏兴药行药厂”。成立最晚的是“紫吉庵”药店，初名长春堂，1942年自制儿科中成药，日渐兴盛。

新中国成立后，蔡氏后人曾向人民政府申请“大娘巾蔡氏卫生馆蔡良璧祖传妇科药丸”注册商标，获准合法经营。1956年1月实行公私合营，宏兴药行与大娘巾卫生馆及紫吉庵药店合并，成立“潮州市公私合营宏兴制药厂”。1958 年，宏兴制药厂转为“地方国营潮州市宏兴制药厂”，企业踏上新征程。

改革开放后，宏兴如同插上腾飞的翅膀，发展日新月异。1982 年，地方国营潮州市宏兴制药厂被列为广东省重点改造的中药厂。当时，该厂研发的治疗冠心病的最新良药宏兴“心灵丸”，组方全国独创，珍贵药材精制，产品质量特优，国内外畅销，荣获 1982 年广东省优秀科技成果奖及 1983 年国家经委优秀新产品金龙奖、1984 年广东省优质产品奖和 1985 年广东省科技成果推广应用奖，成为企业的拳头产品，声名鹊起，享誉四方。1985 年 12 月，经国家商标局核准，地方国营潮州市宏兴制药厂获得“宏兴”注册商标专用权，核定使用商品为第 5 类：中西成药，企业知识产权保护意识十分超前，以商标作为品牌核心价值，品牌市场化运作空间进一步扩大。而且实现企业名称、产品名称、注册商标相统一，使企业品牌、产品品牌的传播相互依托、相互影响，为品牌传播与推广的集中发力、影响力传播、价值提升创造了良好的着力点。20 世纪 80 年代，该厂生产的降脂中成药宏兴“丹田降脂丸”，是一种既能明显降低血脂，又能改善冠心病人血液流变性的纯中药制剂，曾荣获广东省卫生厅 1985 年重大科研成果奖、广东省 1987 年优秀新产品奖、广东省 1988 年优质产品奖，同年获首届全国中成药健康银杯奖。更值得关注的是，1990 年，宏兴心灵丸荣获全国唯一一枚中成药金质奖牌——“优质产品金质奖”之后，又获世界卫生组织“国际长城金奖”。在产品获奖新闻发布会上，有专家明确指出：“宏兴心灵丸比日本救心丹更具特色，更适合冠心病患者长期服用。”1989 年 11 月，地方国营潮州市宏兴制药厂更名为“潮州市宏兴制药厂”，企业踏上新征程。1992 年，宏兴制药厂在广东省内率先实行股份制改造后，募集资金近 2 亿元，并于同年 12 月成立“广东宏兴集团股份有限公司”，企业实力显著增强，更加集约化、规范化和现代化。1998 年，宏兴兼并潮州市医药总公司、潮州市医药采购供应站，形成涵盖药品研发、生产制造和药品批发、零售连锁的广东宏兴集团。

2006 年 3 月，民营企业潮州市杉源投资有限公司收购广东宏兴集团部分股权，成为该集团的控股股东，标志着多年陷入发展困境的中医药百年老字号扭亏为盈、“二次创业”的启动。2011 年 12 月，上市公司广东太安堂药业股份有限公司收购潮州市杉源投资有限公司 100% 股权。其中宏兴集团为杉源投资的核心资产，杉源投资持有宏兴集团 52.396% 股权，故太安堂药业间接控股宏兴集团，宏兴集团成为太安堂药业控股子公司。由于宏兴集团共拥有数百个药品生产批准文号，这些产品的生产批文资源间接节省了太安堂药业在研发方面的时间和资金投入，并使公司的内服中成药产品线得到补充、丰富和完善，使公司的内服中成药规模迅速扩大。2015 年 3 月，宏兴集团被广东省科学技术厅、广东省财政厅等部门联合认定为广东省高新技术企业，百年老字号熠熠生辉。

作为中华老字号企业，宏兴集团经历了明清、民国、新中国这三大时期的发展，整合了丰富的名药和秘方资源。宏兴集团是集药品研发、生产制造、药品批发、零售连锁于一体的药业集团公司，享有自营进出口权和中药材收购资格。拥有中成药、保健品、中药饮片三个生产基地和宏兴集团、医药站、连锁药店三大销售平台。宏兴集团主要生产和销售蜜丸、片剂、口服液、散剂、颗粒、糖浆等 10 个剂型，拥有 203 个药品生产批准文号。其中，丹田降脂丸、心灵丸、滋肾宁神丸、参七脑康胶囊、复方鹧鸪菜散、调经白带丸等 12 个品种为国家独家品种；丹田降脂丸、滋肾宁神丸、参七脑康胶囊等 3 个品种为国家中药保护品种；心灵丸、通窍益心丸 2 个品种是国家保密处方品种；列入 OTC 的共有 128 个品种，列入医保的共有 94 个品种。

敬修堂

敬修堂是广东省广州市的著名制药企业，迄今已有230多年的历史。2006年11月被商务部认定为第一批“中华老字号”（名单序号：广东3），代表性注册商标是“敬修堂”。

敬修堂的创建者为浙江慈溪商人兼儒医钱树田。相传早年他用自制药品“回春丹”治好一巨商之子的重病，巨商感恩于他便出资助其开办药铺，清乾隆五十五年（1790年）在广州城南门设立，取字号“敬修堂”。钱树田始终倡导“敬业修明，广施妙药，普济众生”的经营宗旨，树立起岭南中医药一派新风气。在他主持下，该药铺自制丸散膏丹等药品，特别是精心炮制回春丹、宝婴丹、如意膏等镇店名药，一举开启了悬壶济世的光辉历程。至清道光年间，敬修堂经营规模明显扩大，拥有三个铺面和三层砖木结构的生产厂房，其生产工艺和经营管理日渐改进，已成为当地声誉卓著的小型中成药厂，时称“敬修堂钱树田中药厂”。

敬修堂创立之初，钱树田亲手设计了一个“园田”商号，外形是一枚铜钱，圆圈之内是一个“田”字。它除了隐喻创始人的名字之外，另有三重含义：一是方圆大地，敬业修明，广施妙药；二是“园田”与古钱币形象相似，象征生意兴隆、财利滚滚；三是外圆内方，代表敬修堂与外界交往圆融、道路通畅，内部则井然有序、工作严谨、协调和谐。清同治十二年（1873年），治疗跌打损伤的传统名药“跌打万花油”在敬修堂问世。跌打万花油由苏木、桃红、红花、田七、骨碎补等86味中药材制成，具有活血化瘀、消肿止血、行气止痛、收敛生肌的功效。敬修堂的镇堂之宝，则是钱氏家族于清光绪九年（1883年）所立的石碑。碑文清晰地记载了企业的9条管理契约，包括利益分配、制约透支、分红方式、用人、追偿亏欠、保存世业、保管屋契、管理药料和药方、置办义田等项，各项都有非常详细的内容说明。在管理方面，敬修堂严格规定：家族成员不得直接参与药厂经营，只能从药厂的分红中获得收益，类似现在的股份制。药厂聘请职业经理和司库，但人选不能是钱家3代以内的直属亲戚。在经营方面，敬修堂采取谨慎扩张策略。直到清光绪十年（1884年），敬修堂才在广东佛山设立第一家分店。清宣统三年（1911年），因南洋侨胞要求，敬修堂又在香港大马路（今德辅道西）设立第二家分店。

1956年4月实行公私合营，以敬修堂钱树田中药厂为核心，合并万灵堂中药厂、张安昌中药厂、邓可安佐寿堂药店、黄贞庵药局等8家私营企业组成“公私合营敬修堂联合制药厂”，统一使用“园田牌”注册商标。同年8月，又吸收邓俊庭、岐芝堂等14家个体药户加入，使敬修堂力量更加壮大。后该厂改造成为国营企业，故更名为“国营广州敬修堂药厂”。1958年，联合制药厂首次使用锅炉操作，将蒸汽作为热源，应用于中药的炮制过程中，从而取代了原始的大小炉灶，提高了劳动生产率，从前店后场的小手工作坊模式过渡到较为现代化的经营阶段。然而“文革”期间，敬修堂并入“广州中药总厂”，于1966年被迫更名为“广州中药六厂”，敬修堂长期自用生辉的“园田”牌商标也被取消，优秀传统中医药文化遭遇重大挫折。1974年因总厂撤销，敬修堂由分厂地位上升为独立核算企业。

改革开放以来，敬修堂一路春风，发展迅速。1981年，恢复敬修堂老字号，成立“广州敬修堂药厂”，并开始着手进行恢复“园田”牌商标注册的工作，尽管当时我国《商标法》尚未颁布施行。1986年，企业采取自行负债改造的办法，在广州市郊建成现代化生产车间，经营规模进一步扩大。1989年7月，经国家商标局核准，敬修堂获得“园田牌”注册商标专用权，核定使用商品为第32类：啤酒饮料，企业知识产权保护意识十分超前并付诸行动。1992年12月，广州敬修堂药厂进行股份制改造，成为广州市首家转制的国有工业企业，更名为“广州敬修堂（药业）股份有限公司”，生产品种有114个，八大剂型，著名产品有追风透骨丸、中风回春丸、清热消炎宁、化痔栓等。1993年，公司被列入全国100家最大制药企业行列，企业蓬勃向上。1996年11月，经国家商标局核准，敬修堂获得“敬修堂”注册商标专用权，核定使用商品为第5类：医药，企业知识产权保护达到全新高度，以商标作为品牌核心价值，品牌市场化运作空间进一步扩大。1998年，公司通过国家GMP认证，成为广东省率先通过GMP认证的中成药企业。

2004年9月，敬修堂药业公司宣布进军中药美容化妆品行业，专门成立了1790营销有限公司运作日化产品，投入500多万元进行药妆的GMP认证及设备改造，推出了面膜、霜膏、精油、药包等70多个化妆品种类；同时，该公司还创办了首家“药妆店”旗舰店，并大量吸纳加盟者，迅速扩张，一举实现国内著名中医药品牌的跨类延伸。2007年8月，敬修堂药业公司又宣布进军牙膏产业，即涉足日益红火的国内大健康产品领域，成为继两年前进军中药美容化妆品市场后的又一次战略延伸。2012年5月，按照广药集团一体化发展战略要求，企业名称由“广州敬修堂（药业）股份有限公司”更名为“广州白云山敬修堂药业股份有限公司”。2014年4月，“敬修堂”注册商标被广东省工商局认定为“广东省著名商标”，企业知识产权保护达到一个新阶段，公司知名度和影响力更加大幅提升。

长期以来，敬修堂以儿科药著称，故其着力发掘和增强这个特点，在回春丹的基础上，相继研制出小儿退热栓、羚黄宝儿丸、天王猴枣散、小儿奇应丸、治虫栓、小儿珍贝散等一系列儿童药品，深受广大家长和社会的欢迎。另外，曾经一则家喻户晓“痛则不通，通则不痛”的“追风透骨丸”产品广告语，更使海内外的风湿骨痛患者认知中华老字号敬修堂。2022年1月，公司新增对外投资，成立“敬修堂（宁波）健康产业发展有限公司”，经营范围包括化妆品零售、体育经纪人服务、游乐园服务、休闲观光活动、非物质文化遗产保护、日用百货销售等。公司进一步实行品牌跨界延伸战略，开展多元化发展。

现在，公司拥有各类中成药、化学药、保健滋补品合计 140 多个品种，其中包括多个名牌产品，如“园田牌中风回春丸”是中国名牌产品、“园田牌追风透骨丸”是广东省和广州市名牌产品、“园田牌清热消炎宁胶囊”是广州市名牌产品。清热消炎宁胶囊、追风透骨丸、化痔栓、跌打万花油、麝香跌打风湿膏、养血生发胶囊、中风回春丸等产品全部是公司自主研发的市场主导产品，并且均为具有自主知识产权的专利产品。

采芝林

采芝林是广东省广州市的著名医药零售企业，迄今已有 210 多年的历史。2006 年 11 月被商务部认定为第一批“中华老字号”（名单序号：广东 12），代表性注册商标是“采芝林”。

采芝林原为一家中药铺，清嘉庆十一年（1806 年）由南海河清堡黎氏同族 4 人合股集资创立，取字号“采芝林”，位于广州老城区惠爱大街清风桥边惠爱中路 94 号。该药铺采用前店后场的经营方式，自产自销，主营中药配剂，兼营一些丸散膏丹成药。因其自制的镇店名药“八宝清火通明眼丸”和“枇杷膏”疗效较好，故生意逐渐兴旺起来。

1933 年，采芝林由黎氏第五代传承人黎子铭担任经理，执掌店务。他坚持创始人确立的“兴药济世”的建店理念，将其作为采芝林中药文化的核心价值观，励精图治，努力奋斗，把麝香、熊胆、珍珠、犀角等珍贵药材纳入经营范围，从而拓展高端市场，扩大企业规模，使采芝林成为广州实力最强的大药铺之一，在中药配剂同业中享有较高的声誉和地位，黎子铭也因此被推选为广州中药配剂同业公会理监事。1937 年 10 月日军侵占广州，一些药行的铺面、货栈、仓库被毁坏，广州中药材行业一落千丈，采芝林亦举步维艰。

1955 年 4 月，广州市第三商业局把“中药材批发部”“药材零拆部”“药片参茸批发部”“南北药材批发部”“西土药材批发部”和“炼制药材批发部”等从广州市供销合作社土产贸易公司分离，成立“国营广州市药材公司”。1956 年 1 月实行公私合营，广州市药材公司把全市的中药商业结构调整为 4 个批发部和 365 个零售店以及一个药材加工场所组成的营销网络，采芝林被定为广州地区 4 家中药配剂重点批发商店之一。

改革开放后，采芝林突飞猛进，发展迅速。1978 年 12 月，采芝林成立贸易中心、购销部及 3 个分公司，促进药材从产区到销区的交流，实现药材行业从计划经济向市场经济的转变。1981 年 8 月，恢复成立“广州市药材公司”，采芝林为其分支机构。1983 年 5 月，该公司举办首届广州市中成药展销会，成交额高达 1100 多万元，取得了良好的经济效益和社会效益。1996 年 1 月，广州市药材公司以其所属的 96 家国有零售药店为基础，成立以“采芝林”为字号的全国首家大型药业连锁企业——“广州采芝林药业连锁店”。同年 6 月，该店向中国人民保险公司投保“药品质量险”，开创了国内保险公司投保药品质量的先河。1997 年 8 月，经国家商标局核准，广州市药材公司获得“采芝林”注册商标专用权，核定使用商品为第 5 类：人用药、中药药材、药酒等，企业知识产权保护迈出重要一步，为以商标作为品牌载体、不断拓展品牌空间打下了良好基础。同年 10 月，采芝林连锁店参与“广州药业”H 股在香港联合交易所上市；1998 年 10 月，又参与“广州药业”A 股在上海证券交易所的上市，一举进入资本市场博弈。2008 年 3 月，中国最大的中药材经销商之一广州市药材公司更名为“广州采芝林药业有限公司”，同时其下属广州采芝林药业连锁店更名为“广州采芝林药业连锁有限公司”，广州市药材公司中药饮片厂更名为“广州采芝林中药饮片有限公司”，广药系统管理体制发生重大变化，企业开始实行现代化经营模式。2009 年 4 月，“采芝林传统中药文化”被广州市列入第二批市级非物质文化遗产名录，企业知名度和影响力大幅提升。同年 10 月，“传统中医药文化（采芝林传统中药文化）”又被广东省确定为第三批省级非物质文化遗产，企业无形资产的价值更加被彰显。

2014 年 11 月，“采芝林中药文化博物馆”隆重开馆。这是广州首家以中药炮制文化为主题的博物馆，采芝林药业投资建设。博物馆展区面积达 600 平方米，主要藏品包括虎、狮、熊、豹、猴等经过历史沉淀积累的珍贵动物骨骼标本以及具有上百年历史的沉香木标本。此外，还集中展示了名贵中药材、全国道地中药材标本，结合中药饮片生产特色，展示中药炮制文化、炮制工具及炮制工艺，还原采芝林老药店的经营旧貌。通过观展可以看到，自创立以来，采芝林秉承“兴药济世”的经营宗旨，立足于岭南地区独特的自然和文化资源，注重延续岭南优秀传统中医药文化，对岭南传统中医药的发展起到了巨大的促进作用，具有重要的历史文化价值、社会价值和科学价值，对我国传统医药文化，特别是中药学的传承与弘扬具有重要意义。2022 年 7 月，广东药科大学中药学院联合采芝林药业共同发起成立“数字化中药产业学院”，将充分发挥产业优势，全面深化产教融合，提升高等教育人才培养质量，打造促进产业、社会发展的校企合作人才培养模式，培养符合社会发展需求的创新型高素质人才。

作为具有 200 多年品牌历史的中华老字号和广药的终端零售窗口，广州采芝林药业有限公司以中药经营为特色，拥有以广东省为中心，辐射全国的中药材购销网络、商业调拨网络、零售连锁网络、医疗单位网络、电商网络等，并实现了中药材从原料采购到加工的一体化运作，产业链日趋完善，核心竞争能力与日俱增，其旗下 9 个分公司遍布全国各地。采芝林以中药经营为特色，经营范围涵盖中药材、中药饮片、中成药、西药、保健食品、医疗器械等1.2万多个品种，品种齐全、规格多样、质量保证、服务优质、价格合理，是中国最大的中药材经营企业，为医药类中华老字号添砖加瓦，贡献殊多。与此同时，采芝林还在电商领域不断发力，采芝林旗舰店的合作伙伴囊括了天猫、苏宁、京东等电商平台巨头，并联合国内首家大健康产业跨境电商平台信天邮公司，为广大消费者提供线下体验服务，受到普遍欢迎。

王老吉

王老吉是国内外著名医药制造企业，其历史渊源可追溯至清代问世的“王老吉凉茶铺”，迄今已跨越3个世纪、190多年。2006年11月被商务部认定为第一批“中华老字号”（名单序号：广东1），代表性注册商标是“王老吉”。

王老吉凉茶铺问世于清道光八年（1828年），创始人是广东省肇庆府（今江门市）鹤山县人王泽邦，他在广州靖远路开设第一家凉茶铺，成为公认的“凉茶始祖”，有“凉茶王”之称。起初，王泽邦在乡下用该凉茶为人治疗暑温等症，在广州开设凉茶铺后便经营碗装王老吉凉茶，不久声名鹊起，颇受欢迎。

清道光二十年（1840年）前后，王泽邦安排其3个儿子分别开设“王老吉成记”（王贵成）、“王老吉祥记”（王贵祥）、“王老吉远恒济”（王贵发）3家分店，其中以远恒经济发展最好。当时不但广州的大街小巷有百余家王老吉网点进货热卖，而且广东、广西、湖南、湖北、上海等地乃至海外有华侨的地方都有王老吉凉茶销售。对此，中国近代思想家、政治家梁启超清光绪三十年（1904年）所著《新大陆游记》中曾有描述：“西人有喜用华医者，故业此常足以致富。有所谓王老吉凉茶，在广东每贴铜钱二文，售诸西人或五元十元美金不等云，他可类推。”相传第一次鸦片战争期间，即清道光二十一年（1841年）1月，英国海陆军发动虎门战役，奉令驰援湘军抵粤，但因水土不服，多人身染疫疾相继病倒。王老吉闻讯，深感“国家有难，匹夫有责”，便随即组织人力连夜把凉茶配料尽数送到前线，并指挥乡民用几十口大铜锅煎煮凉茶劳军，为将士缓解危机。其后，王老吉又定制陶瓷“请茶”茶缸数十只分送虎门、黄埔，以便前方将士随时饮用凉茶，余下若干“茶缸”则于老铺备用。清咸丰二年（1852年），王泽邦被皇帝招进宫里，专门为文武百官制作凉茶。

清光绪九年（1883年）王泽邦去世，其三子王贵发创立的远恒济最终继承了王氏祖铺和凉茶秘方，并传给他的3个儿子王恒裕、王恒瑞和王恒辉。王泽邦的长孙王恒裕于清光绪二十三年（1897年）迁往香港定居并设店发展，并在澳门开店，至今王家的这支后人还在香港经营王老吉品牌。而王恒瑞和王恒辉则留在广州发展，其经营的“王老吉远恒济”成为大陆王老吉的前身。

民国时期，王老吉生意日益红火，每日凉茶供不应求，于是便采用初期的工业化生产方式加工成凉茶包应市，即用纸袋包装凉茶料出售。1925年，王老吉凉茶包曾代表中国民族品牌在英国伦敦温庇展览会上展出，成为最早走向世界的民族品牌之一，引起很大反响。

1956年8月公私合营，王老吉与嘉宝栈、常炯堂等8家私营中药厂合并组建“公私合营广州王老吉联合制药厂”，企业股权结构实行二元化。1965年9月该厂改成国营，更名为“广州中药九厂”，王老吉凉茶则改称“广东凉茶”。

随着改革开放大潮的迅速涌动，王老吉发生了一系列重大变化，企业发展更加突飞猛进。1987年7月，经国家商标局核准，广州中药九厂获得“王老吉”注册商标专用权，核定使用商品为第5类：中成药、药茶药等，知识产权保护意识十分超前，为以商标作为品牌载体、不断拓展品牌空间打下了良好基础。1992年12月，广州中药九厂成功改制，更名为“广州羊城药业股份有限公司”，同年开创性地推出盒装王老吉和罐装王老吉凉茶，使产品形式走上现代化道路。也正是这一年，“王老吉”注册商标被广东省工商局认定为“广东省著名商标”，企业知名度和影响力大幅提升。1996年8月，广州医药集团有限公司成立，同年9月，该集团公司将其属下的8家中药制造企业及3家医药贸易企业重组后，成立“广州药业股份有限公司”，并于同年10月在香港上市，另于2001年1月在上海证券交易所上市，百年老店一举进入资本市场，老字号企业锦上添花。羊城药业则是广州医药集团下属广州药业股份有限公司（2013年7月更名为“广州白云山医药集团股份有限公司”）的子公司。2004年3月，广州羊城药业股份有限公司更名为“广州王老吉药业股份有限公司”，多年弃用的王老吉商号终于复出，从此企业名称与其产品名称宣告合二为一，为王老吉的插翅腾飞打下了新的基础。2005年2月，广州王老吉药业股份有限公司吸收香港同兴药业股份，由国有企业转制为中外合资企业，公司名称不变，它标志着王老吉从此步入快车道，将以前所未有的速度走出国门、奔向世界。2006年5月，王老吉“凉茶秘方及术语”被国务院列入第一批国家级非物质文化遗产名录，企业殊荣不同凡响，无形资产价值得到进一步凸显。2009年，“王老吉”注册商标被国家工商总局认定为“中国驰名商标”，企业知识产权保护迈上新台阶。

在大举进军文化创意产业方面，广州王老吉药业股份有限公司的母公司广药集团高度重视，于2012年4月授权于当年2月成立的“广州王老吉大健康产业有限公司”筹建王老吉凉茶博物馆，旨在记录历史、展示未来、传承文化，打造中国乃至世界凉茶文化发展史上的里程碑。2014年5月18日国际博物馆日，正宗王老吉凉茶文化全球巡回发展战略合作签约暨王老吉 3D 全景数字凉茶博物馆上线仪式发布会在王老吉凉茶博物馆举行，同时活动还宣布，王老吉 3D 全景数字凉茶博物馆正式上线，这标志着一扇了解正宗凉茶文化的新窗口从此为全世界打开。2015 年 3 月，广州王老吉大健康产业公司出资 500 万元，设立了北方总部王老吉大健康产业（北京）销售公司及王老吉凉茶博物馆北京馆，该博物馆位于北京市海淀区花园东路 36 号。它的建立，不仅是北京的第一个凉茶博物馆，而且是王老吉为自己打造的宣传品牌和强化其文化营销的绝佳平台。借此平台，王老吉在向外界推广凉茶文化的同时，也正进行着一场布局深远、以文化营销为核心推动文化创意产业进一步发展的精耕细作，必将为促进王老吉大健康公司“南北双核”战略的实施及王老吉凉茶文化的进一步推广，发挥不可替代的重要作用，成为王老吉令人羡慕的“北京名片”。

近 10 年来，面对我国即饮饮品市场容量已经达到数百亿元规模的现状，王老吉决定跻身其中，占有一席之地。2017 年 12 月 16 日，王老吉在广州珠江新城花城汇北区、中区、南区、地铁口一口气开了 4 家线下概念门店——“1828 王老吉现泡凉茶”。据悉，“1828 王老吉现泡凉茶”通过草本天然、现泡现煮的工艺既可以满足消费者健康的需求，又符合饮品天然、清新、美味的特性。它是由广药集团下属企业控股的广州王老吉餐饮管理发展有限公司研发并推出的饮品店。历经两年广泛的市场调研、一年持续的产品研发、半年实体门店测试、超过 1.5 万名消费者体验之后，广州 4 家店才得以正式开张。此举预示着王老吉正式跨界布局即饮茶品类的餐饮业态，相较于更换产品包装的传统做法，王老吉此次选择线下茶饮店的方式，似乎更适合打入年轻消费者群体。不仅如此，实体概念店作为品牌形象的延伸，可以很好地建立与消费者之间的场景链接，强化王老吉凉茶在人们心中的认知和地位。2021 年 2 月，广州王老吉药业股份有限公司获得一项发明专利。该发明提供了一种中药组合物在制备抗新型冠状病毒药物中的应用。所述中药组合物为克感利咽组合物，体外实验结果表明，可以抑制新型冠状病毒感染等；临床试验结果表明，克感利咽组合物对发热、咳嗽、咽痛等新冠肺炎症状具有较高的症状缓解率和较快的症状缓解时间。

大印象

大印象是广东省汕头市的著名制药企业，迄今已有170多年的历史。2011年3月被商务部认定为第二批“中华老字号”（名单序号：广东27），代表性注册商标是“萧广丰泰”。

大印象发端于“萧广丰泰”酒坊。该酒坊于清咸丰元年（1851年）由潮州府（今潮汕地区）潮阳县人萧香谷在和平（今汕头市潮阳区和平镇）中寨米市内创立，采用上等道地药材自制长春药酒、驱风药酒、紫金龙酒、跌打损伤药酒等产品。其中，长春药酒原料选用优质高粱酒为基础酒。酿造时辅以杜仲、巴戟、天冬、川芎、牛膝、首乌、枸杞、党参、北芪、木香、肉桂等20余味中药，经多年浸渍储藏，调配勾兑，陈酿一年以上而成。故药香饱满、风味独特、功效确切，很快便行销国内各地，享誉四方。1925年，萧氏第二代传承人萧煜初、萧慎斋将萧广丰泰酒坊从潮阳和平迁到交通方便、商业物流快速发展的汕头埠，在商平路、德兴路两处设店经营，同时不断改进酿酒工艺，使得产品远销港澳地区及东南亚诸国，生产规模不断扩大。之后萧家兄弟各自经营，设立多家分号，药酒产业蓬勃发展，萧广丰泰进入鼎盛时期。为了巩固家族产业、保护知识产权，防止假冒充混，萧家在20世纪二三十年代以创始人萧香谷和萧氏第二代传承人萧煜初、萧慎斋父子三人肖像作为商标，在泰国、越南政府注册，并改印药酒瓶包装商标单。

新中国成立后，萧广丰泰酒坊走上康庄大道。1951 年，中央私营企业局和国家工商局批准该酒坊“萧广丰泰”（三肖像）商标继续使用，为其酿酒生产创造了有利的营商环境。1954 年实行公私合营，萧广丰泰等 10 多家酒坊合并组建“公私合营汕头市酒厂”，企业实力明显增强。1956 年，该酒厂变更为“地方国营汕头酿酒厂”，隶属中国专卖事业公司汕头支公司。

改革开放后，汕头酿酒厂的发展更加迅速，屡创佳绩。1980 年 8 月，经重新进行工商注册登记，成立国有性质的“汕头酿酒厂”，企业开启新阶段。1989 年 4 月，经国家商标局核准，汕头酿酒厂获得两件“萧广丰泰”注册商标专用权，核定使用商品分别为第 5 类药酒和第 33 类酒，企业知识产权的价值大幅提升，为品牌市场化运作打下良好基础。1991 年 12 月，汕头酿酒厂整体搬迁至汕头市珠池路 59 号，更加拥有地利之便。1992 年，藏有清宫廷御酒秘方的中国第一历史档案馆经过长期考察后，授权汕头酿酒厂合作开发清代宫廷保健酒——“博克达汗御酒”（乾隆御酒）。相传该酒当年甚得乾隆皇帝喜爱，曾御批：“甚好，足嘉也。”2002 年 12 月，凭借品牌实力，“汕头大印象（集团）有限公司”进军酿酒产业经营，成功并购具有 150 多年历史、专业生产传统药酒的汕头酿酒厂，并于 2003 年 9 月成立“汕头大印象制药有限公司”，保护和传承历经百年的萧广丰泰的酿酒工艺，并结合现代化生产技术流程进行生产，走上努力创新发展的道路。2005 年 6 月，汕头大印象制药有限公司变更为“广东大印象制药有限公司”，成为已更名为“广东大印象（集团）有限公司”的控股子公司，企业经营范围扩大。同年 9 月，中国第一历史档案馆和广东大印象（集团）有限公司联合宣布，按照清代内务府原始配方生产的乾隆御酒开始在大印象制药公司投入批量生产，彰显中华传统中医药文化的魅力。同年 10 月，大印象制药公司获得多项国家专利授权。其中包括 4 项外观设计专利，分别是包装盒两项（长春药酒黄盒和红盒）、成套瓶贴两项（长春药酒黄标和红标），且请求保护的外观设计均包含色彩，企业知识产权的含金量大幅度提升，百年品牌商业化运作一片坦途。

2011 年 9 月，汕头市金平区人民政府发布《金平区第三次全国文物普查新发现不可移动文物名录》，将商平路 65 号萧广丰泰酒坊旧址收录其中，并将其类别定性为“近现代重要史迹及代表性建筑”。该建筑是一座典型的欧式骑楼，坐东北向西南，共三层。尘封的门楣石额上，隐约可见“萧广丰泰”的字样。2015 年 3 月，大印象制药公司开始将位于汕头市龙湖区珠池路 59 号的厂房陆续搬往汕头市潮南区陇田镇乌石村广东大印象（集团）有限公司 DE 栋工业楼四层，同年 7 月搬迁完毕后老厂区停产，开始在新厂区继续生产经营。该生产地点更洁净、更环保、更安全，特别是对水资源质量标准的把控，添加了全自动生产线和最先进的检测设备，完全能够做到标准化、规范化、智能化生产。

作为横跨 3 个世纪的中华老字号企业，大印象制药公司是一家以从事酒、饮料和精制茶制造业为主的企业。经过多年艰苦拼搏，产品行销全国，出口东南亚、中东、非洲、欧洲等国家和地区。

星群

星群是广东省广州市的著名制药企业，迄今已有 150 多年的历史。2006 年 11 月被商务部认定为第一批“中华老字号”（名单序号：广东 11），代表性注册商标是“群星”。

星群的前身是广州一个由多家医药厂店组成的群体，其中历史最长的为“黄祥华”，清同治七年（1868 年）由广东佛山人黄大年（字兆祥）在广州创立，初期主要生产中成药如意油等。而影响力最强的是“星群”，1950 年由众人集资在广州创立，制售各类中西成药。

1950年3月，在广州市中医学会倡议下，省、市中医界集资成立“星群中药提炼厂”，把常用的单味中药提炼成酊剂、流浸膏、浸膏、浸膏溶液、片剂、粉剂等剂型。这是我国第一家中药提炼厂。次年9月，广州星群中药提炼厂潮汕分厂在汕头设立，提炼厂经营范围扩大。不久，广福行、永利药房和胜利药房并入广州星群。1956年实行公私合营，星群与新生药厂等多家医药厂店合并，组建“公私合营星群联合制药厂”；黄祥华等医药厂店与二天堂药厂合并为“公私合营二天堂联合制药厂”。1958年8月，星群联合制药厂获得中文“星羣”及图形注册商标专用权，核定使用于“中药成药”商品上，企业知识产权保护意识十分超前。1963年，该厂研制出治疗心血管病的新药“益寿宁”，一度成为商业部门重点收购品种，当时年产值已达230多万元，经济效益颇好。1966年，二天堂制药厂更名为“健群药厂”。1969年，星群制药厂与健群药厂合并组建“广州第四制药厂”。凭借着并厂后的科研优势，该厂研制成功颗粒冲剂剂型，如复方维生素B_1、枇杷止咳糖、橙维C等，具有携带、服用方便、易于包装运输、生产成本低廉等优点，深受社会各界欢迎。

改革开放后，星群迎来快速发展时期。1980年4月，广州第四制药厂更名为“广州星群制药厂”，恢复原有字号，企业成为一家以胶丸、酊水糖浆、液油、颗粒冲剂四大剂型为主的综合制剂生产厂。同年，该厂在“桑菊饮”传统古方的基础上，研发首创“夏桑菊颗粒”，深受消费者欢迎，并远销国外。1982年3月，经国家商标局核准，广州星群制药厂获得新一件“群星”注册商标专用权，核定使用商品为第5类：西药，企业知识产权保护达到全新高度，为以商标作为品牌载体、不断拓展品牌空间打下良好基础。1983年，星群对夏桑菊工艺进行修改完善，并在1984年夏季投放市场。从此夏桑菊颗粒大量出口东南亚各国，始终保持畅销态势，堪称扮演了中医药文化国际交流的先锋角色。1993年6月，广州星群制药厂变更为“广州星群（药业）股份有限公司”，企业开始实行现代化经营管理。2006 年 5 月，星群的“传统手工技艺（星群夏桑菊凉茶配方）”被国务院确定为第一批国家级非物质文化遗产。凉茶为岭南地区伴随人们日常生活的饮料。凉茶文化悠久的历史性、广泛的民间性、公认的有效性、严格的传承性及巨大的后发效应，不言而喻，世所皆知。星群夏桑菊颗粒是岭南地区的凉茶名方之一，功能清肝明目、疏风散热、除湿痹、解疮毒。对此，星群创始人在建厂之初，就收集整理各厂各铺组方，后经多代工程师梳理研发，在古方桑菊饮的基础上改良出药食同用、配伍合理的夏桑菊组方。2006—2007 年，香港科技大学与星群强强联合，共同进行“名优中成药夏桑菊有效部位抗禽流感研究”，并于 2006 年成功获得国家发明专利“一种抗流感病毒的中药有效部位及其制备方法”，企业科技创新成就斐然。2012 年 2 月，星群夏桑菊颗粒产品被广东省科学技术厅评为 2011 年广东省高新技术产品，企业发展锦上添花。

2012 年 5 月，广州星群（药业）股份有限公司”更名为“广州白云山星群（药业）股份有限公司”，优秀品牌赋能效果明显。2020 年初，在抗击突发的新冠肺炎疫情中，白云山星群积极响应迎战疫情的号召，第一时间驰援湖北武汉。星群夏桑菊颗粒成为广州第一批援助武汉的药物物资，获得中央媒体及地方媒体的广泛报道与高度评价，充分彰显中华老字号企业的社会责任。2021 年，星群夏桑菊凭借抗病毒国家专利“一种抗流感病毒的中药有效部位及其制备方法”，再度荣获“中国专利优秀奖”，同时又增加一项抗病毒国家专利授权“夏桑菊提取物在抑制人类冠状病毒中的应用”，成为唯一拥有双抗病毒专利及双中国专利优秀奖的夏桑菊品牌。2022 年 4 月，白云山星群的“中药传统制剂方法（二天油制作技艺）”被广东省确定为第八批省级非物质文化遗产，岭南中医药文化的历史传承大放光彩。二天油具有祛风兴奋、提神醒脑的功效，适应伤风感冒、舟车晕眩、中暑等。二天油的制作技艺是岭南古法提取药油工艺的代表，也是岭南中医药文化的重要组成部分。

作为中华老字号企业，经过多年的持续创新发展，白云山星群现已成为一家以颗粒剂、软胶囊、口服溶液、搽剂、酊剂、糖浆等共十一大剂型，年销售近 5 亿元、年创利税逾 6000 万元的现代化医药健康企业。公司主要代表性产品包括：荣获中国中药名牌和广东省、广州市名牌产品的国内首创夏桑菊颗粒，广东省医药行业名牌产品、广东省岭南中药文化遗产二天油，广州市名牌产品小儿氨酚黄那敏颗粒，国家中药保护产品、广东省名牌产品安神补脑液，以及阿法骨化醇胶囊、复方甘草口服溶液、维生素 E 软胶囊等，产品畅销于全国，远销美洲、东南亚等地区。

奇星

奇星是广东省广州市的著名制药企业，迄今已有 140 多年的历史。2011 年 3 月被商务部认定为第二批“中华老字号”（名单序号：广东 17），代表性注册商标是“奇星”。

奇星的前身是广州一个由多家医药厂店组成的群体。其中历史最长的为“岐生堂”，清光绪元年（1875 年）在广州创立，主营调经丸、苏合丸等中成药。而影响力最强的是“何世昌”，1921 年由何尔昌在广州创立，主营白凤丸等中成药，后于 1928 年在香港开设公司药房。

1956 年 4 月实行公私合营，岐生堂与何世昌、岐寿堂、何家园、吴一堂、杏芳园、梁和昌等 7 家医药厂店合并成立“公私合营岐生堂联合制药厂”，以岐生堂、何世昌原址为基点生产车间，其余各厂均将原址迁移或撤除。同年 7 月，联合制药厂又吸纳多家中成药厂店加入。1959 年 9 月，联合制药厂更名为“广州岐生堂药厂”，企业性质发生变化。1965 年 10 月，广州医药行业进行调整，中西药厂实行统一经营分级管理，成立“广州中药制药总厂”（隶属广州市化工局）。全市 9 家中成药厂的企业名称按数字排列，岐生堂药厂更名为“广州中药五厂”。从此，该厂成为中药散剂专业生产厂，不再生产蜡丸剂型产品。

改革开放后，奇星迎来快速发展时期，再续辉煌。1979 年 8 月，广州中药八厂并入广州中药五厂，企业实力明显增强。1981 年 4 月，广州中药五厂更名为“广州奇星药厂”，百年老字号创立新品牌。同年，中国药材公司将“华佗再造丸”作为国家科研项目下达给广州奇星药厂。经过 3 年药理、工艺、临床等方面研究，1984 年初获成功并通过鉴定，1985 年获准投产。该药由国家药典委员会提供处方，处方来源于清代名医验方。临床上，是痰瘀阻络型中风患者在中风恢复期和后遗症期主要的治疗药物，对于脑梗后遗症的治疗效果相当不错。值得关注的是，1988 年 1 月，奇星药厂大胆拿出巨资与中国足协订立了第一期共建中国女子足球队的协议，开创了企业共建国家体育队伍的先河，在社会上引起轰动，被誉为“奇星模式”。此举在中国体育运动史上留下“星球结缘”的佳话，不仅大大提高了奇星的企业形象和美誉度，也为国家体育事业发展做出了应有贡献。1988 年 7 月，奇星的“华佗再造丸科学研究”获得国家科技进步三等奖，并使该产品成为企业的支柱产品，经济效益十分可观。1993 年 8 月，经国家商标局核准，广州奇星药厂获得“奇星”注册商标专用权，核定使用商品为第 5 类：中药成药（人用药），企业知识产权保护迈出重要一步，为以商标作为品牌载体、不断拓展品牌空间打下了良好基础。更重要的是，此举实现企业名称、产品名称、注册商标相统一，使企业品牌、产品品牌的传播相互依托、相互影响，为品牌传播与推广的集中发力、价值提升创造了良好的着力点。

1993 年 12 月，广州奇星药厂与香港企业合资后变更企业名称，成立中外合资“广州奇星药业有限公司”，企业开始实行更加现代化的模式经营管理。其中广州奇星药厂控股75%，香港广永公司占股25%，奇星药厂原来的厂房、设备、技术、人员、知识产权等均转入奇星药业公司使用。2002年12月，公司六大剂型全部通过国家药品GMP认证，成为广药集团属下首家全公司通过国家药品GMP认证的企业。2012年6月，广州奇星药业有限公司更名为“广州白云山奇星药业有限公司”，企业踏上新征程。2014年，白云山奇星药业六大剂型全部再一次通过国家药品新版GMP认证，力压群芳，知名度和影响力大幅提升。2017年6月，奇星药业公司成为《药品上市许可持有人制度试点方案》实行以来全国第一家获得药品上市许可持有人的企业，为国内药品生产创新做出表率。2022年8月，“第十四届中国生物产业大会”在广州举办，白云山奇星药业与俄罗斯亚洲工业企业家联合会进行华佗再造丸治疗脑卒中多中心循证医学研究项目签约仪式，后续将开展华佗再造丸国际多中心临床研究。此举意味着华佗再造丸将以崭新的姿态再次扬帆远航，并在“一带一路”倡议的机遇下，通过科技赋能打造独具中医药特色及科技含量的中成药，加快广药集团时尚中药国际化进程，开启国际化科研布局的新篇章，为构建人类健康命运共同体贡献中医药的智慧。

长期以来，广州白云山奇星药业有限公司是全国中成药重点生产企业，亦为广药集团旗下广州白云山医药集团股份有限公司的全资子公司和骨干企业之一。作为中华老字号企业，白云山奇星经过140多年不断发展变迁，一路突飞猛进。公司独家生产的国家一级保密处方产品华佗再造丸是我国中成药出口的领军产品，已出口到俄罗斯、越南、澳大利亚、加纳、加拿大、秘鲁等全球六大洲29个国家和地区，取得了俄罗斯的永久注册批文，列入了俄罗斯和越南的医保目录，为努力传承和弘扬中华优秀传统中医药文化和中成药走向世界做出了重要贡献。

沙溪

沙溪是广东省中山市的著名医药制造企业，迄今已有130多年的历史。2006年11月被商务部认定为第一批“中华老字号”（名单序号：广东15），代表性注册商标是“沙溪”。

沙溪的前身是“黄潮善堂”药铺。药铺开办之前，广东香山县沙溪（今中山市沙溪镇塔园村）人、当地轿夫黄汇业余行医，潜心研究，于清光绪十一年（1885年）创制了一个良方，取名“伤寒圣药”，适宜治疗四时感冒、发热伤寒等病症，亦可作为夏季的清凉饮料，具有消暑散热、生津止渴的保健作用。因凉茶包装袋上有“沙溪伤寒圣药，黄汇制造”字样，故时人称“黄汇凉茶”。随着客户渐多、财富积累，黄汇便与其子、第二代传承人黄国屏在沙溪圩咸鱼街设立一家药铺，专门经营伤寒圣药。1932年4月，黄氏药铺定名为“黄潮善堂”。

新中国成立后，黄潮善堂继续经营。1953年10月，黄潮善堂以黄国屏夫人陈泳春名义向中山县人民政府申请重新商业登记，经营项目为“自制凉茶包”。1956年实行公私合营，黄潮善堂更名为“公私合营沙溪凉茶加工厂”，隶属中山县沙溪镇供销社管理。时有员工15名，生产手工制作的沙溪凉茶，年产量约20万包，是中山境内首家中成药加工厂。

改革开放以来，沙溪如沐春风，一路高歌猛进。1978年2月，经广东省卫生厅、商业局等部门批准，成立“中山县沙溪凉茶厂”，开始新建厂房，结束沙溪凉茶多年来手工作坊生产的历史。1980年，沙溪凉茶厂经过整顿验收获得制药许可证，并将主营产品伤寒圣药名称变更为“沙溪凉茶”。1981年，沙溪凉茶厂厂房扩建，剂型改革，从煲剂改为冲剂，实行承包制，企业欣欣向荣。1984年4月，凉茶厂更名为“广东省中山沙溪中药厂”，企业更加专业化、规范化和现代化。同年又建成六层高3000平方米的制剂大楼和仓库，车间内装修按药品生产的标准设计，安装有中央空调、空气过滤系统、空气沐浴设施和紫外灭菌灯，达到恒温、恒湿和净化的要求。1990 年 3 月，沙溪中药厂变更为“广东省中山市沙溪制药厂”，企业经营范围扩大。1992 年 8 月，经国家商标局核准，广东省中山市沙溪制药厂获得“沙溪”注册商标专用权，核定使用商品为第 5 类：片剂、胶囊剂、糖浆剂、冲剂、丸剂、散剂、茶剂、膏茶剂、合剂等，企业知识产权保护达到全新高度，以商标作为品牌核心价值，品牌市场化运作空间进一步扩大。1998 年，沙溪制药厂研制生产出国内首创的“润肠宁神膏”，经卫生部批准为“国家三类新药”，被列入国家中药保护品种，该产品获广东省科学技术三等奖。由于质量稳定，疗效显著，产品畅销全国各地，还远销港澳地区和东南亚、欧美等国家。2002 年 7 月，沙溪制药厂成功改制，成立“中山市益和堂制药有限公司”。2003 年 4 月，中山市益和堂制药完成第一次增资后更名为“广东益和堂制药有限公司”。2006 年 5 月，广东益和堂制药的“传统手工技艺（凉茶）”被国务院确定为第一批国家级非物质文化遗产，企业知名度和影响力大幅提升。凉茶为岭南地区伴随人们日常生活的饮料。凉茶文化悠久的历史性、广泛的民间性、公认的有效性、严格的传承性及巨大的后发效应，不言而喻，世所皆知。其中王老吉、星群、沙溪等 16 个凉茶品牌的 54 个配方及其所构成的凉茶文化得到了民众的广泛认可。此次广东益和堂制药拥有的国家级非物质文化遗产代表作为“凉茶 37、38 号秘方及专用术语”。2017 年 10 月 30 日，广东益和堂制药投资兴建的“沙溪凉茶文化馆”正式开馆。该馆占地近 200 平方米，使参观者领略沙溪凉茶的起源、发展历程、制作过程以及临床药效等，再现一代代药学、医学、工程等方面工作者的卓越成就，成为传播沙溪凉茶百年品牌文化的新平台和新窗口。

2018 年 3 月，广东益和堂制药有限公司更名为“广东沙溪制药有限公司”，恢复沙溪字号，为知名品牌市场化运作创造了更加有利的条件。2022 年 1 月，上市公司浙江京新药业股份有限公司新增对外投资，收购广东沙溪制药有限公司，投资比例 100%。自此京新药业“完控”沙溪制药，使其成为旗下全资子公司。沙溪制药是中华老字号企业，主要从事中成药的研发、生产和销售。公司生产片剂、胶囊剂、丸剂（蜜丸、水蜜丸、水丸、浓缩丸），颗粒剂、袋泡茶、煎煮茶、糖浆剂、煎膏剂八大剂型共 149 个中成药产品。包括《国家基本药物》47 个、广东省补充基本药物 31 个。公司主要产品有沙溪凉茶（国药准字号药品）、润肠宁神膏、排石颗粒、骨仙片、缩泉丸等，主要应用于呼吸科、消化科、泌尿科及骨科领域。尤其沙溪凉茶饮誉百年、蜚声四海，成为许多中外人士的最爱。另外安宫牛黄丸是沙溪制药的潜力产品，京新药业本次收购整合后，该产品将逐步恢复上市销售。

潘高寿

潘高寿是广东省广州市的著名医药制造企业，迄今已有 130 多年的历史。2006 年 11 月被商务部认定为第一批“中华老字号”（名单序号：广东 6），代表性注册商标是“潘高寿”。

潘高寿的前身是“长春洞”药铺，清光绪十六年（1890 年）由广东开平人潘百世、潘应世兄弟在广州南关高第街开设。该药铺前店后场，手工制作，自产自销，主营卫生丸、理中丸、保肾丸、白凤丸、宁神丸、镇惊丸等各种蜡丸。为宣传其产品有“药到回春”“延年益寿”的功效，潘氏兄弟在店铺门前挂起“长春洞潘高寿蜡丸”的招牌，寓意“长春洞里攀高寿”，一时间声名鹊起。相传潘氏兄弟有感于民众普遍有“长春不老、益寿延年”的良好愿望，又有悟于潘氏族人多以高寿辞世，便以“长春洞潘高寿”为药店标识。因“潘”字与“攀”字的官话谐音，故此标识既点出了店属谁家，又寄予了“长春洞里攀高寿”之意，昭明了潘氏兄弟办药铺存心济世之志。

20世纪20年代，潘氏兄弟先后去世，药铺便由潘百世之子潘逸流、潘应世之子潘楚持共同经营。但不久二潘转营他业，药铺便改由潘百世的四子潘郁生出任司理，成为潘高寿第三代传承人。然而，1920年他刚接手经营时，市场衰退，生意艰难。更严重的是，1924年8—10月，因广州爆发商团叛乱，长春洞药铺毁于炮火，他只得迁址广州西关十三行路豆栏上街重新营业。不过执掌药铺以来，潘郁生敏锐地观察到，每当春夏之交乍暖还寒，人们容易患伤风咳嗽，但市面出售的治咳药多是独味单方，治咳疗效并不显著，于是他苦心钻研、博采众长，根据岭南独特的气候特征，将具有润肺镇咳作用的川贝母和有祛痰作用的桔梗与枇杷叶一起熬炼，并吸取西药制剂方法，在药液中加上香料和糖浆，于1928年创制出止咳化痰的新药，即中国首个中成药止咳糖浆剂，定名为“潘高寿川贝枇杷露”。

潘郁生首创的川贝枇杷露制作工艺，突出体现了立足传统、大胆革新的岭南医药文化特征，尤其对高品质原材料的严格把关以及科学的制作工艺流程，使潘高寿在止咳药行业内百年独秀，勇立潮头，成为中国本土止咳药最突出的代表。潘高寿川贝枇杷露的销路也因此不断扩大，并出口香港、澳门和东南亚等地，受到广大消费者的普遍欢迎。1929年，潘郁生另设“潘高寿药行”，专营川贝枇杷露，长春洞则仍以经营蜡丸为主。

20世纪30年代，由于潘高寿川贝枇杷露十分畅销，很多药铺便仿制假冒，肆意侵权，直接降低了潘高寿的市场占有率。为此，潘郁生曾在香港与诚济堂药铺打了一场官司。他以“一二三四五六七，忠孝仁爱礼义廉”为题，在报章上撰文嘲笑诚济堂“忘八”“无耻”，指责其生产经营的川贝露是假货。诚济堂的人则以川贝枇杷露已向香港政府依法注册，潘郁生纯属污蔑而将其诉至法院，后法院判决潘郁生影射他人冒牌败诉。不甘示弱的潘郁生，深感没有知识产权保护而带来的切肤之痛，于是变卖房产筹资，精心改良产品包装。他在自家生产的每一瓶川贝枇杷露的外包装盒上，除了印上潘高寿创始人潘百世及作为川贝枇杷露创制人——自己的画像外，还在两边以对联的形式印有“劝人莫冒潘高寿，留些善果子孙收”的字句以警醒世人。此外，潘郁生还发起一系列广告宣传攻势：在报纸、电台、电影乃至轮船、火车上投放广告；夏天则在长堤、太平南路一带交通要道摆摊设档，免费向过往的劳苦大众提供产品冲饮；等等。如此一来，潘高寿川贝枇杷露更加遐迩闻名，不仅遏制了竞争对手的仿制假冒行为，还使其成为家喻户晓的治咳药。

诚济堂事件表明，潘高寿集中体现了岭南商业文化的特征，是目前所知岭南地区最早的主动维护企业知识产权的百年老店。1938 年 10 月日军侵占广州，长春洞被迫停业。抗战胜利后，因长春洞药铺被洗劫一空，族人无力集资复业，于是由潘郁生独资经营，以潘高寿药行取代长春洞，并以枇杷露取代祖业经营的蜡丸，又在杉木栏路开设新店以扩大生产。

1948 ~ 1949 年间，潘高寿药行发展到鼎盛时期，潘郁生之子潘钮生成为第四代传承人，他除在香港设厂外，还在台湾、澳门设立经营网点。1956 年 2 月实行公私合营，潘高寿药行与“大同成药社”和“中华成药社”合并，组建“公私合营潘高寿联合制药厂”。该厂将川贝枇杷露作为主体产品，保持了“潘高寿”的原有传统特色。1964 年，潘高寿药厂划归广州市化工局旗下的“广州中药总厂”，产、供、销由中药总厂统一计划安排。“文革”期间，潘高寿药厂遭遇挫折，被迫更名为“广州中药七厂”，甚至“中药七连”，优秀传统中医药文化及岭南特色发展严重受阻，直到 1980 年才恢复广州潘高寿药厂名称。

改革开放后，潘高寿如同插上腾飞的翅膀，发展日新月异，然而初期并不顺利。1979年，因国家经济体制改革，具有市场垄断能力的医药零售商广州市药材公司停止收购潘高寿川贝枇杷露。面对产品大量积压，陷入困境的潘高寿全面调整经营思路，决定坚持自身近百年的专业化优势，即多品种、多剂型地开发治咳系列药物。该厂先后推出了全国首创的驱风镇咳、除痰散结的蛇胆川贝液和润肺止咳、祛痰定喘的蛇胆川贝枇杷膏和蜜炼川贝枇杷膏。潘高寿成为世人眼里治咳方面不可替代的元老。只要一咳嗽，就想到潘高寿，“百年品牌，治咳世家”的赞誉已深深烙入世人心里。

与此同时，潘高寿还研制出鼻咽清毒剂、升血调元汤、炎热清等新产品，仅用几年时间，便开发了20多个品种，不但发扬了精制治咳药的传统，而且生产治疗胆囊炎、肝炎和肾炎等多种疾病的药品，调整企业产品结构向着多元化发展，使企业很快战胜危机，步入一片光明的康庄大道。

1983年2月，经国家商标局核准，广州潘高寿药厂获得“潘高寿”注册商标专用权，核定使用商品为第5类：中成药，企业知识产权保护意识十分超前并且迈出重要一步，为以商标作为著名品牌载体、不断拓展著名品牌空间打下了良好基础。

1992年春，著名书法家启功先生南下广州参加学术活动偶患咳嗽，久治不愈，后服潘高寿蛇胆川贝枇杷膏迅速康复。于是他高兴地为潘高寿挥毫题诗一首：“积功累德潘高寿，妙药灵丹济世人；保得艺林书画手，三冬写遍岭南春。”

1993年3月，以潘高寿药厂为股东之一，成立“广州潘高寿药业股份有限公司”，企业发展再攀高峰，资本力量和制药技艺空前增加。1997年9月，广州医药集团有限公司实行资产重组，把旗下的潘高寿、陈李济、敬修堂等7家中成药企业及另外4家公司组成一个融工、商、贸于一体的“广州药业股份有限公司”，形成以公有制为主体、以资本为纽带、以技术为依托、以产品为龙头的强势组合，并于同年10月在香港联合交易所成功上市，发行 H 股票。2006 年 5 月，“潘高寿凉茶（72 号秘方及其专用术语）”被国务院确定为第一批国家级非物质文化遗产；2008 年 6 月，“传统中医药文化（潘高寿传统中药文化）”被国务院确定为第二批国家级非物质文化遗产；潘高寿成为全国坐拥“双国遗”称号之一的中医药企业，百年老店殊荣满满。

现在，潘高寿全称为“广州白云山潘高寿药业股份有限公司”，是广药集团旗下广州药业的核心企业之一，是以生产止咳化痰药著称的中成药生产企业。公司坐落在广州市番禺区东升工业区，占地面积 5 万平方米，建筑面积 8 万平方米，绿化面积达 80%。公司不仅拥有符合 GMP 标准的现代化厂房，从国外引进具有国际领先水平的自动生产线，还建立了一整套完善的质量保证体系。公司主要生产煎膏剂、口服溶液、胶囊剂、糖浆剂、合剂等剂型的包括呼吸系统、妇科、儿科、肿瘤辅助剂在内的各类名优产品 40 多个，其中全国首创的治咳川贝枇杷露、蛇胆川贝液、蛇胆川贝枇杷膏、蜜炼川贝枇杷膏等为企业四大支柱产品。

德众

德众是广东省佛山市的著名制药企业，迄今已有 130 多年的历史。2011 年 3 月被商务部认定为第二批“中华老字号”（名单序号：广东 18），代表性注册商标是“安宁”。

德众的前身是佛山一个由多家医药厂店组成的群体。其中历史最长的为“梁家园”，清光绪十二年（1886 年）由广东顺德籍人梁奕纲在佛山创立，初期主要生产中成药止咳丸、疳积散、癣癞药等，后研制出“梁家园少林膏药”。而影响力最强的是“源吉林”，清光绪十八年（1892 年）由广东鹤山县（今江门鹤山市）人、颜料商源吉荪及其子源文瑞和源文湛兄弟在佛山三昌颜料店基础上创立，镇店名品是“流泽堂万应甘和茶”。

清光绪三十一年（1905 年），随着财富日增，功成名就的源氏家族便将三昌颜料店更名为“源吉林号”，专营“源吉林甘和茶”，成为中药制造商。1927 年，梁奕纲之孙、梁家园第三代传承人梁津从香港回归，专门制售少林风湿跌打膏药，并在佛山四方及广东省各地分设代售，业务突飞猛进，亦成为中药制造商。

1956 年实行公私合营，佛山梁家园药店、甘和茶厂等 57 家私营医药厂店合并为 3 家制药厂和零售药店。1957 年，这些厂店与佛山中药厂、三联药厂等组建成“佛山联合制药厂”。其间，该厂持续售卖“佛山梁家园少林膏药”，享誉四方。1960 年，佛山联合制药厂拆分出西药生产部分组建佛山市制药厂，原厂仅余中成药生产部分。1971 年 7 月，联合制药厂拆分出中成药的茶剂、膏剂、片剂等品种组建“佛山市制药二厂”，原厂则更名为“佛山市制药一厂”。

改革开放后，德众突飞猛进，发展迅速。1998 年 11 月，佛山市制药二厂经转制成立“佛山德众药业有限公司”，为中外合资企业。1999 年 4 月，经佛山市制药二厂转让，佛山德众药业有限公司受让“安宁”注册商标专用权，核定使用商品为第 5 类：中西成药，企业知识产权保护达到全新高度，以商标作为品牌核心价值，进一步拓宽了知名品牌的市场化运作空间。2004 年 3 月，“德众”注册商标被广东省工商局认定为“广东省著名商标”，企业知识产权保护迈上一个新台阶，百年中医药老字号品牌大放光彩。2011 年 9 月，“德众”注册商标被国家商标局认定为“中国驰名商标”，企业发展竖起一座新的里程碑。2012 年 2 月，德众的明星产品“中医养生（源吉林甘和茶）”被广东省确定为第四批省级非物质文化遗产，企业知名度和影响力获得重大提升。源吉林甘和茶是岭南中成药的经典名方，俗称“盒仔茶”，主要由 35 味纯中药组成，是由香薷饮、藿香正气散、茵陈蒿汤、平胃散诸方加减演变而成，配伍清热、祛湿、健脾等药，共成疏风清热、解暑消食、生津止渴之功效。如今由国药集团德众（佛山）药业有限公司承袭生产。在符合现代制药 GMP、确保药品质量的前提下，公司一直遵循古方配药，保留传统工艺之精髓，把古法炮制与现代工艺完美结合，使源吉林甘和茶在岁月的变迁中保持着永久的生命力。

2015 年 3 月，佛山德众药业有限公司更名为“国药集团德众（佛山）药业有限公司”，企业踏上新征程。2017 年 7 月，广东省政府公布了“2016 年广东省专利奖获奖名单”，国药集团德众（佛山）药业有限公司位列其中，“一种治疗鼻科疾病的药物组合物及其制备方法”获得优秀奖。这类药物类的获奖项目，是佛山企业的第一次，彰显中华老字号的无形资产价值。2018 年 1 月，在广东国评科技成果评价有限公司（第三方专业科技成果评价机构）的组织下，由国药集团德众（佛山）药业有限公司等企业共同完成的“区域智能中心药房”科技成果被专家组一致评价为达到国内先进技术水平，反映了中医药百年老字号的传承和创新能力。2020 年 12 月，佛山市质量强市工作领导小组办公室公布“佛山市第四批通过认定的细分行业龙头企业名单”，国药集团德众（佛山）药业有限公司等 100 家企业榜上有名。细分行业龙头企业的认定主要由 3 个指标决定，分别是市场占有率、技术创新水平和产品质量水平。佛山企业被认定为细分行业龙头企业是对入选企业坚持创新发展与质量保证的充分肯定。

国药集团德众（佛山）药业有限公司作为广东省高新技术产业，长期专注于中成药研发、生产、销售。历年来，公司还保持较高的科技投入，在国内率先采用多功能提取、高真空热泵双效浓缩、喷雾干燥、干法制粒、双层压片及薄膜包衣等技术，并成为企业的核心竞争力，在医药行业产生积极的影响与作用。在保持较高的科技投入的同时，德众药业也非常注重知识产权保护，公司目前拥有发明专利 16 项、实用新型专利 21 项、外观专利 1 项、软件著作权 4 项、中国驰名商标 1 个，国内外注册商标达 50 个，目前德众药业是佛山市唯一一家成功认定为中国驰名商标的制药企业，被广东省政府授予广东省知识产权优势企业。

明兴

明兴是广东省广州市的著名制药企业，迄今已有 120 多年的历史。2011 年 3 月被商务部认定为第二批“中华老字号”（名单序号：广东 19），代表性注册商标是“明兴”。

明兴的前身是广州一个由多家医药厂店组成的群体。其中历史最长的为“利济轩”，清光绪二十七年（1901 年）由广东顺德人陈伯清在广州创立，初期主要生产中成药回春丹、白凤丸等。而影响力最强的是“梁培基”，清光绪三十三年（1907 年）由广东顺德人梁培基在广州创立，大力研发推销“梁培基发冷丸”，开创了中西药结合的先例。

1952 年，利济轩药厂与私营梁培基制药厂合并成立“新联股份有限公司（新联药厂），企业规模迅速扩大。1956 年 2 月实行公私合营，新联药厂与多家私营医药厂店合并，组建“公私合营明兴联合制药厂”，企业迈上新台阶。1962 年 12 月，该厂更名为“广州明兴制药厂”，成为国有企业。“文革”期间，明兴制药厂陷入困境。据 1967 年 5 月广州市工商局颁发的营业证照显示，该厂被迫更名为“广州第三制药厂”。20 世纪 70 年代，该厂与当时的北京中医学院（安宫牛黄丸剂改专题研究小组）合作，成功地在古方安宫牛黄丸的基础上开发出清热解毒良药“清开灵注射液”，成为全国最早开发生产清开灵注射液的企业之一。1973 年，广州第三制药厂企业名称变更，恢复“广州明兴制药厂”建制。

改革开放后，明兴高歌猛进，快速发展。1982 年 12 月，广州明兴制药厂开始试行股份制，顺利筹集到资金，较快提升了生产力。1992年12月，明兴清开灵注射液被国家中医药管理局指定为全国中医医院急诊科（室）首批必备中成药之一，并被国家列入首批中药保护品种，成为经典名方挖掘开发的典范，极大提振企业创新发展的动力和自信心。1996年7月，经国家商标局核准，广州明兴制药厂获得2件“明兴”注册商标专用权，其中一件核定使用商品为第30类：咖啡、茶、非医用营养液等，企业知识产权保护迈出重要一步。2002年，广州明兴制药厂成功改制后更名为“广州明兴制药有限公司”，并以资产置换的形式加入“广州白云山制药股份有限公司”，企业走上集约化、现代化道路，优秀品牌赋能效果明显。同年5月，经国家商标局核准，明兴制药公司获得一件“明兴”注册商标专用权，核定使用商品为第5类：人用药、各种针剂、片剂、水剂、中药成药、生化药品、医药制剂、化学药物制剂等，企业知识产权的价值大幅提升，为品牌市场化运作打下良好基础。2004年3月，广州明兴制药有限公司持有的“明兴”注册商标被广东省工商局认定为“广东省著名商标”，企业知识产权保护攀上一个新高峰。2005年6月，广州明兴制药有限公司更名为“广州白云山明兴制药有限公司”，企业踏上新征程。2016年5月，“明兴”注册商标又被广东省著名商标评审委员会认定为“广东省著名商标”，企业知识产权保护更加充分，增值后的无形资产十分有利于提高产品的知名度，树立企业良好的品牌形象。

2018年11月，白云山明兴通过知识产权管理体系认证，并收到中规（北京）认证有限公司颁发的《知识产权管理体系认证证书》，认证明兴药业知识产权管理体系符合标准GB/T 29490-2013，有效期3年。通过认证范围为颗粒剂、片剂、硬胶囊剂、乳剂、合剂、口服制剂、小容量注射剂（含激素类）、血液透析及相关治疗用浓缩物的研发、生产、销售、上述过程相关采购的知识产权管理；口服制剂保健食品的研发、销售、上述过程相关采购的知识产权管理等，企业知识产权保护达到全新高度，有利于企业以质量打造产品，以创新发展品牌，以品牌推动企业。2020 年 1 月，面对湖北武汉发来的新冠肺炎疫情应急药物紧急支援请求，白云山明兴以航空件方式，将“明兴清开灵”送往武汉疫情防控一线。17 年前的“非典”时期，清开灵曾经是国家权威卫生机构推荐使用的抗击非典中成药，且在历次传染性疾病如手足口病、流感、禽流感等暴发时，清开灵都受到专家的推荐和社会的肯定。

作为中华老字号企业，广州白云山明兴制药有限公司是广东省高新技术企业，是广药集团旗下广州白云山医药集团股份有限公司的全资子公司和骨干企业之一。历经百年奋斗，白云山明兴从最初的“利济轩”“梁培基”等几家家庭作坊式小药厂，逐步发展成拥有小容量注射剂、冻干粉针剂、片剂、胶囊剂、口服液、颗粒剂、原料药以及医疗器械（透析剂）等生产能力的综合性制药企业，全国 500 家最大医药工业企业之一，所有剂型全部通过 GMP 认证。公司占地面积 12196 平方米，建筑面积 26300 平方米，厂区有小容量注射剂、口服制剂车间两个车间，为共建和谐社区以及企业自身发展的需求，设有厂外车间 7 个。公司严格按照 GMP 进行生产和管理，采用先进的生产设备和生产工艺保证技术领先和质量稳定，运用各种现代化的检测手段对产品质量进行严格监控。其中镇厂名药明兴清开灵，已经成为全国各品类清开灵中的明星产品。目前，明兴清开灵系列产品包括注射液、口服液、颗粒、胶囊 4 种剂型，在原料来源、生产工艺、质量标准等方面有其独特的产品优势。

光华

光华是广东省广州市的著名制药企业，迄今已有 110 多年的历史。

2011 年 3 月被商务部认定为第二批“中华老字号”（名单序号：广东 21），代表性注册商标是“禾穗牌”。

光华的前身是广州一个由多家医药厂店组成的群体。其中历史最长、影响力最强的为“唐拾义药厂”，1912 年由广东三水县（今佛山市三水区）人、医药师唐拾义在广州下九路创建，是中国华南地区最早的西成药厂之一，有自制久咳丸、发冷丸等成药销售。

之前唐拾义曾开设诊所多年，积累财富后与其长子、留德医学博士唐太平共同经营这家药厂，自任药厂经理。唐拾义药厂的明星产品是小柴胡汤。小柴胡汤沿自公元 196 年东汉医圣张仲景所著《伤寒论》，由柴胡、黄芩、半夏（姜制）、人参、生姜、甘草、大枣共 7 味中药以“君臣佐使”组方原则煎制而成，在晋代传入岭南，清末由唐拾义在自家诊所传承创新，以“去渣再煎法”制作为中成药。从 1931 年起，唐氏陆续购进新式制药机器代替手工操作，产量激增。遂建造新式厂房，并研制出八卦丹和疳积散等新药，一时声名鹊起。

1956 年实行公私合营，唐拾义药厂与天寿堂药行、健成药社、陈一鸣成药社共 8 家厂店合并，成立“广州市公私合营唐拾义联合制药厂”，企业开启一个新时代。1964 年，唐拾义联合制药厂变更为“广州光华制药厂”。1968 年 11 月，广州光华制药厂与广州人民制药厂合并，更名为“广州第七制药厂”，传统中医药文化遭遇挫折。

改革开放后，光华重新发展，一路前行。1981 年 1 月，经国家商标局核准，广州第七制药厂获得“禾穗”注册商标专用权，核定使用商品为第 5 类：西药，企业知识产权保护意识十分超前。1982 年 1 月，企业恢复“广州光华制药厂”名称，老字号锦上添花。1983 年，联合国人口基金会首度投资光华制药厂联合生产外用避孕片，产品享誉海外。1986 年，光华被列为国家推行全面质量管理的 1000 个大中型企业之一，企业开始实行现代化。1993 年 1 月，光华转制为国有控股企业，成立“广州光华药业股份有限公司”。2001 年，通过资产重组，光华药业从广药集团直属企业转为该集团下属的“广州白云山制药股份有限公司”的子公司，优秀品牌赋能效果明显。2004 年 12 月，经国家商标局核准，光华药业获得“禾穗牌”注册商标专用权，核定使用商品为第 5 类：人用药、药物饮料、生化药品、药用胶囊、中药成药、片剂、西药、原料药、胶丸等，企业知识产权保护达到全新高度，以商标作为品牌核心价值，进一步拓宽了知名品牌的市场化运作空间。2005 年 6 月，广州光华药业股份有限公司更名为“广州白云山光华制药股份有限公司”，企业开启新时代。2012 年 2 月，白云山光华的“中医传统制剂方法（小柴胡制剂方法）”被广东省确定为第二批省级非物质文化遗产扩展项目，企业无形资产得到进一步发扬光大，知名度和影响力大幅提升。小柴胡传统制剂方法包括两大组成部分，一是小柴胡方，二是以去滓再煎法为核心的古法制作工艺。此经方已有近两千年的历史，白云山光华结合先师岭南经方研究和应用的基础，制成药性更平和、更适应现代大众自诊、自购用药的现代颗粒冲剂——白云山小柴胡颗粒，曾入选国家权威性的重要指导文献《中国药典》，凸显白云山光华制药对传统中医药的保护和传承，堪称功不可没。2022 年 3 月，白云山光华持有的“禾穗牌”注册商标通过广东省商标协会重点商标保护委员会“关于 2021 年度广东省重点商标保护名录”的公示，“禾穗牌”商标入选广东省重点商标保护名录。此次入选广东省重点商标保护名录，不仅是对白云山光华“禾穗牌”商标的有力保护，也是对白云山光华品牌的重要表彰，促进白云山光华继续发挥自身在医药制造业领域的优势，引领行业广大发展，为消费者提供更高质量的产品。

作为排名全国医药工业百强榜榜首的广药集团支柱企业之一，白云山光华是“全国医药行业质量效益先进企业”“国家知识产权优势示范企业”“高新技术企业”“广东省技术创新优势企业”，系列荣誉加身。公司一贯秉承“以科技创造领先，以质量铸就品牌”的经营理念，致力于做好药，做百姓心中的放心药。以缓控释、速释泡腾、咀嚼片为特色，先后研发的药品有感冒药类、心脑血管类、消炎止咳类、消化道类、维生素补钙类、营养保健类、妇女儿童类及西药抗生素类等八大系列，共有药品批准文号263个，其中小柴胡颗粒被评为“全国健康行业消费者最喜爱感冒发热类药品牌”。小柴胡颗粒是白云山光华的巨星品种，曾获得多项省、市级荣誉。近年来，为提升小柴胡颗粒的科技含量，白云山光华在广药集团的支持下，筹建了小柴胡颗粒科技培育创新工作室，并联合广东省药品检验所、中山大学、暨南大学、鉴甄检测等优质科研力量，打造了小柴胡颗粒中药大品种全产业链创新模式。丰硕的科研成果显著增强了白云山小柴胡颗粒的品牌影响力和科技竞争力。

广西壮族自治区

万宝堂

万宝堂是广西壮族自治区南宁市的著名医药机构，迄今已有100多年的历史，代表性注册商标是“古鼎”。

万宝堂原为一家民间药店，始创于1914年。抗战时期，国内战乱不断，市场日益萎缩。及至1939年，万宝堂老板深感难以支撑，便将万宝堂产权卖给店内员工、南宁津头村（今属青秀区）人陈国寿。陈氏接手后重整旗鼓，一番装修，于1941年重新开业。该店主营中药，镇店名品有传统经验汤药配方“痧麻夹经汤”“十二奇方”“十三太保汤”和“万宝凉茶”，购销货源广至云南、四川、贵州、广东、香港等地，声名远播，生意兴隆，成为当时南宁一家口碑颇好的老药店。另外，手工制作中药饮片也是该店的突出特色。万宝堂有一套严格的传统手工加工药材的复杂程序，包括规定泡药、翻药的时间，用锤平整药材；平扁、斜切等刀工；甚至用木工刨来刨花，讲究药材薄、大块、泡够味，彰显广西地方传统中医药特色。例如一支天麻要泡三天，只能切成四方形，去皮留肉，然后用刨刀刨成薄片，再用红布捆绑。员工最为自豪的是店内一个槟榔可以切成100片，薄如蝉翼，技艺高超。

1954年2月，广西省（今广西壮族自治区）医药公司南宁支公司成立，担负监管、协调、经办全市医药购销职能。1955年8月，该支公司更名为“南宁市医药公司”。1956年实行公私合营，根据政府医药分开、厂店分离的政策，手工制药和零售商业不再融合，故万宝堂改变前店后场的经营方式，但增加了一个中药材加工组，保留着小炙小炒的中药材饮片加工项目。1959年，万宝堂迁址民生路经营，仍为南宁中药方剂配制重点店之一。1962年，万宝堂迁址解放路，扩大为中药加工场，企业规模有所增强。1969年10月，南宁市医药公司设立“朝阳医药综合商场”，这是南宁市中心商业区的南宁市最大的医药零售店。

改革开放后，万宝堂东山再起，发展迅速。1985年1月，中药加工场动迁至中尧南路，更名为“南宁市医药公司中药饮片厂”，隶属南宁市医药公司，负责为公司所属老字号药店加工、炮制中药饮片，以供市场需求外及医疗单位配方用药外，还承接来料加工业务。1988年，朝阳医药综合商场更名为“朝阳大药房”，仍隶属南宁市医药公司。1993年5月，南宁市医药公司更名为“南宁市医药总公司”。1997年8月，经市政府南府复〔1997〕31号文批准，由原南宁市医药总公司、自治区人民医院、南宁市沛宁资产经营公司等9家单位共同发起，于1998年1月改制组成“南宁医药有限责任公司”，并于同年6月成立“南宁医药有限责任公司万宝药店”，为南宁医药有限责任公司的分支机构，但药店名称仅使用“万宝”字样。2003年4月，南宁医药有限责任公司出资成立由其控股的“广西南宁朝阳大药房连锁有限责任公司”，同年10月，南宁医药有限责任公司万宝药店更名为“广西南宁朝阳大药房连锁有限责任公司万宝堂分店”，此处恢复“万宝堂”百年老字号及其中药商业部分，为朝阳大药房连锁公司的零售门店，经营范围扩大，除中成药、中药饮片、西药外，增加化学药制剂、生化药品等，企业踏上新征程。截至 2005 年底，万宝堂分店市场占有率大幅提升，销售额达 151.05 万元，同比增长 14.04%。究其原因在于，万宝堂秉承传统中药饮片的特色加工技术，配制的方剂和药丸均得到几代老药工的传授，故能根据药物的不同药性，精心为顾客所需药方进行炙、焙、烤、碾，以质量打造产品，以创新发展品牌，以品牌推动企业。

2006 年 8 月，为挖掘保护中医药历史文化资源，重新焕发老字号昔日风采，努力振兴老字号知名品牌，南宁医药有限责任公司出资 153 万元占比 51%、朝阳大药房连锁公司出资 147 万元占比 49%，在南宁医药有限责任公司中药饮片厂的基础上，共同组建“广西万宝堂药业有限公司”，主营中医饮片生产，此处恢复“万宝堂”百年老字号及其中药工业部分。至此，万宝堂老字号由万宝堂分店和万宝堂药业分别传承。2007 年 2 月，经国家商标局核准，南宁医药有限责任公司中药饮片厂获得“古鼎”注册商标专用权，核定使用商品为第 5 类：中药成药、片剂、水剂、胶丸、人用药、原料药、膏剂、药酒、酊剂、生化药品，企业知识产权保护迈出重要一步，为以商标作为品牌载体、不断拓展品牌空间打下了良好基础。同年 10 月，该注册商标转让给广西万宝堂药业有限公司。2010 年 11 月，因朝阳大药房连锁公司作为投资人退出，广西万宝堂药业有限公司成为南宁医药有限责任公司的全资子公司。2015 年 3 月，由于南宁市旧城改造的原因，朝阳大药房连锁公司下属的万宝堂分店从解放路 43 号整体搬迁至新址。作为一个时代的标志，解放路旧址的很多店铺都是老南宁的象征，包括万宝堂药店承载着无尽的历史记忆。2016 年 6 月，该店又迁址民生路 110 号经营。

现在，作为中医药百年老字号，万宝堂零售业务范围更加扩大，包括中药材、中药饮片、中成药、西药、保健食品、医疗器械等，经济效益不断提高。同时，万宝堂不断增加和完善各项便民措施和服务项目，如提供夜间售药、为中药配剂顾客免费煎药、代顾客加工中药粉、电话微信购药、市内免费送药上门等，充分满足患者多元化、差异化，复杂化的个性需求，致使客流不断，口碑日隆。

海南省

广德堂

广德堂是海南省海口市著名医药机构，迄今已有 180 多年的历史。

广德堂的前身是“松记”药材店，清道光十六年（1836 年）由已故中国现代历史学家陈垣祖父、广东新会县（今江门市蓬江区）棠下镇人陈海学在江门商贸区创立。该店主营陈皮采购，转运到广州摆地摊销售。因经营有方，财富积累很快，陈海学便于清道光十七年（1837 年）在广州城晏公街西段（今越秀区）租用闽漳会馆（又称漳州会馆）旧址，开办了“陈信义药材行”，店门前对联书写：“信人所任，义事之宜。”清光绪四年（1878 年）陈海学逝世后，其诸子包括陈垣父亲陈维启基本上都继承父业，共同将陈信义行的经营范围扩大，触角伸向香港、上海、天津、重庆、湛江等地，家族企业更加兴旺发达。

清光绪三十四年（1908 年），陈信义药材行多位家族股东集资，在琼州口（今海口市）博爱路买地开设“广德堂”药店，成为琼州（今海南省北部）近代医药名店。广德堂设零售部、批发部和医堂（诊所）。零售部设在药店前面，批发部设在后面，楼上设医堂，聘请名医坐堂应诊。药店后面设货仓和加工作坊，使用道地药材制售丸散膏丹等中成药。其中镇店名药是鹿茸膏、鹿角膏、鹿胎膏、龟鹿二仙膏、燕窝肥儿糕等，产品经常供不应求，生意十分兴隆。除海南各县药店多来进货外，雷州半岛各县也常来采购。此外，还按照古方配制生化汤、安胎药、感冒茶、浸酒药等，大大方便了群众。与此同时，该店经营的益智、良姜、槟榔、沉香等道地中药材，亦深受广大顾客欢迎。1923 年，经海口总商会向政府统一申请批准，当时市内一批药店包括广德堂均获得营业执照。截至 1932 年，海南各市县个体药材店发展较快，计有 87 家之多，其中广德堂力拔头筹，长期位居海口市医药业榜首。

新中国成立后，广德堂如鱼得水，快步前行。1950 年 5 月海南岛解放后，广德堂变更为公私合营企业。1954 年，海口市相继成立医药、食品、百货等 8 个国营公司，以国营商业为主导，同时对私营商业逐步进行社会主义改造。在医药公司中，规模最大、效益最好的是广德堂。该堂供应处方配备有葱白、生姜、大枣、红枣、蜂糖、饴糖等，药用副食品有百合、薏米、莲子、冰糖、元肉、花椒、大茴、胡椒、香料等，品种丰富。特别是该堂精制熬炼各种膏和药，在市面上供不应求，如鹿茸膏、鹿角膏、鹿胎膏、鹿骨膏、燕窝肥儿糕、新会黄皮酒等。此外，该堂还有按照古本经验方法配制的生化汤、安胎药、感冒茶、五花茶、七星茶、清补凉、浸酒药等，方便和满足大众。1956 年实行公私合营，广德堂更名为“广德堂药材商店”，企业揭开新篇章。

改革开放后，广德堂如同插上腾飞的翅膀，发展日新月异。1981 年 6 月，“海口市医药生产供应公司”成立，一方面组织业务人员，到市外购进杞子、防党、桔梗、银花、当归、柴胡等紧缺中药材 270 种。另一方面组织市属广德堂等中药店分别到海口西郊长流，琼山县龙塘、永兴、旧州，澄迈县老城、白莲等地销售，扩大市场份额，增加经济效益。同时还把药品送到农场、工厂、招待所和卫生院等用户手中，彰显百年老字号的社会担当。

重庆市

重庆市中医院

重庆市中医院是重庆市著名医药机构，亦为中国历史上第一所国立中医院，迄今已有120多年的历史，代表性注册商标是“重庆市中医院”。

重庆市中医院的前身是“仁爱堂医院”，1902年12月由法国方济各玛利亚修女会在仁爱堂教堂旁建成开诊，为当时法国人在重庆设立的第一所西医院。该医院初期仅设门诊部，由教区聘请特约医生应诊，护理人员则为修女。自1934年起设立住院部收治病人，医院规模扩大。1945年，仁爱堂医院设立仁爱高级护士职业学校，学制3年，面向社会招生，培养了一批西医护理人才。1948年，在新建楼房、改善医疗设施的基础上，病床增至100张，门诊部设内科、外科、妇产科、小儿科、口腔科、五官科等，医院实力增强，社会影响增加。

1950年9月，位于重庆的陪都中医院与劳福医院合并，改称“西南卫生部工人医院”，隶属西南军政委员会卫生部。1951年4月，西南卫生部接办仁爱堂医院及仁爱高级护士职业学校时，将教堂、神父楼及修道院也一并接收，仁爱堂医院和西南卫生部工人医院合并，更名为“西南卫生部直属新渝医院”，成为重庆市首家中西医结合医院。不久，该院成立

“重庆痔瘘小组”，攻关研发“中医枯痔疗法”“中医肛瘘的挂线疗法”等。1953年5月，新渝医院划归重庆市卫生局领导，更名为“重庆市第七人民医院”。1954年9月，重庆市第七人民医院痔漏科一行5人作为中西医合作团队到北京汇报，并举办多期培训班向全国推广“枯痔”和“挂线”技术，获得国家嘉奖。1955年3月，经重庆市政府批准，第七人民医院变更为“重庆市第一中医院”。1975年5月，因该医院中西医结合急症治疗及科研方面的突出贡献，经国家科委批准，成立“重庆市中医研究所”，故重庆市第一中医院变更为“重庆市第一中医院（重庆市中医研究所）”，重庆市中医研究所为该医院的第二名称。

改革开放后，重庆市第一中医院突飞猛进，发展迅速。1985年经重庆市政府批准，重庆市第一中医院更名为“重庆市中医院（重庆市中医研究所）”。2003年9月，重庆市中医院与原重庆市第二中医院合并，更名为“重庆市中医院（第二名称重庆市中医研究院）”，医院迈上新征程。2008年，重庆市中医院与重庆市中西医结合医院（第二名称重庆市第一人民医院）合并，成为位于渝中区的“重庆市中医院道门口院部”，医院实力更加增强。2009年10月，重庆市中医院从渝中区整体搬至江北区南桥寺，成为位于江北区的“重庆市中医院南桥寺院部”，极大地满足了江北区、渝北区和北部新区居民群众的医疗需求。2013年，医院领导层特别强调中医院是综合医院的定位，认为中医院不是专科医院，不能不看急诊、不抢救患者。于是医院引进心脏介入专家，建立导管室，开展心脏冠脉造影、支架植入手术等新技术、新项目，并鼓励科室开展高难度、风险大、科技含量高的新技术和新项目，发挥中医特色优势、提升综合救治能力。2014年5月，经国家商标局核准，重庆市中医院获得“重庆市中医院”图文注册商标专用权，核定服务项目为第44类：保健、矿泉疗养、疗养院、医疗按摩、医疗设备出租、医疗诊所服务、医院等，医院知识产权保护达到全新高度，

2017 年 1 月，为更好地发挥中医药特色优势，推动中医药全面振兴发展，服务“一带一路”等重大国家战略，国家发展改革委、国家中医药管理局联合启动了中医药传承创新工程建设备选项目申报工作，计划从重点中医医院和省级中医药科研机构两个层面，大幅提升中医药传承创新能力，促进中医药全面振兴发展。同年 5 月，经重庆市内遴选和全国范围比选，重庆市中医院成功入选中医药传承创新工程——重点中医医院项目储备库，获得中央计划内投资 1 亿元，医院知名度和影响力大幅提升。

作为中医药百年老字号，重庆市中医院是重庆市规模最大、实力最强，集医疗、教学、科研、公益四项中心职能于一体的大型三级甲等中医龙头医院，是国家卫生健康委员会指定的国际紧急救援中心网络医院、国家爱婴医院、国家药物临床试验机构，是国家中医疫病防治队伍及疫病防治基地依托中医医院、首批国家中医药传承创新工程重点中医医院建设单位、国家中医药传承创新中心建设单位，并成功进入国家中医药传承创新项目储备库。医院现分江北区南桥寺院部和渝中区道门口院部，占地 173 亩，建筑面积近 20 万平方米。现编制床位 2500 张，开放床位 3000 张，临床科室 44 个，医技科室 10 个。年门诊量约 270 万人次，年出院病人近 8 万人次。有国家临床重点专科 5 个（皮肤科、针灸科、肿瘤科、肾病科、护理学）、国家中医药管理局重点学科（中医皮肤病学）和重点专科（皮肤科、针灸科、肿瘤科、肾病科、妇科、脑病科、肛肠科、骨伤科、肝病科、护理学）共 11 个、国家中医药管理局重点研究室 1 个（湿疹中医外治法重点研究室）。

桐君阁

桐君阁是重庆市著名医药机构，迄今已有 110 多年的历史。其传承载体是重庆桐君阁股份有限公司，2011年3月被商务部认定为第二批“中华老字号”（名单序号：重庆10），代表性注册商标是“桐君阁”。

清光绪三十四年（1908年），重庆府巴县（今重庆市巴南区）药商许建安因仰慕中医药鼻祖、中国古代药学家桐君悬壶济世的功德，在太平门鱼市口创办“桐君阁熟药房”，其店铺字号取自李时珍《本草纲目》中“桐君，黄帝时臣也，著有《桐君采药录》”一句中的“桐君”二字。许建安早年为药店学徒，后用鸦片、大黄制成所谓“戒烟丸”，获利颇丰，逐渐积累财富。他曾邀请名医陈玉书编著《桐君阁丸药提要》，累计印制2万册，免费赠送到桐君阁买药的消费者。

桐君阁初期虽采用前店后场经营方式，但却制定了一套严格的质量管理规章制度，十分注重商业道德和诚信经营。如各类配方中的人参，用高丽参而不用东北参；鹿茸则必是西藏货；又如制作安宫牛黄丸、大活络丹、苏合香丸等所需的重要原料龙脑香、苏合香、印度牛黄、暹罗犀角等，也专门在广州、香港及南洋各国采购。有资料显示，清末民初时期，桐君阁经营的丸散膏丹等各类中成药共计240多种、饮片400多种，成为西南地区家喻户晓的中药房之一。

1951年，桐君阁与国新、亚西药房、光华国药公司、胜利国药号以私营公司合营组建“重庆桐君阁药厂股份有限公司”，下设4个门市部、3个饮片部，自产自销。1955年11月实行公私合营，桐君阁药厂股份有限公司变更为“重庆桐君阁药厂”，共计建立5个车间，基本上实行半机械化生产，提高了生产效率。1958年11月，该药厂与“地方国营重庆庆余堂药厂合并”，组建“公私合营重庆桐君阁药厂”，为桐君阁的技术积累和持续发展奠定了坚实基础。1965年，公私合营重庆桐君阁药厂更名为“中国医药工业公司公私合营重庆桐君阁药厂”，正式转为国营企业。同年成功研制“四君子合剂”，首创我国中药合剂新剂型，创造近代中药界阶段性成果。后来重庆桐君阁药厂更名为“重庆制药八厂”，老字号名称停用。

改革开放后，桐君阁浴火重生，一路高歌猛进。1979 年，恢复“重庆桐君阁药厂”老字号名称；同年，经国家商标局核准，该厂获得“桐君阁”注册商标专用权，核定使用商品为第 5 类：中成药，企业知识产权的价值大幅提升，为品牌市场化运作打下良好基础。1985 年 2 月，重庆桐君阁药厂获得第二件“桐君阁”注册商标专用权，核定使用商品为第 5 类：医药。1987 年 1 月，由重庆桐君阁药厂、重庆中药材站等 14 家中药企业联合组建成为全国第一家中药股份制企业——“重庆中药股份有限公司”，开始实行现代企业制度。1996 年 2 月 8 日，“重庆中药”在深圳证券交易所上市，一举迈进资本市场，成为中国西部地区唯一的医药类上市公司。1998 年 4 月，重庆太极实业（集团）股份有限公司与重庆中药股份有限公司资产重组，太极集团并购桐君阁，更名为“重庆桐君阁股份有限公司”，为太极集团的子公司和商业战略平台。在技艺传承方面，桐君阁培养了一大批技艺精湛的认药大师、抓药大师、药材养护大师、中药炮制大师、中药调剂师等。他们有的精通药品储藏之道，有的拥有临方炮制的绝招，有的则专门研究中药古法炮制技巧。多年来，这些独特绝技代代相传，不断精研创新，使桐君阁的精品药学服务得到最有力的保障。在责任担当方面，桐君阁每年开展中药养生文化节，为百姓普及中医药养生知识，开展名老中医义诊活动，提供一个集药材真伪辨别、体验式服务、个性化问诊为一体的专业平台。同时，桐君阁还推出鲜人参、鲜天麻、鲜石斛等鲜中药，引领新鲜中药滋补新风尚。2001 年，“桐君阁”注册商标被重庆市工商局认定为“重庆市著名商标”，企业知名度和影响力大幅提升。2006 年，重庆桐君阁药厂改制为“太极集团重庆桐君阁药厂有限公司”，为太极集团的子公司，制药板块逐渐做大。2011 年 5 月，“中医传统制剂方法（桐君阁传统丸剂制作技艺）”被国务院认定为第三批国家级非物质文化遗产代表性扩展项目，百年老店又绽放一朵灿烂的新花。其独特的中成药制作工艺，师徒相传，精选药材、遵古炮炙、循方制药、追求疗效，药真价实，诚信经营，历久弥新。次年，重庆桐君阁药厂被重庆市列为非物质文化遗产“生产性保护示范基地”，企业攀上一个更高的台阶。

截至 2013 年，重庆桐君阁股份有限公司总资产达 32 亿元，总销售额 139 亿元，桐君阁下属分、子公司，遍及川渝、华东、华北地区。公司始终坚持“中药为本、零售生存、批发立足、药材谋利、并购扩张”二十字经营方针，构筑立足西部、面向全国、展望世界的“大健康、大医药、大流通、集约化、网络化”医药商业航母；同年被商务部认定为“2013 商务诚信建设试点工作先进企业”。截至 2022 年 1 月，重庆桐君阁股份有限公司控股的重庆桐君阁药厂发展强劲，欣欣向荣。该厂品种资源丰富，现有批准文号 250 个，独家品种 20 个，进入国家基本药物目录产品 61 个。产品涵盖丸剂、片剂、胶囊剂、口服液、酊剂、糖浆剂等 12 个剂型，形成了呼吸系统用药、消化系统用药、心脑血管系统用药及补益类用药，涉及内科、外科、骨科、妇科、儿科等为重点的八大产品集群。重点产品有小金片、鼻窦炎口服液、沉香化气片、强力天麻杜仲丸、麻仁丸、还少丹、安宫牛黄丸、生力雄丸、嫦娥加丽丸、三仁合剂、炙甘草合剂等。与此同时，重庆桐君阁股份有限公司充分发挥“太极（TAIJI）”中国驰名商标、百年“桐君阁”老字号的品牌影响力，充分挖掘传统中药、品牌产品、经典名方的市场价值，打造具有科技创新、智能制造等多方面优势的现代中药。

四川省

成都同仁堂

成都同仁堂是四川省成都市著名医药机构，迄今已有 280 多年的历史。2011 年 3 月被商务部认定为第二批“中华老字号”（名单序号：四川 22），代表性注册商标是“庚鼎”。

成都同仁堂的前身是“陈同仁堂”，始创者是江西临江府清江县人（今宜春樟树市人）陈发光。陈氏原为家乡药商，因经营不力入川发展。先是走街串巷挑担贩药，后沿街摆摊制售丸散膏丹。随着财富积累、信誉增强，他便于清乾隆五年（1740 年）在成都湖广馆街设立陈同仁堂药铺。陈同仁堂与北京同仁堂毫无关系，取名纯属巧合。该药铺前店后场，自产自销，主营灵宝如意丹、人参归脾丸、长生固本丸、金灵丹等中成药，逐渐声名鹊起，口碑日隆。

1956 年实行公私合营，当时陈同仁堂、庚鼎药房、精一堂等私营中医药企业积极参与，均隶属“成都市中药材公司”管理，企业焕然一新。1965 年，由于厂店分离，手工制药和零售商业不再融合，陈同仁堂、庚鼎药房、精一堂等生产部分与其他作坊合并成立制药厂，后演变为成都中药厂。而这些药店剔除生产部分后仅余的中药商业部分，变更为成都市中药材公司下辖的药品批发部。

改革开放后，成都同仁堂高歌猛进，快速发展。1980 年 10 月，成都市中药材公司在滋补药材销量增长的信息冲击和启发下，决定尝试把中药与中餐有机结合起来，创造药膳食疗养生法，并以公司成药仓库作为药材基地，在总府街开设了中国第一家药膳餐厅。结果宾客盈门，生意兴隆，一片点赞声，行业知名度和社会美誉度大幅提升。1983 年 12 月，该药膳餐厅独立进行工商登记注册，成立“成都同仁堂滋补药店”，更加促进传统中医药药膳食疗养生事业日益兴旺。1988 年，恢复老字号企业名称，成都同仁堂滋补药店变更为“成都同仁堂”。1990 年 9 月，成都同仁堂在旧址建筑的新房落成，二层楼结构，楼上设药膳厅，楼下经营饮片配方和中西药零售。其中饮片配方别具一格，在严格保证质量的基础上，实行了“单味分包”。分包属于老字号药店的传统优良做法，在成都同仁堂恢复实行，获得各界一致好评。2000 年 11 月，成都市中药材公司改制，被成都博瑞经济发展有限公司兼并重组，为其子公司，下设同仁堂批发部和德仁堂批发部等分公司。2001 年 3 月 27 日，成都同仁堂（第二名称同仁堂批发部）与新成立的“四川德仁堂药业连锁有限公司”（亦为成都博瑞子公司）签订合作协议，规定成都同仁堂成为该公司旗下的药品零售分支机构，但今后该公司下属所有零售连锁药店全部委托成都同仁堂进行管理，所有零售连锁药店的招牌将统一注明“成都同仁堂管理店”字样。这种以“管理店”形式进行合作、输入知名品牌对药店进行“托管”的方式在全国尚属首创。2001 年，成都同仁堂还创立了健康俱乐部，在四川省率先开通 24 小时免费送药以及健康服务热线。无论严寒酷暑、白天黑夜，也无论药品价值多少，只要消费者拨通热线，即可享受专业的免费送药服务。2002 年 6 月，经国家商标局核准，成都同仁堂获得“庚鼎”注册商标专用权，核定服务项目为第 35 类：推销（替他人），企业知识产权保护达到全新高度，以商标作为品牌核心价值，进一步拓宽了知名品牌的市场化运作空间。2003年11月，成都市中药材公司更名为“成都德仁堂药业有限公司”，成都同仁堂隶属关系变化，随之更名为“成都德仁堂药业有限公司成都同仁堂”，为成都德仁堂药业的分公司，企业踏上新征程。2009年7月，“德仁堂中医中药文化”被四川省确定为第二批省级非物质文化遗产，其中主要内容是成都同仁堂的传统药膳文化。据四川省及成都市两级非物质文化遗产保护中心披露，早在清乾隆十年（1745年），当时开业不久的陈同仁堂就提出“食疗不愈，然后用药”的理论，并开设了“食疗、药粥、药酒等”以辅治疗的药膳部。

2010年，成都同仁堂全面装修，经营面积从800平方米扩建至1200平方米。经全面改造装修，环境呈现古今相融、中西合璧的现代气派。门店整体以典雅大气的深红、明黄、金为主色调，店面屋顶沿用清代的琉璃瓦件，屋坡舒缓流畅，角翘简洁。门店内随处可见古朴实木家具，文化展示墙上用铜板雕刻着丸散膏丹配方，厚重的中医药特色异常浓郁。该店品种非常齐全，品种品规数量多达2万余种。2020年2月，在抗击新冠肺炎疫情的过程中，成都同仁堂免费提供抗感冒中药剂，并且组织免费为市民派发医用口罩的公益活动，将健康防护的观念传递给更多人，彰显中华老字号企业的社会责任担当。

梓橦宫

梓橦宫是四川省内江市著名医药机构，迄今已有240多年的历史。2011年3月被商务部认定为第二批“中华老字号”（名单序号：四川18），代表性注册商标是“梓橦宫”。

梓橦宫的前身是“刘记梓橦宫老药局”，清乾隆四十五年（1780年）

创立于内江县（今内江市）大西街文昌宫庙门口，属个人行医开业的中医外科兼生产祖传丸散膏丹的民间药摊。

一个多世纪后，该企业迎来新生。1950年，“刘记梓橦宫老药局”获得政府颁发的药业商贩营业登记证，企业地位合法化。1958年8月，刘记梓橦宫老药局与内江4家个体药摊合并，成立“梓橦宫膏药门市部”。1960年因商业调整，梓橦宫膏药门市部更名为“内江市梓橦宫膏药合作商店”，主营药品零售。“文革”期间，梓橦宫命运多舛，几经易名。从1966年8月开始，梓橦宫膏药店先后变更为“树新风膏药店”“新药业合作商店丸药加工房”和“医药合作商店丸药加工厂”，传统中医药文化遭遇挫折。直到1975年，根据国家工商局要求，才重新恢复百年“梓橦宫”老字号名称，将医药合作商店丸药厂变更为“内江市梓橦宫合作药厂”。

改革开放后，梓橦宫继续前行，渐入佳境。1980年12月，内江市梓橦宫合作药厂与内江市红卫制药厂合并，定名为“内江市梓橦宫制药厂”。1982年2月，梓橦宫合作药厂与红卫制药厂正式联合并厂统一安排生产。同年6月，经国家商标局核准，内江市梓橦宫制药厂获得“梓橦宫”注册商标专用权，企业知识产权保护达到全新高度。1997年1月，内江市梓橦宫制药厂进行股份制改造，与内江市旭业商贸有限公司联合成立“四川内江梓橦宫制药有限公司”，主营医药制造。2001年2月，四川内江梓橦宫制药有限公司整体转让给三九药业集团，更名为“四川三九梓橦宫药业有限公司”，企业继续发展。

2003年3月，因债务等问题，四川三九梓橦宫药业有限公司举步维艰、濒临破产，于是内江市委市政府招商引资，该公司由一个具有高学历、高专业化和市场经验丰富的海归实力派团队投资收购，并于同年12月更名设立“四川梓橦宫药业有限公司”。该公司成立后，一方面从事医药研发、生产和经营，另一方面进行更加有效的资本运作。2004年4月，公司成功收购四川省内江华康药业有限责任公司和四川省内江华康大药房连锁有限责任公司，并分别更名为“四川梓橦宫医药贸易有限公司”和“四川梓橦宫大药房连锁有限公司”，梓橦宫品牌实力大增，经营范围扩大。2006 年 3 月，梓橦宫药业有限公司与山东地维药物研究所联合研发的胞磷胆碱钠片（欣可来）和苯甲酸利扎曲普坦胶囊（欣渠）获国家食品药品监督管理局颁发的药品生产许可证，并于同年 6 月正式上市销售。2008 年 9 月，“梓橦宫”注册商标被四川省内江市工商局认定为“内江市知名商标”，企业知识产权保护攀上一个新台阶。2009 年 8 月，欣可来和欣渠入选《国家公费医疗报销目录》，梓橦宫的社会评价锦上添花。2010 年 10 月，梓橦宫药业有限公司成功竞拍四川华尔孚制药破产资产，盘活内江医药制药业的存量资产，取得了东方胃药胶囊的药品生产批件和相关知识产权。东方胃药胶囊为全国独家中成药，梓橦宫将其收入囊中后一直视之为另一个主导产品。2013 年 12 月，“梓橦宫”注册商标被四川省工商局认定为“四川省著名商标”，企业影响力和公信力得到进一步提升。2014 年 7 月，梓橦宫药业有限公司收购昆明全新生物制药有限公司，持股 82.3%，获得 4 个独家中成药产品、打通医药原材料产业链条。

2015 年 1 月，四川梓橦宫药业有限公司更名为“四川梓橦宫药业股份有限公司”，并于同年 6 月挂牌新三板上市，成为又一家进军资本市场的百年老店，且为名副其实的专家型民营科技企业。登陆新三板以后，梓橦宫拟使用募集资金 3000 万元用于生产智能升级项目，2000 万元用于昆明全新技改扩能建设项目，9816.37 万元用于新药研发项目，6000 万元用于营销网络建设项目。其注重新药研发，致力于走创新道路，志在做强做大、引领制药行业，为患者提供安全、高效和高性价比的一线专科用药。特别是公司领导层有多位是医药行业从事 20 年以上研究和领导工作的专业人员，研发总监和主要技术骨干均是具有 10 年以上医药制药与研究的一线技术人员。而且公司始终积极与国内外高等院校进行合作，充分利用外部资源，引进国际先进技术，提高自身研发团队的科研实力。2021 年 8 月，四川梓橦宫药业股份有限公司进入精选层挂牌，在资本市场募集资金净额 2.23 亿元，半个月后迎来北交所成立及精选层挂牌企业平移至北交所上市的新机遇，一举成为上市公司，拉开了梓橦宫二次创业的历史序幕。目前，公司已形成以神经系统、消化系统用药为主导领域，以神经系统、消化系统、内分泌系统用药为未来发展重点的产品格局。

全泰堂

全泰堂是四川省遂宁市著名医药机构，迄今已有 130 多年的历史。2011 年 3 月被商务部认定为第二批“中华老字号”（名单序号：四川 21），代表性注册商标是“全泰堂”。

全泰堂的前身是一家民间药铺，清光绪十五年（1889 年）由浙江乐氏两兄弟在遂宁大北街创建，取名“全泰堂咀片铺”。“咀片”指经过加工处理，制成片、丝、块、段状，便于煎服的药材，因此全泰堂主营中药材加工炮制、中药饮片调剂配方等。

1956 年 3 月实行公私合营，乐氏第四代传承人乐守恒将全泰堂咀片铺移交遂宁县中药材总店管理，统一加工炮制中药材兼制中成药三仙丹冲剂、安宫牛黄丸、跌打酒等 40 余种中成药。然而此后 30 多年时间里，全泰堂这一名号便处于断层状态，几乎不复存在。

改革开放后，全泰堂东山再起，发展迅速。1985 年 9 月，因遂宁撤县并市，原遂宁县中药材公司升级为“四川省遂宁市中药材公司”。1992 年 9 月，成立“四川省遂宁市中药材采购供应站”，与遂宁市中药材公司实行站司合一，同时决定恢复“全泰堂”老字号，将全泰堂单独设立为企业法人机构，企业名称为“遂宁市全泰堂药品公司”，主营中西药零售业务，下设8个门市部。1994年3月的一个上午，在遂宁涪江河滩上，全泰堂主动销毁124个品种、价值2.9万余元的过期失效药品。其中包括江西吉林人参、天麻蜂王浆、蛤蚧精、板蓝根冲剂、中西成片剂等4000条盒（瓶），变色的人参和杭菊200条盒等，彰显国有企业对保障药品质量安全的责任担当。1997年7月，经国家商标局核准，遂宁市全泰堂药品公司获得“全泰堂”注册商标专用权，核定服务项目为第42类：医院、卫生室、医务室、保健、理疗、医疗辅助、医药咨询、疗养院、休养所、护理室、（疗养院）养老院等，企业知识产权得到法律保护。1998年12月，遂宁市医药总公司实行国有体制改革，其所属企业员工与国资委共同持股，于次年11月成立“四川遂宁市全泰堂药业有限公司”，加快转型升级步伐，创新药品零售与服务模式。2002年10月，该公司实施国有股整体转让、实行民营股份制的企业制度，在自身发展史上竖起一座新的里程碑。2008年，“全泰堂”注册商标被遂宁市工商局再次认定为“遂宁市知名商标”，企业荣誉加身。2010年3月，全泰堂药业兴办医疗机构，成立“四川遂宁市全泰堂药业有限公司国医养生馆中医门诊部”，经营范围涉及中医科（内科专业、妇科专业、儿科专业、皮肤科专业、推拿科专业、老年病科专业、针灸科专业、康复医学科专业），深受社会各界好评。国医养生馆中医门诊部的特色在于，名医荟萃、晚上专家坐诊、推拿理疗、免费吸氧、科普中心等，市民走进全泰堂国医养生馆，不仅可以看病抓药，更好似走入一个浓缩的中医药博物馆，在就诊之余还能学习欣赏中医药知识，感受五千年传统中医药文化。同年，“全泰堂”注册商标被四川省工商局认定为“四川省著名商标”，企业知名度和影响力进一步提升。2020年8月，商务部消费促进司发布《药品流通行业运行统计分析报告（2020）》。报告指出，2020年面对突如其来的新冠肺炎疫情，药品流通行业经受住了考验，有力地保障了药品及医疗防疫物资的高效流通和可靠供应，为抗击疫情做出了积极贡献。报告显示，2020 年四川遂宁市全泰堂药业有限公司位列全国药品零售企业销售总额前 100 位，排在全国第 70 名。

2020 年 9 月，四川遂宁市全泰堂药业有限公司变更为“四川全泰堂药业有限公司”，表明企业经营范围更加扩大，业务辐射能力更加增强。目前，作为全泰堂集团有限公司的全资子公司，全泰堂药业生产经营精神药品、生化药品、中药材、中药饮片、生物制品、化学原料药、抗生素原料药、中成药、化学药制剂、抗生素制剂、危险化学品；销售医疗器械、日杂用品、水果、花卉、保健食品及用品、化妆品、消毒用品、日化品、计生用品及用具、特殊医学用途配方食品、预包装食品、乳制品（含婴幼儿配方奶粉）、母婴用品；另有仓储服务、货物配送，市场营销策划，商标服务，房屋租赁服务。经营品规达 2 万余种，拥有跨地区配送能力的物流配送中心，业务覆盖遂宁市行政区域全部县（区）级及以上等级医院，乡镇、街道卫生院、站覆盖率达 80% 以上，辐射成都、德阳、绵阳、南充、内江等城市。总之，全泰堂药业以“营销管理”为发展主题，以“规范发展网点建设，壮大规模”为经营主线，长期以来领先同行业，令人刮目相看。

贵州省

廖元和堂

廖元和堂是贵州省著名医药机构，迄今已有 370 多年的历史。2011 年 3 月被商务部认定为第二批“中华老字号”（名单序号：贵州 7），代表性注册商标是“廖元和堂”。

廖元和堂的前身为明末军医廖品五为避清军从江西新余来到贵州黔北大娄山地区创立的一家民间药铺，取字号“廖氏济世药堂”。其子廖维才，其孙廖耀寅承袭祖业，行医济世。清顺治元年（1644 年），廖氏第三代传承人廖耀寅迁居今贵州遵义县板桥镇开设药店。针对黔北川南民间多发的癫痫、偏瘫、中风、失语、小儿高热惊风等疾病，依托贵州大娄山丰富的药材资源和板桥古镇的流通便宜，经过 5 年的苦心探究试验，研制出一种具有息风通络、镇惊豁痰、开窍醒脑功能的“化风丹”丸剂，这时期化风丹用药包括天麻、苍术、檀香、荷叶、荆芥、全蝎、僵蚕、麝香等近 20 味，采用家传一般炮制法制成，形状为直径 2 ~ 3 厘米药丸，色微黄，用当地毛边纸包裹。顺治六年（1649 年）至康熙三年（1664 年）期间，廖氏药堂还大胆借鉴白酒发酵窖藏工艺，将核心药物处理制成药母，提高了药性，降低了毒性。同时，组方配伍更精到，药材使用各有增减，并使用了具有安神定惊的朱砂，疗效大增，危重患者均药到病除。

清康熙四十九年（1710 年），廖氏后人廖炯正式定店名为“廖元和堂”，并依托当地丰富的道地药材资源和特殊的地理环境，将化风丹药丸由蚕豆大小改为豌豆大小，且以盒装取代散装，同时附版印说明书，并正式命名此药为“廖元和堂化风丹”，使其更加走俏市场。廖元和堂独特的炮制方法、精到的组方配伍使化风丹疗效独特，历经十余代传承，数百年而不衰。有资料显示，由于化风丹一直是清代数百年皇帝治病的专用药，故有“皇药”和“神药”之称。

1935 年中国工农红军转战遵义，军中医官曾购买大量化风丹，使得廖家库存所剩无几，一时洛阳纸贵，时有“存金子不如存化风丹”之说。1936 年，廖家搬到遵义县（今遵义市）进行生产和销售。抗日战争时期，化风丹远销东南亚各国，深受欢迎。中国远征军在滇缅抗日作战时，为避高山瘴气和增强士兵体能，也大量采购廖家化风丹服用。

1951 年，政府拨款 80 万元组织技术人员奋力发掘，廖氏家族深明大义，把家族祖传的化风丹制作秘方和药厂无偿贡献给国家。1954 年，遵义市区和板桥镇 6 个廖家字号的经营机构联合组建“元和堂化风丹制造厂”，同年经国家工商局核准，化风丹获得“板桥”注册商标专用权，百年中医药产品依法受到国家特别保护。1956 年实行公私合营，企业更名为“公私合营廖元和堂化风丹制造厂”。从此，长期采取前店后场方式产销合一的传统药店迈上中医药制造业的新征程。1958 年，公司合营廖元和堂化风丹制造厂与国营遵义市中药厂、街道办事处中北西药加工厂合并为“地方国营遵义市制药厂”，该厂成为唯一生产化风丹的厂家。

改革开放以来，廖元和堂高歌猛进，发展更加迅速。1983 年，在省政府的关心和支持下，廖氏第十一代传承人廖熙华以廖家后人的名义成立“遵义市侨联企业公司元和堂药厂”，1986 年 5 月，该厂变更为“贵州省遵义雪峰制药厂”。2003 年 10 月 15 日，贵州省遵义雪峰制药厂变更为“遵义廖元和堂制药厂”，恢复廖元和堂老字号。同年 10 月 30 日，该厂成功改制后又更名为“遵义廖元和堂药业有限公司”，企业规模扩大。同年，廖元和堂在遵义市高新技术产业园征地 30 亩，投资 2000 余万元，建成符合国家 GMP 标准的全新厂房和丸剂、片剂、散剂、颗粒剂、胶囊剂等 5 条现代化生产线。2004 年 10 月，经国家商标局核准，遵义廖元和堂药业有限公司获得“廖元和堂”注册商标专用权，核定使用商品为第 5 类：人用药、医用营养品等，企业知识产权保护迈出重要一步，为以商标作为品牌载体、不断拓展品牌空间打下了良好基础。同年 12 月，鉴于廖氏化风丹在治疗中风偏瘫、癫痫、震颤麻痹（帕金森病）、口眼歪斜等脑部疾病的疗效，国家知识产权局授予廖氏化风丹药品及药母发酵两项发明专利，并颁发国家发明专利证书，百年化风丹一举成为国家发明专利产品，企业自主知识产权得到政府极大的支持和保护。2008 年 6 月，“中医传统制剂方法（廖氏化风丹制作技艺）”被国务院确定为第二批国家级非物质文化遗产代表性扩展项目，企业知名度和影响力大幅提升。化风丹的制作工艺在中药制作中属独创，其独特的组方配伍和多类型的药物炮制手法具有药物学科研价值；其在药理合于病理基础上辨症施治的制药理念及质量理念具有较高的学术价值；在化风丹的传承过程中，坚持“救人不论贫富，施药不分贵贱”的行医准则，体现出化风丹较高的人文理念价值。2013年9月，廖元和堂在遵义市红花岗区大健康医药产业园划地 122 亩，投资 2.5 亿元，建立现代新型标准药品生产厂房，更新现代化设备和技术，扩大生产规模；同时加大科技研发，提高产品质量，建立了覆盖全国的销售网络，瞄准国际市场。2019 年，廖氏化风丹入选台儿庄国家药典博物馆长久展示，百年精药大放光彩。同年 9 月，北京故宫永和宫正式挂牌设立为“御医药馆”，这是紫禁城建城 600 年、故宫博物院建院 95 年来，首次对外公开展示院藏宫廷医药文物和文献珍品。2020年，“廖氏化风丹”入选故宫永和宫御医药馆，这是廖元和堂及其明星产品的崇高荣誉，令人刮目相看。

遵义廖元和堂药业有限公司是遵义医药大健康产业园的龙头企业之一及诚信黔药的重要载体，主打产品“化风丹”及“生精胶囊”，销售市场遍及国内30余个省、市、自治区，在1000多家三甲医院上架，2021年公司完成产值2亿多元。

同济堂

同济堂是贵州省著名医药机构，迄今已有130多年的历史。2011年3月被商务部认定为第二批“中华老字号”（名单序号：贵州8），代表性注册商标是“同济堂”。

清光绪十四年（1888年），清朝贵州籍官员唐炯在云南矿务督办任上和贵州籍下层官僚、好友于德楷在贵阳大十字附近的正新街，合资开办了同济堂药店，并专程从湖北汉口聘请于德楷的老友黄紫卿担任经理。黄氏是江西人，精通医药且有经营才干。任内，他始终秉承“购药必须地道，制作必须精细，配授必须依法”的信条，药店一切药物的备置、加工、炮炙和丸散膏丹的制作，均在他亲自指导下进行。所加工的药物既美观又疗效好，加之聘请名医坐堂应诊，品牌名声大噪，顾客纷至沓来。针对当时做生意相机作价、忽高忽低的情况，他请人书写了“一言堂”三字横牌匾挂在店堂，下面还配上“货真价实”“童叟无欺”两块竖牌匾，即向顾客保证：药材好、价钱公道、不得二价，从而力求达到药价稳定、营业额逐步增加的目的。

1939年2月，侵华日军轰炸贵阳，正新街的半条街被毁，同济堂铺面也被烧损。经第二任经理积极组织修复后，同济堂逐渐振兴。抗战后期，各地来贵阳避难人数多达十余万，寻医购药者骤增，同济堂生意日益兴隆。但 1945 年抗战胜利后，因国民党反动统治造成社会发展停滞，同济堂亦由盛转衰，惨淡经营。

新中国成立后，同济堂开始复苏，市场逐渐好转。1956 年实行公私合营，同济堂进入新时期。

改革开放后，同济堂如同插上腾飞的翅膀，发展日新月异。1993 年 12 月，“贵阳药业总公司贵阳市同济堂公司”成立，百年老字号复出。1994 年 12 月，国家国内贸易部认证贵阳市同济堂公司为贵州省唯一的一家中华老字号企业。此后不久，同济堂的旗舰产品仙灵骨葆胶囊（片），填补了中成药治疗骨质疏松的国内空白，成为中国领先的治疗骨质疏松的中药，市场销量一直名列前茅。该产品于 1997 年获得国家专利，被贵州省评为贵州省优秀产品一等奖；同年在马来西亚吉隆坡荣获世界骨伤科联合会颁发的科技进步一等奖；1998 年在北京获中国骨伤科协会特别贡献奖，受到广大消费者的衷心欢迎。1997 年 9 月，经国家商标局核准，同济堂公司获得“同济堂”注册商标专用权，核定使用商品为第 5 类：中药药材、中药成药、各种丸散膏丹片，企业知识产权的价值大幅提升，为品牌市场化运作打下良好基础。自 2000 年起的几年内，同济堂十分注重以质量打造产品，以创新发展品牌，以品牌推动企业。根据发展需要，公司先后兼并“贵阳同济堂药业公司”“贵阳制药二厂”等企业，并相继成立“贵州同济堂药品配送有限公司”“贵州同济堂文化传播公司”“贵州同济堂药房连锁有限公司”“贵州同济堂中药饮片有限公司”“贵州同济堂制药股份有限公司制药二厂”等 5 个全资子（分）公司，努力实施品牌跨类延伸战略，收到了良好效果。2001 年 1 月，经政府有关部门同意，贵阳市同济堂公司在改制基础上与“贵州仙灵药业股份有限公司”实行资产重组，贵阳市同济堂公司并入。同年，公司投资 2000 多万元在贵州雷山、息烽、修文等县建立中药材的保护、种植、抚育基地 2 万多亩。2002 年 11 月，贵州仙灵药业股份有限公司更名为“贵州同济堂制药股份有限公司”，百年老字号企业规模扩大。2004 年 1 月，贵阳药业总公司贵阳市同济堂公司变更为“贵州同济堂制药股份有限公司”；2005 年 4 月，贵州同济堂制药股份有限公司变更为“贵州同济堂制药有限公司”，百年老字号企业更加现代化。2007 年 9 月，中国贵州同济堂制药有限公司在美国纽约证券交易所上市，募集资金 1.1 亿美元。这是国内同类企业中在海外上市的第一家企业，也是贵州省内首家在海外上市的企业。2008 年 6 月，“传统中医药文化（同济堂传统中药文化）”被国务院确定为第二批国家级非物质文化遗产代表性项目，在企业发展史上又增加了一座新的里程碑。同济堂传统中药文化集中体现为“同心协力、济世为民”的价值观，“购药须出地道，制作必须精细，配售必依法度”的质量观，“货真价实”“童叟无欺”的经营理念，“济世活人，急人之急，质量取胜，济世取信”的职业道德，同济堂的品牌和特有标记，以及同济堂传统的中药炮制技术，其特色是传统中医药与民族民间医药的融合。

2015 年 9 月，贵州同济堂制药有限公司变更为“国药集团同济堂（贵州）制药有限公司”，企业发展迈上一个新台阶。2019 年 11 月，公司通过 GMP 认证，获得中药配方颗粒生产认证。与此同时，同济堂借助“内力”和“外力”，快速推进中药配方颗粒研究。在借内力方面，同济堂充分借助国药集团内部资源，加快配方颗粒研究，确保用药安全。在借外力方面，同济堂加强与贵州中医药大学、中国医药工业研究总院等科研院校的合作，积极开展贵州特色苗药配方颗粒研究，推动了贵州省配方颗粒地方标准建设，为贵州中药产业发展提供了科研支撑。2019 年底，同济堂取得了 327 个品种的批复。截至 2020 年 10 月，同济堂申报的 537 味中药的质量标准、生产工艺等已全部通过审批，从而使取得批复的中药品种能够边研发，边申请，边生产。按照贵州省药监局的相关要求，同济堂圆满完成常用中药品种的生产备案，加快推动配方颗粒投产。2020 年初，同济堂研发的中药配方颗粒投产后，首战便参与了抗击新冠肺炎疫情，为省内外医疗机构助力，获得一致好评。

长期以来，同济堂始终坚持“同心协力，济世活人”的价值观和营商原则，特别注意中药的加工炮制与成药制作，并在实践中培养了一批又一批中药加工人才，一方面弘扬中华优秀传统中医药文化，另一方面吸收当地民间民族医药的精华，形成了同济堂自有的一套独特的炮制操作方法，尤以熟地黄、虎骨胶、龟胶、白芍、桔梗、黄精等加工炮制品最为出类拔萃。与此同时，同济堂提供的特色服务也令人感到温馨：顾客上门，有问必答，尽量按顾客的要求办，不论整剂或零药都卖；店内备有一把大茶壶，摆上几张大长凳作为顾客休息等候取药之用；对一些有困难的病家则实行半价收费，还长期免费送一些中成药给人救急，如烫伤药、刀伤药等；并办理晚班营业，即使深夜或冷热天气顾客都能随到随买。目前，同济堂已发展为集科研、生产、销售、种植于一体的现代制药企业，拥有多项发明专利和自主知识产权的产品。公司的主要产品包括仙灵骨葆胶囊（片）、润燥止痒胶囊、枣仁安神胶囊、滇白珠糖浆、金刺参九正合剂、黑骨藤胶囊、虫草清肺胶囊、风湿骨痛胶囊、颈舒颗粒等。

云南省

昆中药

昆中药是昆明中药厂有限公司的简称，为云南省著名制药企业，其中医药技艺传承迄今已有 640 多年的历史。2011 年 3 月被商务部认定为第二批“中华老字号”（名单序号：云南 8），代表性注册商标是“云昆牌”。

昆中药发端于明洪武十四年（1381 年），那年朱元璋遣傅友德、蓝玉和沐英出征云南。攻克昆明后，随沐英入滇的军医朱双美在昆明城内开设“朱氏双美号”药店，前店后场，主要制售朱氏善用水酒和小儿化风丹等，成为昆中药的起源店之一。

1956 年实行公私合营，厂店分离，一脉两支。以百年老店福林堂的中药工业部分为主与昆明双美号、体德堂等 80 多家中小药店的手工作坊合并，共同组建“公私合营昆明市中药材加工厂”。其中体德堂传承人、郑氏后裔将自家传承百年的“郑氏女金丹”配方及生产工艺献给国家，深受社会好评。加工厂不到 500 平方米，厂房陈旧，分散在城区几条街（巷）道上。主要从事中药饮片加工和蜜丸药的生产，生产工具简陋，仅为桶、箩、筛、碾、锅铲和土灶等。生产操作全靠人拉、肩扛、手搅及明火煎熬炼蜜、熬膏等手工劳动。1959 年 11 月，经中央工商行政管理局核准注册，昆明市中药材加工厂获得“云昆”注册商标专用权，知识产权保护意识十分超前。“文革”期间，昆中药历经坎坷。1967 年，昆明市中药材加工厂更名为“昆明市中药制药厂”，企业及时购置炒药机、红外线烤药机等设备，努力改变生产工具落后的状况，实现了快速发展，基本实现了机械化、半机械化生产，处于国内同行领先地位。

改革开放以来，昆中药的发展更上一层楼。1979 年 12 月，昆明市中药制药厂的产品、源于清代康熙年间的女金丹荣获“云南省优质产品”称号，企业锦上添花。1986 年，昆明市中药制药厂变更为“昆明中药厂”，其明星产品止咳丸、舒肝颗粒、感冒消炎片、清肺化痰丸、参苓健脾胃颗粒、天麻祛风补片等畅销全国，并出口创汇。参苓健脾胃颗粒源自北宋《太平惠民和剂局方》，传承经典名方“参苓白术散”，药性平和，温而不燥，用于腹胀、腹泻、不思饮食，是调理脾胃虚弱的传统方剂，为云南名牌产品。1995 年 12 月，经国家商标局核准，昆明中药厂获得“云昆”注册商标专用权，核定使用商品为第 5 类：中西成药及制剂、原料药、中药药材、药酒、药茶，企业知识产权保护达到全新高度，以商标作为品牌核心价值，进一步拓宽了知名品牌的市场化运作空间。2000 年 8 月，昆明中药厂更名为“昆明中药厂有限公司”，企业发展迈入新阶段。2003 年，云南省国有医药企业实现大整合，昆中药加盟昆药集团，成为昆药集团旗下最核心的中成药制造企业。同年 12 月，公司持有的“云昆”注册商标被云南省工商局认定为“云南省著名商标”，企业知名度和影响力大幅提升。2014 年 11 月，“中医传统制剂方法（昆中药传统中药制剂）”被国务院确定为第四批国家级非物质文化遗产代表性扩展项目，成为云南省第一家入选中药传统制剂方法领域的企业，实现了云南省传统中药入选国家级非遗项目零的突破，企业无形资产保护迈上一个新台阶。2015 年 8 月，“云昆”注册商标被国家商标局认定为“中国驰名商标”，企业知识产权保护攀上一个新高峰，更加趋于完善。

2019年，公司设立的昆中药博物馆、非遗体验馆建成并投入使用，企业大举进军文化创意产业。通过馆藏文物史料典型、场景复原，展示企业作为国家级非物质文化遗产项目保护单位、百年中华老字号的厚重历史和文化积淀，企业珍贵的文化资源得到进一步利用。2022年4月，云南省政府首批捐赠上海的防疫药品——昆中药参苓健脾胃颗粒10000件、藿香正气颗粒3333件，经宁波转至上海后，上海卫健委陆续将药品发放至社区，助力广大上海市民提高免疫力，更好地预防、抗击疫情。经测算，本次药品预计可供90余万人使用，凸显中华老字号在疫情期间的责任担当。

作为中华老字号企业，昆中药已发展成为国家级非物质文化遗产保护单位、中国质量诚信企业、国家知识产权优势企业、国家高新技术企业、博士后科研工作站、云南省企业技术中心、云南十大历史品牌、纳税大户等。昆中药马金铺生产基地占地172亩，以绿色、环保、节能、简洁、现代的理念进行设计，引进智能化质量检测设备、中药生产设备，拥有片剂、丸剂、颗粒剂、胶囊剂、散剂、糖浆剂、搽剂、酒剂、膏滋剂、合剂等10个剂型110多个品种，覆盖中药生产的前处理、制剂、外包生产线和饮片生产线，全部通过国家GMP认证，实现了中药提取生产线、中药塑制法生产线、包装连线、物流等过程的智能控制。公司拥有中国GMP制剂第一高楼，拥有雄厚的技术力量，已有57个品种进入国家基本药物目录，国家OTC目录药品77个，国家基本医疗保险药品39个，国家中药保护品种14个，其中10个国家中药保护品种为该公司独家保护品种，企业经营范围扩大，经济效益提高。

无敌

无敌是云南省昆明市著名制药企业，迄今已有340多年的历史。2011年3月被商务部认定为第二批“中华老字号”（名单序号：云南9），代表性注册商标是“王子荣”。

无敌发端于明洪武十四年（1381年），那年朱元璋遣傅友德、蓝玉和沐英出征云南。攻克昆明后，随沐英入滇、熟悉骨伤治疗的军医王广恩定居江川县。相传明崇祯六年（1633年），王氏后人、江川名医王玘独创出治骨疗伤之药，疗效显著，故被尊称“无敌真人”，成为王氏无敌创始人。清康熙五十年（1711年），王氏无敌第二代传承人王万申等传承秘法，继续完善无敌针法，逐渐确立了无敌世家专治骨病骨伤的行医方向。清光绪五年（1879年），王氏无敌第三代传承人王汝桂考取武状元，于是边习武边行医，影响力进一步扩大。王氏无敌第四代传承人是王汝桂之子王子荣，他秉承祖传医药，不断改良创新“无敌”疗法系列、研制新药方，分别取名无敌丹、无敌膏、无敌药酒和无敌止痛搽剂，形成一门四杰的系列产品，被药界称为黑药。其中无敌膏堪称精品，在药材配方上由57味名贵中药材构成，是膏方史上的最大组方；在炮制方法上坚持传统技艺，很多药材需要九蒸九制，并经过粉碎、混合、浸泡、炸药等严格工序秘炼熬制而成。抗战时期，美国援华军人不适应多雨潮湿的气候，多患上腰腿疼痛。时任云南省主席龙云找到王子荣，求其为美军解决病痛。无敌不仅为美军治好了腰腿疼痛病，还治好了因飞行作战骨折扭伤的美军飞行员。对此，1944年美国《时代周刊》曾刊登标题为“东方无敌丹让飞虎队重返天空”的新闻。

王氏无敌第五代传承人是王子荣长子王树芬。他青年时代参加国民革命军，随军参加过讨袁、北伐战争等，后进入江西南昌军官教导团，在朱德部下任中、上尉副官多年，并曾运用祖传的无敌治骨疗伤法为官兵治病疗伤。朱德曾亲笔为“王子荣无敌膏”题书“可以济世”四字，为“王子荣无敌丹”题书“功效惊人”四字，以示赞誉。1929年，王树芬返滇居住，并在昆明木行街26号用其父王子荣的名字开设“王子荣药房”，前店后场，行医卖药，声名鹊起。当时有很多不知情的老百姓认为王树芬即是王子荣。

新中国成立后，王子荣药房继续发展。1958年实行公私合营，王子荣药房不再单独营业，王树芬参加公私合营担任昆明市盘龙区草医联合诊所大组长。1964年7月，朱德同志赴昆明视察时曾在西山白渔口工人疗养院单独接见了王树芬，并做了亲切的谈话，当时有省委书记阎红彦陪同。

改革开放后，无敌东山再起，百年老字号迎来全新的发展机遇。1994年，王氏无敌第六代传承人、王树芬之子王昌与其他4人刘素华、王兰、王会、王元经工商登记成立“昆明无敌制药厂”，企业类型为集体所有制企业，取得有关部门发放的“无敌丹胶囊、无敌止痛搽剂、外用无敌膏、无敌药酒”4个产品的生产批准文号。王昌继承祖业，大力传承创新无敌治骨疗伤法，并率先打破祖宗之法不得外传的家训，吸收外姓弟子陆柏久作为第七代传承人拜师学艺，进行培养，为无敌治骨疗伤法在新时期的发扬光大，奠定了坚实的基础。2002年4月，昆明无敌制药厂改制组建“昆明无敌药业有限责任公司”，企业踏上新征程。2003年6月和7月，经国家商标局核准，昆明无敌药业中的王氏股东先后获得两件“王子荣”注册商标专用权，核定使用商品为第5类：药酒、膏、中药成药、原料药片剂等，企业知识产权保护迈出重要一步，为以商标作为品牌载体、不断拓展品牌空间打下了良好基础。2005年9月，昆明无敌药业引入云南膳坊本草科技有限公司为新股东。合同约定上述两件注册商标等无形资产为王氏股东所有。2006年1月，昆明无敌药业公司更名为“云南无敌制药有限责任公司”，企业更加集约化、专业化和现代化。2007年10月16日，王氏股东与云南无敌制药公司签订《知识产权有偿使用协议》，约定将上述两件注册商标等知识产权按每年 40 万元的价格许可给云南无敌制药公司使用，使用期限为 3 年。2013 年 12 月，“无敌治骨疗伤法”被云南省确定为第三批省级非物质文化遗产，企业无形资产得到发扬光大。无敌治骨疗法指的是一个系列的药品名称，其中包括外用药和口服药，外用药说明书描述的是治疗关节炎、跌打损伤，以及肢体疼痛症状，内服药说明书描述的是治疗骨性关节炎、骨质增生、骨折等病症。2021 年 10 月，王氏无敌第七代传承人陆柏久在河南省南阳市举办的第十五届张仲景医药文化节暨第九届仲景论坛上，举行隆重的收徒师承仪式，以弘扬传统医学、培养骨伤科人才为己任，毫无保留地将自己毕生临床经验传授于基层人才，为无敌治骨疗伤法技艺的后继人才培养和推广发展做出贡献。

长期以来，作为中华老字号企业，云南无敌制药有限责任公司是国内专业从事研究、生产治疗骨病药品的重点骨干生产型企业，产品生产秘方距今有 300 多年的历史传承，主要产品有“无敌丹胶囊、无敌止痛搽剂、外用无敌膏、无敌药酒”等。无敌骨药处方考究，现已公开使用的有 78 味中药，产品具有极佳的疗效，深受广大患者的喜爱，无敌骨药自诞生以来为历代广大骨病患者解除病痛，为人类健康做出了贡献。

老拨云堂

老拨云堂是云南省昆明市著名医药机构，迄今已有近 300 年的历史。2006 年 11 月被商务部认定为第一批“中华老字号”（名单序号：云南 6），代表性注册商标是“老拨云堂”。

老拨云堂的前身是一家民间药铺，清雍正六年（1728 年）由清代中医、云南通海县人沈育柏在家乡创立，当时的通海县令为其题名“拨云堂”（后更名为老拨云堂)。该店是家庭作坊式企业，前店后场，主营自制的拨云锭眼药。拨云锭以化障清毒疗法为基础、中药为根、彝药为引，制成眼膏涂抹于眼睑或患处，见效快速、解毒散结，能治 72 种眼科疾病，还有解毒治脚气等诸多功效。为此，相传沈育柏离世之前曾叮嘱子孙：勿以善小而不为，眼疾者拨云见日为沈家之大德，此方务必流传于世。

据《云南通志》载，清光绪元年（1875 年)，云南开化（今文山县）总兵夏豹伯因长年征战，患有严重的眼疾，经老拨云堂第八代传承人沈元能以拨云锭施治，很快痊愈。不久，夏豹伯以拨云锭为贡品敬呈皇室，备受嘉奖，回赠楹联“拨翳抽丝眼光若电，云开雾散医道通神”。拨云锭经“官道驿站”流通各省，且经“茶马古道”远销全国各地和东南亚，深受广大患者欢迎。清光绪二十六年（1900 年)，老拨云堂开始在昆明武成路（今人民中路）设立药店经营，从此火爆云南省城并辐射周边地区。

1956 年实行公私合营，老拨云堂并入“通海县中西医联合诊所”，拨云锭停止生产。1962 年 7 月，通海县卫生局决定恢复生产，于是由老拨云堂传承人沈斯陶、沈斯湛与沈永曦联合组成拨云堂成药生产组，并于 1963 年 8 月注册了“老拨云堂”商标。然而“文革”时期，老拨云堂惨遭厄运，陷入困境。一代名药“拨云锭”再次被迫停止生产，时局变化几乎让拨云锭失传。

直到改革开放，老拨云堂才如沐春风，一路前行。1984 年 7 月，老拨云堂第十代传承人沈永钢向政府献出拨云锭祖传秘方，带领几名职工、自筹资金创建了集体所有制企业“老拨云堂食品调味厂”，恢复“老拨云堂”字号，主营五香卤药等。1985 年 9 月，经国家商标局核准，老拨云堂食品调味厂获得“老拨云堂”注册商标专用权，核定使用商品为第 30 类：五香卤药，企业知识产权保护十分超前，为以商标作为品牌载体、不断拓展品牌空间打下了良好基础。1986 年 4 月，“云南通海老拨云堂制药厂”成立，百年老店绽开新芽。1992 年 9 月，经云南省首届著名商标消费者评选，“老拨云堂”注册商标荣获“云南省著名商标”称号，百年老字号锦上添花。1994年8月，通海老拨云堂制药厂昆明分厂更名为“昆明老拨云堂制药厂”。1997 年 12 月，昆明老拨云堂制药厂改制成为股份合作制企业，成立“云南老拨云堂药业有限公司”，开始实行现代企业制度。2000 年 9 月，老拨云堂由股份合作制企业改为民营企业，国退民进效果显著。2002 年 12 月，云南烟草兴云投资股份有限公司斥巨资与云南同仁实业有限公司携手对老拨云堂药业旗下的 6 家公司进行重组，成立“昆明老拨云堂药业有限公司”等企业，形成了以昆明老拨云堂药业有限公司为重组主体，云南老拨云堂药业有限公司（通海）及北京老拨云堂科技发展有限公司为控股子公司，集科、工、贸为一体的现代化药业集团的格局。2003 年 1 月，老拨云堂落户于彝药的发源地云南楚雄，在楚雄经济技术开发区建设高科技含量的现代化 GMP 生产基地。同年 10 月，云南省经国家邮政局批准对外发行一枚邮票，左侧为“如意”图案，右侧印有老拨云堂第十代传承人沈永钢头像，这是国内首枚私营企业个性化邮票，对提高老拨云堂的知名度和影响力大有裨益。

截至 2004 年 7 月，老拨云堂药业已经形成管理营销总部在昆明、药品生产基地在楚雄、食品生产基地在通海、营销网络遍布全国的基本构架。2005 年 1 月，国家食品药品监督管理局发布公告，“拨云锭”被列为国家中药二级首家保护品种，企业获得殊荣。同年 5 月，成立“楚雄老拨云堂药业有限公司”，企业翻开新篇章。2007 年 10 月，昆明老拨云堂药业有限公司更名为“昆明老拨云堂生物产业有限公司”，企业经营范围扩大。2011 年 11 月，“老拨云堂”注册商标被国家商标局认定为“中国驰名商标”，企业知识产权保护达到全新高度，受到国家特别保护。2012 年 10 月，拨云锭产品再次获得国家食品药品监督管理局颁发的国家二级中药保护品种证书。2014年11月，“彝医药（拨云锭制作技艺）”被国务院确定为第四批国家级非物质文化遗产代表性扩展项目，老拨云堂中医药文化的历史传承大放光彩，企业知名度和影响力大幅提升。2022年5月，老拨云堂获得一项涉及中成药生产技术领域的实用新型国家专利，具体为“一种中成药生产用制锭机”，将经典融入现代，以传承结合创新，企业知识产权保护达到一个新阶段。

老拨云堂是历史悠久的以眼药研发、生产、销售为主导的大型高科技制药企业。作为云南屈指可数的百年老店，老拨云堂有丰富的文化积淀和巨大的品牌价值，长期以来十分注重运用自己独特的文化去塑造品牌、宣传品牌，将老字号拥有的独特的文化内涵作为企业的核心竞争力，取得了良好的经济效益和社会效益。“拨云锭”是我国唯一的中药眼科锭剂制品，由彝族的传统配方，通过传统工艺制成，是中国民族医药学会评定的首个彝族药品种。

福林堂

福林堂是云南省昆明市著名医药机构，迄今已有160多年的历史。2006年11月被商务部认定为第一批“中华老字号”（名单序号：云南5），代表性注册商标是“福林堂”。

福林堂初期为一家无名药铺，清咸丰七年（1857年）由湖北黄州（今黄冈市）人李玉卿在昆明辕门口（今光华街西段）创立。李玉卿早年随父来到云南昆明东郊大板桥安家，他们以上山采挖草药、走村串寨行医为生，积累财富后李玉卿开设药铺，坐堂问诊，行医卖药。相传李玉卿为穷苦百姓治病不收诊费，只要求重病愈者在后堂植杏树3棵，轻者1棵。日积月累逐渐连成杏林，于是李氏药铺便取名“福林堂”，意在“杏树成林，福泽后代”。

民国初年，李玉卿次子、李氏第二代传承人李复初接办福林堂。因其精通医术、服务真诚，特别是福林堂药材道地、品种齐全、疗效显著，并有名医随诊开方、就店抓药，故饱受赞誉，口碑极佳，很快就在同行中出类拔萃，名列昆明医药行业前茅。当时福林堂前店后场，制作的中成药有几十种，其中名药为回生再造丸、益肾烧腰散、济世仙丹、黑锡丹等，远销四川、广东、贵州、西藏等地，甚至东南亚一些国家也来购药。而且该堂每年按季节变化、按多发病的出现，有针对性地配售药物，如春季出售银翘散、平胃散，夏季卖理中丸，秋冬则偏重出售温补药物。与此同时，还专门为孕妇培植产前药、产后药等。有资料显示，时为云南首领的龙云、卢汉两家及一些官员也常到福林堂购买药品，福林堂名声更振。1920 年，福林堂建盖新楼，占地面积约 300 平方米，建筑面积约 700 平方米，为中式三层土木结构，独特的八面风转角楼式样，至今仍然保留清代的建筑特色和风格，端庄古朴，环境幽雅，堪称昆明老城的地标。

1956 年实行公私合营，厂店分离，一脉两支。福林堂中药商业部分与昆明 100 多家中小药店合并，共同组建“公私合营昆明市药材公司”，从事中药零售经营活动。

改革开放后，福林堂迎来了千载难逢的发展机遇。1982 年，昆明市药材公司划归云南省医药管理局管理，发展成为集工商、批零一体的大型中药企业。1994 年，昆明市药材公司下属昆明中药厂、昆明中药饮片厂等中药工业机构划归云南省医药总公司，昆明市药材公司由工商一体化企业转为纯中药商业企业。2000 年 1 月，云南医药集团有限公司与香港新世界中国实业项目有限公司共同投资将昆明市药材公司改制重组，成立“昆明福林堂药业有限公司”，企业开启新局面。福林堂药业把深厚的传统中医药文化与现代先进的管理概念相结合，稳步发展连锁，实施名牌战略，形成福林堂药业特有的公司文化和经营管理，面向全国，走向世界。同年10月，经国家商标局核准，昆明福林堂药业有限公司获得“福林堂”注册商标专用权，核定服务项目为第42类：保健、医疗辅助、理疗、医药咨询等，企业知识产权的价值大幅提升，为品牌市场化运作打下良好基础。2003年5月，地处昆明文明街和光华街两条街的交叉口、占尽地势地利的福林堂被批准成为昆明市“第四批文物保护单位”，古色古香的店堂已成为昆明历史文物建筑，成为昆明城市的记忆以及昆明中医药的形象。从2006年下半年开始，福林堂药业历经4个月的时间，在福林堂总店二层建成面积250平方米的“福林堂国医馆”。国医馆分为仲景、华佗、扁鹊、思邈、时珍5个医馆，包括煎药区、针灸区、饮片配方区、候诊区和西医健康诊所。与普通的药店门诊有所不同，国医馆集品鉴、欣赏、诊疗、休闲于一体，舒适典雅的候诊环境，富含了中医药文化底蕴，全面塑造了福林堂中医药的专业形象。国医馆聘请40多位名医坐诊，为患者提供方便、专业、优质的医疗服务，深受社会各界欢迎。2007年，福林堂药业的连锁零售门店数量从当年的100家增加到150家，企业经营规模迅速扩大。2013年3月，福林堂被国务院核定公布为“第七批全国重点文物保护单位”，百年老店殊荣满满，令人钦佩不已。

经过长期发展，目前福林堂药业有上海福林堂医院投资管理有限公司、个旧医药有限责任公司、云南新云三七产业有限公司3家公司，并有零售连锁门店80多家，集药品零售、药品批发、中药生产于一体，已形成较为完整的产业链。福林堂药业制售的丸散膏丹等中成药，处方配伍精当，制作工艺认真。

然而，2019年10月，福林堂药业收到一则不好的消息：中国华融云南省分公司发布了“昆明福林堂药业有限公司债权资产推介”的公告，内容显示，昆明福林堂药业用位于昆明的13套房产以及一块仓储用地作为抵押，向华融资产借款16692.38万元，因福林堂药业现金流紧张，暂无还款能力，故华融资产计划对福林堂药业的债权进行处置。截至这年9月20日，福林堂药业债权本息约2.62亿元。此次债务危机对福林堂药业打击颇大，令本已步履维艰的福林堂药业雪上加霜，陷入更大的困境。为了改变颓势，重新振兴，2021年7月，昆明福林堂药业有限公司与云南健阵医药股份有限公司正式签约，委托健阵医药全面负责福林堂旗下企业的经营管理。此举意味着福林堂药业踏入医药新零售浪潮、进行企业内部外部大变革的托管阶段，百年中华老字号的发展前景颇为世人瞩目。

云南白药集团

云南白药集团是中国著名制药企业，迄今已有120多年的历史。2011年3月被商务部认定为第二批“中华老字号”（名单序号：云南7），代表性注册商标是“云南白药”。

作为中医药产品，云南白药由云南江川县（今玉溪市江川区）骨伤科医生曲焕章于1902年研制创产，初名“曲焕章白药”。随着事业顺利发展，为增加白药的神奇色彩，曲焕章给白药另起新名为“万应百宝丹”。它的功效以治疗刀枪伤及跌打为最。凡刀枪跌打、穿胸洞腹、伤及脏腑，只要身软不死，虽人事不省，均有可能救治。1918年，曲焕章在昆明开设了一家骨伤科诊所，坐堂问诊，行医卖药。1922年，该诊所更名为“曲焕章药房”，经营范围扩大，陆续研制与普通百宝丹配套使用的重升百宝丹、三升百宝丹等。1931年，曲焕章药房迁址昆明金碧路扩建，并更名为“曲焕章大药房”，五个铺面三层结构，专门经营各类百宝丹。1935年5月，蒋介石在云南省政府接见曲焕章，曲赠蒋500瓶“三升百宝丹”，蒋为之题词“功效十全”。1938年滇军北上抗日，曲焕章捐赠3万瓶百宝丹给抗日官兵。同年 3 月，李宗仁率川、滇、鲁诸军在台儿庄抗击日寇获胜。一时间百宝丹名声大振，产品开始远销新加坡、印度尼西亚、马来西亚、泰国、日本等国，产量因抗战需要达到前所未有的高峰，年销 40 万瓶之多。然而不幸的是，同年 8 月曲焕章客死重庆。

新中国成立后，百宝丹境遇更加好转。1951 年 8 月至 10 月，参加重庆举办的“西南区工业展览会”，百宝丹荣获一等奖。1955 年 10 月，曲焕章之妻缪兰英将百宝丹处方和技术全部献给政府。政府将曲焕章大药房与其他几家私营药房合并，成立“公私合营昆明市联合制药厂”，任命缪兰英为制药厂技师，所出产品由百宝丹变更为“云南白药”。同年，国务院保密委员会将云南白药的处方、制作技艺均列为国家保密范围。1970 年 3 月，周恩来总理对云南白药的生产情况十分关心，要求云南省委抓好白药生产发展工作并做出三条指示：一、建立一个规模比较大的云南白药厂扩大生产；二、组织一个云南白药的研究机构；三、积极筹建云南白药原料生产基地。[1] 1971 年 6 月，“云南白药厂”成立，开始大批量生产云南白药，并且建立了相当规模的白药研究机构，设立实验室和化验室，对云南白药进行系统的科学研究和栽培试验，生产白药系列产品，产量有很大提高。

改革开放后，云南白药自身发展史上的黄金时代随之到来。1979 年 9 月，国务院给全国 172 种优质产品颁发国家质量奖，包含 7 种中成药产品。其中仅有云南白药厂生产的茶花牌云南白药与北京同仁堂的安宫牛黄丸、上海中药一厂和苏州雷允上的六神丸荣获金质奖，企业知名度和影响力大幅提升。1993 年 5 月，云南白药厂进行现代企业制度改革，成立“云南白药实业股份有限公司”，企业发展开启新阶段。同年 12 月，云南白药作为云南第一股登陆深交所 A 股市场，主营业务为化学原料药、化学药制剂、中成药、中药材的研制、生产及销售，主要产品还包括六味地黄丸、逍遥

1 曾育麟：《白药百年——云南白药的故事》，《中国民族民间医药》2002 年第 5 期，第 249 页。

丸、桂附地黄丸，企业发展史上竖起一座新的里程碑。1996 年 10 月，企业变更名称为“云南白药集团股份有限公司”。通过资本运作，云南白药集团取得了对省内大理、丽江、文山 3 家白药生产企业的控股，终结了白药生产的“战国时代”。1999 年，在省政府的支持下，云南白药集团全面进行现代化企业改造。通过股权转让，云南白药集团实现了产权的多元化。通过配股形式，云南省最大的药品流通配送企业云南省医药公司和云南最大的中药饮片生产企业昆明天紫红中药厂进入白药集团，公司实现了从单一中成药生产企业向流通领域和饮片生产方向扩展，有效延长了公司的产业链。同年底，公司成立医药电子商务有限公司，建立内部创业机制，企业发展进入快车道。2000 年 8 月，经国家商标局核准，云南白药集团股份有限公司获得“云南白药”注册商标专用权，核定使用商品为第 5 类：中药原料药、医用营养品、中药制剂等，企业知识产权保护达到全新高度。2002 年 3 月，“云南白药”注册商标被国家商标局认定为“中国驰名商标”，企业知识产权保护迈上一个新台阶。2005 年，云南白药集团高举跨界经营大旗，开始进军牙膏市场。经过 8 年奋战，截至 2013 年，云南白药牙膏的销售额从 3000 万元达到 66 亿元，赢得业界瞩目，成功开拓了功能性牙膏高端市场的新大陆，确立了中国功能性牙膏的品牌地位，成为中国牙膏市场成长最快的品牌。2016 年至 2019 年，公司完成混改和整体上市，为公司再创百年辉煌奠定了坚实的体制机制基础。2022 年 2 月，云南白药集团获得天津经济技术开发区颁发的互联网医院牌照。该医院以数字智能引擎为驱动，以消费者需求为核心，充分发挥白药产业链优势，将线上线下全渠道供应链深度融合，为消费者提供基于健康管理、慢病管理为核心的个性化解决方案，彰显中医药创新性优质医疗服务格局。

问世百年来，云南白药品牌以其独特、神奇的功效被誉为“中华瑰宝，伤科圣药”，也由此成名于世、蜚声海外。作为中华老字号企业，云南白药集团集品牌、产品和公司名称于一身，业内公认是中华老字号最具有创新力的代表。2021 年 7 月，云南白药集团入选全球制药品牌价值 25 强、被评为中国最强的医药品牌，入选 2021 全球药企排行榜，排名第 34 位，企业获得更加广泛的知名度和良好的商品声誉。公司采取轻资产模式，创新赢利能力强，致力于让传统中药进入现代生活，从一瓶散剂发展成为覆盖药品、个人护理健康品、中药材资源以及医药物流四大板块的我国大健康产业领跑者之一。现在，云南白药产品达 36 个品类 390 个品种，单品销售上亿的产品有 11 个，牙膏、气雾剂、创可贴、膏贴等均为相关品类全国排名第一的产品。

西藏自治区

甘露

甘露是西藏自治区著名医药机构，西藏自治区最大的藏药厂，迄今已有 300 多年的历史，代表性注册商标是“甘露”。

藏药厂的前身是“药王山利众医学院”制剂室。1696 年，该医学院由藏族杰出的藏医学家桑吉嘉措根据第五世达赖喇嘛的遗愿在拉萨布达拉宫西南侧“迦布日”（汉意译为“药王山”）山顶创建，成为雪域高原上传承百年的藏医药医疗中心，制剂室为医学院提供药品服务。

1959 年 9 月，西藏自治区筹委会将另一所藏医药医疗中心“门孜康”更名为“拉萨市藏医院”，并与药王山利众医学院合并，成为拉萨市军管会第二门诊部，由军代表负责管理。1964 年，拉萨市藏医院将药王山利众医学院制剂室和门孜康藏药加工厂合并，成立“拉萨市藏医院藏药厂”，为藏医院下属机构，并将藏医药经典制剂与正统工艺及藏药配伍技术等传承下来。

改革开放后，藏药厂的发展步伐加快，一路高歌猛进。1980 年 9 月，随着拉萨市藏医院扩建更名为西藏自治区藏医院，拉萨市藏医院藏药厂也变更为“西藏自治区藏药厂”，企业经营范围扩大，经济效益提高。1988

年 10 月，西藏自治区藏药厂获得国家“坐台”炼制秘法工艺发明专利证书，这是西藏有史以来的第一项特殊藏药制作技术的国家级专利，企业知识产权保护达到全新高度。“坐台”是藏药宝中宝“欧曲坐珠钦莫”的简称，具有独特的炮制秘法和显著疗效。1994 年，藏药厂改扩建工程被列为西藏自治区成立 30 周年 62 项工程之一，工程完全按照药品生产质量管理规范（GMP）的要求设计施工，总建筑面积为 13770 平方米，总投资达 7600 万元，由江苏省政府援建。1995 年 3 月，经国家商标局核准，西藏自治区藏药厂获得“甘露”（藏语意为“治病的神药”）注册商标专用权，核定使用商品为第 5 类：藏成药，企业知识产权的价值大幅提升，为品牌市场化运作打下良好基础。1996 年底，西藏自治区藏药厂改扩建部分建成投产（国家援藏重点工程之一），成为西藏第一家现代剂型藏药企业，企业知名度和影响力大幅提升。1997 年，国家批准藏药厂申请的“甘露”品牌系列七十味珍珠丸、九味牛黄丸、仁青常觉等名贵藏药品种列入《国家中药保护品种》，企业锦上添花。2004 年 11 月，西藏自治区藏药厂持有的“甘露”注册商标被国家商标局认定为“中国驰名商标”，成为藏药企业中最早获此殊荣的商标，企业无形资产得到极大提升。2008 年 6 月，西藏自治区藏药厂的“藏医药（藏药七十味珍珠丸配伍技艺）”被国务院确定为第二批国家级非物质文化遗产代表性扩展项目，企业无形资产获得莫大殊荣。七十味珍珠丸成方于 8 世纪，始载于藏医巨著《四部医典》中。此药根据藏医学原理，选用生长在世界屋脊特殊生态环境下的天然珍贵、稀有藏药材，严格按照传统工艺的制备方法精制而成。其选料上乘、炮制特殊、做工考究、功能广泛、副作用小，采药、炮制、配方无不遵循古法，从而保证了显著疗效。千年以上的临床实践证明，七十味珍珠丸具有安神、镇静、通经活络、调和气血、醒脑开窍之效，用途广泛，无病服用亦具有滋补健身、提高身体免疫力等功能。2012 年 12 月，西藏自治区藏药厂成功完成国企改制，成立“西藏甘露藏药股份有限公司”，企业迈出新步伐。

近些年来，为了野生中药资源的可持续利用，为了保护西藏脆弱的生态和降低道地药材成本，甘露公司建立了甘露药材基地，开展藏药材种苗驯化繁育科研项目。基地主要种植甘露藏药需要的西藏特有的药材品种，同时对中药资源的濒危机制及保护策略展开研究，对迫切需要的濒危藏药材胡黄连、毛瓣绿绒蒿、茅膏菜、美丽乌头、糖茶镳、矮紫堇、榜嘎、伞梗虎耳草植物资源展开人工繁育研究。2022 年 1 月，“西藏甘露藏药股份有限公司藏医馆”成立，为甘露公司的分支机构，经营范围包括药品批发和零售、医疗服务、中草药种植等，企业开始多元化经营。

作为百年民族医药品牌，经过历代锤炼，藏药生产由手工作坊向现代工业化大生产迈进，藏药加工进入标准化、规范化、规模化和科学化管理阶段。目前，西藏甘露藏药股份有限公司已成为全国历史最悠久、规模最大、技术力量最雄厚的传统藏药生产企业，公司占地 4 万平方米，总建筑面积 1.5 万多平方米。公司拥有国内先进的精制工艺技术、生产设备、试化设备，能采用通过国家 GMP 认证的现代化自动生产线和先进工艺进行生产，现有 18 项国家专利。公司选用生长在世界屋脊海拔 4000 米以上特殊生态环境下的道地藏药材，根据传统藏药的生产工艺并引进现代化的制药设备和国内中药厂家的技术专长进行生产，形成涵盖藏药、保健产品、藏香等几大系列的产品链，现可生产 360 多个藏药品种。其中，已取得批准文号的有 55 个，有 15 个品种列入《国家基本药物目录》，9 个品种列入《国家医疗保险目录》，在国内外屡获殊荣的拳头产品“七十味珍珠丸”“仁青常觉”等 13 个品种为国家中药保护品种，国家秘密技术品种 1 个。

西藏自治区藏医院

西藏自治区藏医院是中国最大的藏医医疗机构，迄今已有100多年的历史，代表性注册商标是“门孜康”。

藏医院的前身是“门孜康”，藏语“门”指医药，“孜”表示历算，“康”就是学校，故汉意译为医学历算院，具备官办医疗机构功能。1916年由第十三世达赖喇嘛土登嘉措在拉萨大昭寺附近创立，与布达拉宫隔路相望，他任命其御医钦饶罗布大师为该院院长。门孜康的主要任务是培养藏医和历算人才，并负责进行西藏96个宗（县）妇幼保健工作，编写印发每年的藏历历书。在生源方面，门孜康主要从西藏各地寺院中招有文化的喇嘛来学习，也有少数来自西藏、青海、甘肃、四川等地的自费学生，建院初期只有25名学生。在规模方面，门孜康建筑面积仅500平方米，人员不足50名，预防保健诊疗手段完全依靠单纯的藏医手段，条件相当简陋。门诊科室设置也只有综合诊断室，日门诊量30 ~ 50人次。

1951年5月西藏和平解放后，藏医药事业逐步发展，但医疗机构十分欠缺。1959年9月，西藏自治区筹委会将“门孜康”更名为“拉萨市藏医院”，并与“药王山利众医学院”合并，成为拉萨市军管会第二门诊部，由军代表负责管理。1962年，原药王山利众院和门孜康的最后25名学员全部毕业。1965年，建成藏医门诊大楼及拥有32张病床的病房，这是藏医历史上的第一所分科门诊医院和第一个住院病房。

改革开放后，拉萨市藏医院的发展更加迅速。1980年9月，拉萨市藏医院扩建更名为“西藏自治区藏医院”，为西藏自治区卫生厅直属单位，经营范围扩大，规模实力增强。1982年7月，时任全国人大常委会副委员长班禅额尔德尼·确吉坚赞视察自治区藏医院，留下一段佳话。1983年，藏医院开始进行修建住院部的筹备工作，国家为该工程投资862万元。

1985年8月，该住院部隆重举行住院大楼竣工仪式，医院踏上新征程。医院在临床上坚持突出藏医特色，以藏医辨证施治为医疗基础、以藏药配合推拿、按摩、金针、发汗、艾灸、火灸、热敷、冷敷、温泉浴、放血、擦涂、外敷法、药浴、火罐等为综合治疗手段，并充分运用现代科学技术和现代诊疗手段，对缺血性中风、慢性肝炎、萎缩性胃炎等消化道疾病的防治达到了国内先进水平。医院初步形成科室齐全、藏医特色突出、临床疗效显著、综合服务能力较强，以医疗为中心，教学、科研、预防、保健、康复全面发展的区域性技术中心。1988年，藏医院与华西医科大学合作研究藏药红景天，科研人员行程3000余公里，对西藏林芝、帕里、当雄等六地县的红景天品种及资源分布进行调查，采集大花红景天、云南红景天等10余个品种红景天标本，弄清楚了大花红景天为藏药所用的主要品种，纠正了原来的不准确记载。对采回的标本初步进行化学成分测试、筛选药理成分、提取分离红景天苷及探索制剂工艺等，为深入研究红景天的药理打下了坚实基础。

1996年11月，西藏自治区卫生厅受国家中医药管理局委托，组织有关专家对自治区藏医院的医疗、护理、医技、行政管理、后勤等工作进行了全面的实地评审，综合评审结果完全达到示范中医院建设标准。同年12月，国家中医药管理局批准西藏自治区藏医院为全国示范藏医院，藏医院知名度和影响力大幅提升。截至1996年底，藏医院建筑面积4万多平方米，分设门诊部、住院部和藏药厂三个板块。编制床位200张，开放病床300张，年门诊量达26万多人次，病床使用率为95.5%以上。门诊藏医治疗率达到96.7%，病房藏医治疗率达到85%，诊断符合率、治愈好转率均在90%以上。藏医院设有骨伤科、消化科、心脑血管科、内科、妇儿科、针灸科、急诊科等12个临床科室。除一般门诊外，还有心血管、消化、骨伤、肝胆、预防保健、口腔、眼科、五官科、藏医外治等20多个专科门诊，以及放射、检验、B 超，一应俱全。藏医院积极开展藏药新药研发工作，9 种藏成药列入国家药典，86 种藏成药及藏药材获得国家部颁标准，七十味珍珠丸等 11 种藏成药列入国家中药保护品种，300 多种藏成药批准为地方标准，藏医院科技创新、产品创新和品牌创新取得优异成绩。

2006 年 5 月，西藏自治区藏医院的“藏医药（藏药炮制技艺）”被国务院确定为第一批国家级非物质文化遗产扩展项目，藏医院发展树起一座新的里程碑。2008 年 2 月，经国家商标局核准，西藏自治区藏医院获得汉语拼音缩写“MZK”注册商标专用权，核定使用商品为第 5 类：药用草药茶、医药用糖浆、医药制剂、藏药成药、医用药草、药用根块植物、原料药、药酒，知识产权保护意识很强。同年 6 月，西藏自治区藏医院的“藏医药（藏药炮制技艺）”被国务院确定为第二批国家级非物质文化遗产代表性扩展项目，医院大放异彩。藏药炮制是依据藏医理论制备藏药饮片的一门独特的传统制药技术。这一西藏特有的技术使藏药材的利用效率大大提高。绝大部分藏药材不能生用，必须经过炮制后才能运用于临床。对药材进行炮制，一是为了除去杂质和非药用部分；二是消除或降低药物的毒性、烈性或副作用；三是改变药物的性能，使之适合临床需要；四是便于制剂和储藏。2015 年 12 月，藏医院内设的门孜康制剂室举行揭牌仪式，这是目前西藏规模最大、最为规范的藏药制剂室。该制剂室将逐步完成 400 余种藏药的配制加工，有望能够为西藏各地市的藏医院、寺庙等地提供藏药制剂。2016 年 11 月，西藏自治区藏医院又获得汉、藏及拼音等文字的“门孜康”注册商标专用权，核定使用商品亦为第 5 类。这使该医院的企业知识产权保护达到全新高度，进一步拓宽了知名品牌的市场化运作空间。2020 年 1 月新冠肺炎疫情发生后，藏医院藏药制剂中心便投入人力、物力，紧锣密鼓制作防疫散和藏医药预防汤药，供给区内公众购买使用。同时制定发布《西藏自治区新型冠状病毒感染的肺炎藏医药防治方案》，向老百姓宣传疫情防控知识和个人卫生防护，开展“藏医防治疫病经典验方挖掘整理研究”“藏药九味麝香丸挖掘开发研究”等课题研究，录制藏医药疫病防控视频课件，制作疫情防控宣传片，不断为疫情防控提供藏医药智慧，提高群众防范意识，克服群众侥幸心理，安抚群众恐慌情绪。

作为百年民族医药老字号，西藏自治区藏医院是全区唯一的自治区级藏医医疗机构，也是至今在全区、全国唯一被原卫生部和中医药管理局通过评审达标后获得自治区级“三级甲等”藏医院殊荣的一所综合性医院。医院的镇院之宝是医院图书资料馆藏有的驰名中外的藏医经典《四部医典》和《四部医典》标准注释本《兰琉璃》木刻版本等大量藏医学书籍资料和藏医的稀世珍宝——曼唐（《四部医典系列挂图》），充分反映了医院对藏医药的历史文化遗产给予的保护传承和弘扬发展。

陕西省

藻露堂

藻露堂是陕西省西安市著名医药机构，迄今已有400多年的历史。2011年3月被商务部认定为第二批“中华老字号”（名单序号：陕西19），代表性注册商标是“藻露堂”。

藻露堂的创始人是湖北荆州药农宋林元。明天启二年（1622年），他来到长安（今西安）药市街（今五味什字）定居并开设了这家中药店。宋林元每日挑摆药担经营，主医跌打损伤，兼治“大头瘟（水肿）”和“稀粪痨（直肠癌）”，即明清年间西安当地为害一方的两种“时疫”，同时研制出专治妇科病的汤汁，致使藻露堂声名鹊起。

清康熙六年（1667年），宋氏第二代传承人宋应全扩建房屋，把藻露堂发展为五味什字地理位置最高、吸引力最强的大药店。藻露堂坚持“遵古炮制，童叟无欺”的经营理念，在妇科疾病、不孕不育症、男性病、疑难杂症及慢性病方面颇有建树，不但医术精湛，而且医德高尚，故深受各界好评。其中最值得夸赞的是，宋应全在继承先辈医术的基础上，对传统工艺进行精心改良，创造性地把家传秘方（汤汁）经过长期的摸索实践，制成便于携带的蜜丸——培坤丸，主要成分有黄芪、陈皮、甘草、白术、北沙参、茯苓、当归、麦冬、川芎、酸枣仁、白芍、砂仁、杜仲、核桃仁等。“培坤丸祖制”堪称代表了藻露堂制药的最高成就，其从原料采集到成药，全部过程被总结细化成切制、炮制、和药、制丸、打光等共计 10 道工序，并规定必须用手工完成。此举使藻露堂产品逐渐走出西安，名扬天下。

藻露堂的第三代传承人是宋三元，当时官至六品。为此，乾隆年间的户县举人张玉德为宋家重新题写牌匾“藻露堂”，此后藻露堂名气越来越大，成为陕帮药业翘楚。

光绪年间，经过第四代传承人宋金氏、第五代传承人宋德润的努力打拼铺垫，藻露堂第六代传承人宋羽彬为藻露堂的发展壮大做出了杰出贡献。他在藻露堂后院设立戏楼，每年农历正月十五至二月二张灯结彩，举办纪念药王孙思邈的活动盛会，令藻露堂品牌家喻户晓，深入人心。光绪二十六年（1900 年），宋羽彬还因为避祸到西安的慈禧太后诊病获得褒奖。第七代传承人宋赞臣的功绩在于，他使藻露堂的知名度和营业额空前提高，百年老字号更加繁荣。1933 年宋赞臣去世，第八代传承人宋铃声接任，因其身体欠佳，由夫人张氏代为经营，即宋张金兰，藻露堂继续发展。1945 年，经民国政府批准，藻露堂获得“松童”注册商标，核定使用商品为国药，这是陕西医药行业第一件注册商标，企业知识产权保护意识十分超前，社会影响力较大。

1950 年，宋树德成为藻露堂第九代传承人，上任后业绩突出，并于 1951 年将藻露堂持有的松童商标重新注册。1952 年，宋树德辞去经理职务入学深造，他把藻露堂交由其舅父周生彦代管。1956 年实行公私合营，藻露堂更名为“公私合营藻露堂中药店”，与西安其他公私合营的达仁堂、普太和、万全堂等 30 多家老药店均隶属“西安市药材公司”。于是培坤丸传世秘方公开，制作工艺由过去的手工生产发展为半机械化生产，生产效率迅速提高。1966 年，根据《陕西省中成药方制剂试行标准》的规定，保留培坤丸处方，但名称改为“调经补血丸”，交由西安国有药厂生产，藻露堂仅从事药品零售。20 世纪 70 年代又恢复培坤丸药品名称，但藻露堂中药店已更名为“西安市药材公司批发商店购销部”，传统中医药文化遭遇挫折。

改革开放后，藻露堂历经坎坷，在动荡中发展。1987 年 10 月，上述购销部变更为“西安市药材公司药材购销部”。1992 年 11 月，该购销部变更为“西安市药材公司药材批发站”。1996 年 5 月，该批发站变更为“西安中药集团公司药材批发站”，成为西安中药集团公司的一家营业网点，为其分支机构。次年 4 月，药材批发站又变更为“医药批发站”，企业名称仅改动一个字。1998 年 7 月，经国家商标局核准，西安中药集团西城公司获得“藻露堂”注册商标专用权，核定服务项目为第 35 类：推销（替他人），企业知识产权的价值大幅提升，为品牌市场化运作打下良好基础。2001 年 3 月，西安中药集团医药批发站更名为“西安中药集团公司藻露堂连锁店”，恢复“藻露堂”老字号，以经营中药为主，下设 56 个零售店。

2002 年，因西安市要打通朱雀大街，致使位于五味什字与大保吉巷十字路口的藻露堂遭遇拆迁。对此，西安中药集团在《关于“藻露堂”拆迁安置问题的紧急报告》中呼吁有关部门，考虑文物不可再生的属性，理应整体保留藻露堂，确因其地理位置所限拆迁难免，也应按照在发展中保护、在保护中发展的原则，像拆迁老字号“同盛祥”“德发长”那样就近安置，重建复原。其理由是，藻露堂早已成为文化古城西安的一处古代文明、医药文化的象征性和标志性建筑。藻露堂不能离开五味什字，五味什字是藻露堂发迹之地，而五味什字又因藻露堂获名，没有了藻露堂，五味什字的“五味”：甘、辛、酸、苦、咸又从何来呢？但最终藻露堂并没有逃脱被拆除的命运。

2008 年 9 月，西安中药集团公司变更为“西安藻露堂药业有限责任公司”，同年12月，药业有限责任公司又变更为“药业集团有限责任公司”，企业更加规模化、集约化和现代化。2009年3月，西安中药集团公司藻露堂连锁店更名为“西安藻露堂药业集团藻露堂药业连锁有限公司”，企业踏上新征程。2017年2月，藻露堂药业连锁成立了两家中医诊所，即“东关中医诊所分公司”和“长乐坊中医诊所分公司”，为广大患者提供中医药服务。2021年8月，国家商务部发布“2020年药品批发企业主营业务收入100强”榜单，西安藻露堂药业集团有限责任公司排名第87位，企业知名度和影响力大幅提升。

纵观历史，藻露堂在传承和挖掘祖国传统中医文化的基础上，结合长期的行医经验，逐渐建立和完善了以传统中医为主线，以阴阳、四象、五行和八卦为外延的藻露堂“宋氏中医诊疗理论体系”传承至今。尤其在不孕不育、乳腺增生、卵巢囊肿、肌瘤及更年期综合征等妇科疑难杂症的临床治疗率和治愈率远高于同行业。

甘肃省

安泰堂

安泰堂是甘肃省兰州市著名医药机构，迄今已有190多年的历史。1995年被原内贸部认定为“中华老字号”，代表性注册商标是“安泰堂”。

安泰堂的前身为一家民间药铺，清道光五年（1825年）由陕西富平县人李敦（号睦堂）在兰州南关创立，取名“安泰昌”药铺，主营“打虎壮元丹”等中成药。相传打虎壮元丹秘方出自一位云游道人之手，他赠予时任甘肃皋兰县（今属兰州市）知县李敦，李敦遵其嘱制成药丸广为散发。因打虎壮元丹有利于武林人士补气养精、强筋壮骨、通络活血，故索要者众，口碑日隆。李敦卸任后集资经商，与他人合伙开办药铺大量制售该药以满足市场需求。清道光中叶，针对官府有人提出打虎壮元丹的药名有藐视科举之嫌，安泰堂便将其更名为“还少丹”，同时将安泰昌字号变更为“安泰堂”，寓国泰民安之意。光绪三十年（1904年），安泰堂陷入产权纠纷。时任药店总经理趁李氏第二代传承人李秋芳刚病逝、遗孀房太夫人（国民党元老于右任养母）及幼儿不懂经营、势单力薄之际，企图侵吞财产、霸占安泰堂为己有。对此，在陕西韩城人、时任安泰堂高管的柳兆甲（字鼎臣）帮助下，出示证明劳资关系的雇佣契约等关键证据打赢了安泰堂产权官司，使得企业得以继续良性发展。

民国时期，安泰堂药铺已变更为“安泰堂”国药号，企业壮大发展。当时安泰堂由李氏第三代传承人李子宏掌管，很快安泰堂就在甘肃天水、徽县、成县、武威等地设立分号，扩大经营，拓展业务。其中武威分店主要用于收购配制中成药所需的优质鹿茸、麝香、熊胆、大黄等道地名贵药材。此外，安泰堂还投资兴办银号、盐号、商行、木场等产业，企业多元化发展一片坦途。1938 年，安泰堂邀请名医修订处方，以高丽参、白术、应芍、鹿茸、杜仲、枸杞、当归等多味道地中药材组成，将固本还少丹定名为“参茸固本还少丹”，并经国民政府商标局登记注册“双鹿灵芝”加“睦记”字样商标，防范假冒伪劣产品的知识产权保护意识十分超前，一时销路大增，前景看好。相传国民党元老于右任先生曾长期服用参茸固本还少丹。1946 年 6 月，受蒋介石委派，于右任率团为新疆联合政府成立大会监誓途经兰州时，应李子宏邀请为安泰堂题词作纪念，既感念自己与李家的情谊，特别是房太夫人的养育之恩，又褒奖安泰堂以药济世的美德与盛名。

新中国成立后，甘肃四大名医之一牛孝威响应政府号召，曾在安泰堂药店组织联合诊所并任所长，提升了中医药百年老字号的整体形象。1956 年实行公私合营，安泰堂与其他私营药店合并组建“兰州市公私合营药材商店”，后更名为“兰州市药材公司庆阳路商店”，老字号不再使用。

改革开放后，安泰堂的发展步伐加快。1984 年 12 月，成立“兰州市医药公司安泰堂药店”，恢复“安泰堂”老字号，隶属“兰州市医药公司庆阳路商店”，为其全资子公司。安泰堂的经营范围包括化学原料药、中药材、中成药，重点经销川、广、云、贵、东北等地的名贵道地药材，达 800 余种，自制各种丸散膏丹中成药百余种，还经销各省市名牌药品百余种。1996 年 1 月，兰州市医药公司经改制成立“兰州药业有限责任公司”。1998 年安泰堂药店划归该公司，为其分公司，企业名称为“兰州药业有限责任公司安泰堂药店”。2000 年 3 月，兰州药业有限责任公司等企业共同出资，在安泰堂等 25 家国有零售药店的基础上组建成立“兰州安泰堂医药连锁有限公司”，企业实行专业化、规模化和连锁化。同年 6 月，经国家商标局核准，兰州药业有限责任公司安泰堂药店获得“安泰堂”注册商标专用权，核定服务项目为第 42 类：研究与开发（替他人），企业知识产权保护达到全新高度。安泰堂医药连锁成立后，以市场为导向，深化现代企业管理制度改革，优化内部资源配置，企业欣欣向荣。截至 2003 年底，安泰堂医药连锁共有 28 家连锁零售门店，销售收入位居兰州市第二。不久连锁门店增至 34 家，营业总面积达 2.5 万多平方米，主要经营化学药制剂、中成药、医疗器械、保健品、中药材、中药饮片、生物制剂，年均销售 2000 多万元。

2004 年 12 月，经过严格的资格审核后，兰州市医保局新增确定了 21 家定点零售药店为城镇职工基本医疗保险第三批定点零售药店，安泰堂医药连锁榜上有名，分别是该公司的福利区药店和西湖药店，获得政府有关部门和广大患者的认可。2008 年 4 月，安泰堂医药连锁控股兰州药业有限责任公司，企业经营规模更加扩大。2014 年 2 月，经国家商标局核准，兰州安泰堂医药连锁有限公司获得另一件“安泰堂”注册商标专用权，核定使用商品为第 5 类：医药，企业知识产权保护迈上一个新台阶，知名度和影响力大幅提升。2015 年 9 月，兰州安泰堂医药连锁有限公司变更为“兰州安泰堂医药企业管理有限公司”，经营范围仅限医药企业本部管理，不含医疗经营管理、不含药品生产和经营，但取代安泰堂医药连锁控股兰州药业有限责任公司，企业为传承和弘扬中华优秀中医药文化继续努力奋斗。

青海省

塔尔寺藏医院

塔尔寺藏医院是青海省著名藏医院之一，为中国最大的佛教寺院医疗机构，迄今已有 310 多年的历史，代表性注册商标是“塔尔寺”。

塔尔寺是我国藏传佛教格鲁派（黄教）开门宗师宗喀巴大师的诞生地，藏传佛教格鲁派六大寺院之一。建寺迄今 600 年间，已发展成为安多（兼容青海、甘肃、四川等地）藏区重要的藏传佛教传统文化教育中心，形成寺院大经堂下辖的显宗、密宗、时轮、医明四大扎仓（经院）修习体制，其中医明扎仓即“曼巴扎仓”（藏医教育兼医疗机构）在传承和弘扬藏医学方面做出了卓越贡献。

塔尔寺藏医院原为塔尔寺曼巴扎仓。该曼巴扎仓于清康熙五十年（1711 年）由七世达赖喇嘛的经师、该寺第十八任法台却藏・洛桑丹贝坚赞活佛创建而成，位于青海湟中县（今西宁市湟中区）塔尔寺密宗扎仓内。清乾隆二十二年（1757 年），该寺第二十八任法台却藏・阿旺图丹昂秀活佛勘测风水，于寺院大经堂后方新建曼巴扎仓，并任命首任堪布（主持）。曼巴扎仓不仅教授传播藏医药知识和文化，而且有医僧对寺院内外僧民提供藏医药的诊疗、采药、制药服务，承担着早期藏民族地区医疗机构的功能。

1958年政府实行宗教改革，塔尔寺废除封建宗教特权，曼巴扎仓也随之解体，寺院所属简易医疗机构改称“藏医卫生站”（亦称卫生所），从业人员精减至14名。但卫生站规范科室设置，计有小儿科、针灸科、妇科、内科等，分科诊治，一举改变传统藏医学以往行医不分专科的格局，同时使藏医药技术人员从求博学全才到面向精善专才的过渡。1960～1961年，卫生站陆续吸收多位藏医药人才加盟，寺院藏医药团队又逐渐壮大。截至1964年，卫生站年门诊量达3000多人次，全年营收10000多元，净收入近5000元，取得一定的经济效益和社会效益。然而“文革”期间，卫生站遭遇挫折。1968年，卫生站被合并到湟中县鲁沙尔镇卫生院，单设藏医科。到1970年，大部分来自塔尔寺原曼巴扎仓的医僧，由于无法适应镇卫生院的条件和环境，被迫先后离院，流向社会自行行医。

改革开放后，塔尔寺藏医药迎来快速发展时期。1980年11月，在塔尔寺第四世扎西·隆多旦曲尖措主持下，塔尔寺成立“藏医医疗站”，为广大农牧民群众和附近城镇居民以及本寺僧人防病施药，赢得众多患者的信赖。每年旅游旺季及法会期间，慕名来塔尔寺朝拜的内蒙古自治区、新疆维吾尔自治区、甘肃、四川、云南、西藏自治区等地的藏、蒙古、汉、回、土等各民族同胞和国外游客成千上万，其中有不少患者专程来塔尔寺医疗站治疗。1992年10月，塔尔寺在藏医医疗站的基础上扩建成立“青海省塔尔寺藏医院”，院长由塔尔寺主管曼巴扎仓事务并有多年行医经验的扎西活佛担任，并从曼巴扎仓中抽出10名精通藏医理论、医疗方法和制药技能的年轻僧人组成医护班。该院以佛法“救苦救难，普度众生”为办院宗旨，以藏医药独特的医疗方法和独特的制药技术，为病患者医治疾病，为周围群众和本寺僧人防病施药，深受各界好评，知名度和影响力大幅提升。1998年11月，青海省塔尔寺藏医院获得第一件注册商标专用权“露甘他利”，核定使用商品为第5类：藏医用烟熏药草、藏医用中药药草、藏药药袋、藏药药枕等，知识产权保护意识十分超前。为了最大限度地发挥藏药的治病功能，塔尔寺藏医院还成立制剂科，不断对当时的藏医用药品供应链进行优化改革。2003 年 4 月，该院获得政府颁发的《医疗机构制剂许可证》，于同年 11 月获得 43 种制剂批号、同年 12 月获得 117 种制剂批号、2004 年 3 月获得 49 种制剂批号，之后严格按照国家《药品生产质量管理规范》进行生产，满足了本院藏医药的常态化使用需求。2004 年，为使藏药学不断完善和发展及统一药物的鉴别，以及使广大藏医研究者便于了解相关科研成果，塔尔寺藏医院筹建“藏医药标本展览室”。展览室派出多人走遍西藏、四川、云南、青海等藏区，广州、北京、安徽、西安、江苏等内地省市，以及印度、尼泊尔等国家，采集药物、遍访名医，直至 2014 年对外开馆。该展览室共收藏宝石类药物 80 多种、矿石类药物 79 种、土壤类药物 20 多种，还有草药类 185 种、动物药物 11 种和汤药类，以及医学挂图、历算图、医用器具等共计 500 多种，为保护传承创新发展藏医药文化贡献力量。

自 2005 年起，塔尔寺藏医院与“香港李嘉诚基金会”合作，共同开展“李嘉诚基金会捐助青海塔尔寺藏医院医疗扶贫计划项目”。该项目至今已连续实施 10 多年，该院医疗队常年奔波在青海、西藏、四川偏远贫困地区，把佛家主张的解除疾苦、慈悲济世精神带给贫苦病患，得到了项目施行地区群众的高度赞扬和政府的认可。2006 年 3 月，经国家商标局核准，青海省塔尔寺藏医院获得“塔尔寺”注册商标专用权，核定使用商品为第 5 类：药茶、药用胶囊、药物胶囊、中药成药、药酒、医用浴剂等。2017 年 12 月，塔尔寺藏医院与青海大学藏医学院联合，发挥塔尔寺藏医院制剂科的能动作用，由藏医专家、教师带领青海大学藏医学院藏医硕、博士生依据藏医药名著《四部医典》所记载的制备工艺，经过一个月的努力，制作出被藏医药界视为滋补和保健的珍品藏医养生药物——果佳曼玛。

其因组方多为道地名贵药材，配制工艺复杂，在藏医“隆病”（青藏高原常见的地方病）方面疗效显著，具有滋补和延年益寿的功能，被誉为隆型体质养生之宝。2021 年 1 月，青海省塔尔寺藏医院变更机构名称为“青海塔尔寺藏医院”，医院踏上新征程。与此同时，该院把已使用 14 年之久的“青海省塔尔寺藏医院院徽”在国家版权局办理了作品登记手续，获得国家著作权保护，进一步彰显塔尔寺藏医院的知识产权保护意识。

回顾改革开放以来 40 多年的成长历史，塔尔寺藏医院已发展为集医疗、制剂、教学、公益救助于一体的传统佛教藏医院。目前，塔尔寺藏医院设有医政科、门诊部、药浴住院部、制剂科、李嘉诚基金会项目部等部门及其他 8 个职能科室，在保护传承藏医药的基础上进一步弘扬发展藏医药事业，受到各族患者和藏医药界的广泛赞誉和好评。

新疆维吾尔自治区

凝德堂

凝德堂是新疆乌鲁木齐市著名医药机构，迄今已有140多年的历史。1993年被原商业部认定为“中华老字号”，代表性注册商标是“凝德堂”。

凝德堂的前身是“灵德堂”（一说宁德堂），清光绪三年（1877年）由陕西华阴县人、秦商李善述祖辈在迪化（今乌鲁木齐）大十字街附近创立。灵德堂与清末左宗棠收复新疆有关。清光绪元年（1875年）5月，左宗棠奉命督办新疆军务，所属部队生活日用品基本依靠天津杨柳青一带流动商贩“赶大营”从事的随军贸易提供。清光绪二年（1876年）4月，左宗棠率领清军入疆作战，同年8月收复迪化。因驻疆大军急需医疗保障，但往返内地办理采购、运输医疗物品业务时间长、成本高，而赶大营随军商贩的中药材和中成药也存货有限，于是在甘肃张掖经营“凝德堂”药店总号的李氏家族看到商机，便果断在迪化投资设立凝德堂分号即灵德堂为清军服务。该分号初期主要经营马药，以后逐渐增加人用药品。灵德堂是当时迪化较早出现的中药店，前店后场，除销售中草药外，还自制丸散膏丹。与此同时，药店设有坐堂医生，方便当地居民就诊开药。为了保证产品和服务质量，迪化凝德堂分号的经理及店员、学徒大多由张掖凝德堂总号和其他地区各分号相继调来，所售药材也由总号用驼队（后用汽车）经河西走廊运入，从而在新疆中医药界稳定扎根。不久，灵德堂药店字号更名为“凝德堂”。

1950 年 4 月，政府对迪化中医药界进行摸底调查，其中中药店 34 家，民族药店 1 家，凝德堂实力最强，影响力最大。1956 年实行公私合营，凝德堂与元泰堂等多家私营医药厂店积极参与。1964 年，凝德堂被迫更名为“乌鲁木齐市药材公司工农兵药店”，传统中医药文化遭遇挫折。“文革”期间，凝德堂遗留下来的马药配方手抄本曾一度遗失，后费尽周折才终于找回。这本马药配方，对研究新疆治疗大牲畜伤病的兽医草药很有参考价值。

改革开放后，凝德堂迎来快速发展时期。1984 年 6 月，“乌鲁木齐市医药经营部凝德堂药店”成立，百年“凝德堂”老字号得以恢复。该药店隶属乌鲁木齐市医药药材公司，在岗职工 48 人、面积 600 平方米，经营中药材、中成药、西药、医疗器械等 1500 多个品种规格。1993 年，原国家商业部认定了一批“中华老字号”，新疆共有 13 家企业获此殊荣，凝德堂药店榜上有名，企业知名度和影响力大幅提升。2008 年 6 月，凝德堂药店更名为“乌鲁木齐医药大厦凝德堂药店”，隶属“乌鲁木齐市医药总公司医药大厦”，为其分公司。2013 年 4 月，乌鲁木齐医药大厦变更为“国药控股乌鲁木齐凝德堂医药有限公司”，成为“国药集团新疆药业有限公司”的全资子公司。同年 8 月，凝德堂药店变更为“国药控股乌鲁木齐凝德堂医药有限公司解放北路店”，企业踏上新征程。2017 年 3 月，因母公司名称变更，凝德堂医药公司成为“国药集团新疆新特药业有限公司”的全资子公司。2018 年 9 月，经国家商标局核准，因核准流程时间差所致，仍由国药控股乌鲁木齐凝德堂医药有限公司获得“凝德堂”注册商标专用权，核定服务项目为第 35 类：广告销售，企业知识产权保护迈出重要一步，为以商标作为品牌载体、不断拓展品牌空间打下了良好基础。2019 年 11

月，因企业合并分立，凝德堂医药公司进入注销前的清算程序。2020 年 1 月，凝德堂医药公司母公司成立“国药控股新疆新特药专业药房连锁有限公司乌鲁木齐凝德堂中医诊所”，为国药控股新疆新特药专业药房连锁有限公司的分公司，地址位于新疆乌鲁木齐市天山区解放北路 232 号，经营范围包括中医科（依法须经批准的项目，经相关部门批准后方可开展经营活动），为广大患者提供中医诊疗服务，深受社会各界好评。至此，尽管凝德堂医药公司因注销退出历史舞台，但“凝德堂”这个中医药百年老字号得以保留，用于医疗机构的名称中，传承和弘扬中华优秀传统中医药文化的使命不变，这使人感到十分欣慰。

主要参考文献

一、志书类

1. 北京卫生志编纂委员会编：《北京卫生大事记·第二卷》，北京科学技术出版社，1992年。

2. 北京卫生志编纂委员会编：《北京卫生大事记·第一卷》，北京科学技术出版社，1994年。

3. 北京卫生志编纂委员会编：《北京卫生志》，北京科学技术出版社，2001年。

4. 天津市地方志编修委员会编：《天津通志·卫生志》，天津社会科学院出版社，1999年。

5. 天津市医药管理局修志办公室编：《天津医药志（1850～1990）》，天津市医药管理局修志办公室印发，1997年。

6. 河北省地方志编纂委员会编：《河北省志·卫生志》，中华书局，1995年。

7. 保定医药志编纂委员会编：《保定医药志》，中国文史出版社，1992年。

8. 山西省史志研究院编：《山西通志卫生医药志·卫生篇》，中华书局，

1997 年。

9. 山西省地方志办公室编 :《山西省志 · 医药志》，中华书局，2012 年。

10. 内蒙古自治区商业志编纂委员会编 :《内蒙古自治区志 · 商业志》，内蒙古人民出版社，1998 年。

11. 内蒙古自治区卫生志编纂委员会编 :《内蒙古自治区志 · 卫生志》，内蒙古科学技术出版社，2007 年.

12. 辽宁省卫生志编纂委员会编 :《辽宁省卫生志》，辽宁古籍出版社，1997 年。

13. 辽宁省地方志编纂委员会编 :《辽宁省志 · 医药志》，辽宁民族出版社，2003 年。

14. 吉林省地方志编纂委员会编 :《吉林省卫生志》，吉林人民出版社，1992 年。

15. 黑龙江省地方志编纂委员会编 :《黑龙江省志 · 卫生志》，黑龙江人民出版社，1996 年。

16. 黑龙江省地方志编纂委员会编 :《黑龙江省志 · 医药志》，黑龙江人民出版社，1999 年。

17. 上海医药志编纂委员会编 :《上海医药志》，上海社会科学院出版社，1997 年。

18. 上海卫生志编纂委员会编 :《上海卫生志》，上海社会科学院出版社，1998 年。

19. 江苏省地方志编纂委员会编 :《江苏省志 · 医药志》，江苏科学技术出版社，1998 年。

20. 江苏省地方志编纂委员会编 :《江苏省志 · 卫生志（上、下）》，江苏古籍出版社，1999 年。

21. 浙江省商业厅编 :《浙江省商业管理志》，浙江人民出版社，1990 年。

22. 浙江省医药志编纂委员会编：《浙江省医药志》，方志出版社，2003 年。

23. 安徽省医药管理局编：《安徽省志·医药志》，黄山书社，1994 年。

24. 安徽省地方志编纂委员会编：《安徽省志·卫生志》，安徽人民出版社，1996 年。

25. 福建省卫生志编纂委员会编：《福建省卫生志》，福建人民卫生出版社，1989 年。

26. 福建省地方志编纂委员会编：《福建省志·医药志》，方志出版社，1997 年。

27. 江西省卫生志编纂委员会编：《江西省卫生志》，黄山书社，1997 年。

28. 江西省地方志编纂委员会编：《江西省志·江西省医药志》，方志出版社，1999 年。

29. 山东省卫生史志编纂委员会编：《山东省卫生志》，山东人民出版社，1992 年。

30. 山东省地方志编纂委员会编：《山东省志·医药志》，山东人民出版社，1995 年。

31. 河南省医药管理局编：《河南省医药志（上、下）》，内部资料，1989 年。

32. 河南省地方志编纂委员会编：《河南省志·商业志》，河南人民出版社，1993 年。

33. 湖北省地方志编纂委员会编：《湖北省志·卫生（上、下）》，湖北人民出版社，2000 年。

34. 武汉医药商业行业志编纂委员会编：《武汉医药商业行业志》，中国医药科技出版社，1991 年。

35. 湖南省地方志编纂委员会编：《湖南省志·医药卫生志》，湖南人民出版社，1988 年。

36. 长沙市地方志编纂委员会编 :《长沙市志 · 医药》，湖南人民出版社，2001 年。

37. 广东省地方志编纂委员会编 :《广东省志 · 卫生志》，广东人民出版社，2003 年。

38. 广东省地方志编纂委员会编 :《广东省志 · 医药志》，广东人民出版社，1995 年。

39. 广西壮族自治区地方志编纂委员会编 :《广西通志 · 商业志》，广西人民出版社，2000 年。

40. 广西壮族自治区地方志编纂委员会编 :《广西通志 · 医药志》，广西人民出版社，2010 年。

41. 海南省地方史志办公室编 :《海南省志 · 卫生志》，方志出版社，2001 年。

42. 重庆市地方志编纂委员会编 :《重庆市志 · 科技 · 社科 · 卫生 · 体育志》，重庆出版社，1999 年。

43. 四川省医药卫生志编纂委员会编 :《四川省医药卫生志》，四川科学技术出版社，1991 年。

44. 贵州省地方志编纂委员会编 :《贵州省志 · 卫生志（上、下）》，贵州人民出版社，2012 年。

45. 云南省地方志编纂委员会编 :《云南省志 · 商业志》，云南人民出版社，1993 年。

46. 西藏自治区地方志编纂委员会编 :《西藏自治区志 · 卫生志》，中国藏学出版社，2011 年。

47. 陕西省地方志编纂委员会编 :《陕西省志 · 卫生志》，陕西人民出版社，1996 年。

48. 甘肃省地方志编纂委员会编 :《甘肃省志 · 医药卫生志(卫生)》,甘肃文化出版社,1999 年。

49. 青海省地方志编纂委员会编 :《青海省志 · 医药卫生志》,中华书局出版社,1999 年。

50. 宁夏卫生志编纂委员会编 :《宁夏卫生志》,宁夏人民出版社,1998 年。

51. 新疆维吾尔自治区地方志编纂委员会编 :《新疆通志 · 卫生志》,新疆人民出版社,1996 年。

二、专著类

1. 贺富明 :《京华老字号》,中国旅游出版社,1987 年。

2. 安冠英等 :《中华百年老药铺》,中国文史出版社,1993 年。

3. 朱德明 :《浙江医药史》,人民军医出版社,1999 年。

4. 孟庆云 :《中国中医药发展五十年 : 1949 ~ 1999》,河南医科大学出版社,1999 年。

5. 孙中浩 :《苏州老字号》,古吴轩出版社,2006 年。

6. 甘肃老字号编委会编 :《甘肃老字号》,甘肃人民出版社,2008 年。

7. 任凤霞 :《吉林老字号》,吉林大学出版社,2008 年。

8. 戎彦 :《浙江老字号》,浙江大学出版社,2011 年。

9. 云南省商务厅等编 :《云南老字号(上)》,云南人民出版社,2011 年。

10. 广药集团企业文化建设委员会编 :《广药故事 · 传奇四百年 爱心满人间》,广东旅游出版社,2017 年。

11. 季伟苹等 :《上海中医药发展史略》,上海科学技术出版社,2017 年。

12. 李沙等 :《中国百年老店》,学苑出版社,2020 年。

13. 陈丹 :《湖北省中医药发展调查研究》，重庆大学出版社，2021 年。

三、网络类

1. 商务部：中华老字号信息管理系统（http://zhlzh.mofcom.gov.cn），2014 年 10 月上线。

2. 老字号数字博物馆 http://lzhbwg.mofcom.gov.cn/index.shtml。

附 录

一、中华人民共和国中医药法

中华人民共和国主席令

第五十九号

《中华人民共和国中医药法》已由中华人民共和国第十二届全国人民代表大会常务委员会第二十五次会议于2016年12月25日通过，现予公布，自2017年7月1日起施行。

中华人民共和国主席 习近平

2016年12月25日

中华人民共和国中医药法

（2016年12月25日第十二届全国人民代表大会常务委员会第二十五次会通过）

目 录

第一章　总　则

第一条　为了继承和弘扬中医药，保障和促进中医药事业发展，保护人民健康，制定本法。

第二条　本法所称中医药，是包括汉族和少数民族医药在内的我国各民族医药的统称，是反映中华民族对生命、健康和疾病的认识，具有悠久历史传统和独特理论及技术方法的医药学体系。

第三条　中医药事业是我国医药卫生事业的重要组成部分。国家大力发展中医药事业，实行中西医并重的方针，建立符合中医药特点的管理制度，充分发挥中医药在我国医药卫生事业中的作用。

发展中医药事业应当遵循中医药发展规律，坚持继承和创新相结合，保持和发挥中医药特色和优势，运用现代科学技术，促进中医药理论和实践的发展。

国家鼓励中医西医相互学习，相互补充，协调发展，发挥各自优势，促进中西医结合。

第四条　县级以上人民政府应当将中医药事业纳入国民经济和社会发展规划，建立健全中医药管理体系，统筹推进中医药事业发展。

第五条　国务院中医药主管部门负责全国的中医药管理工作。国务院其他有关部门在各自职责范围内负责与中医药管理有关的工作。

县级以上地方人民政府中医药主管部门负责本行政区域的中医药管理

工作。县级以上地方人民政府其他有关部门在各自职责范围内负责与中医药管理有关的工作。

第六条 国家加强中医药服务体系建设，合理规划和配置中医药服务资源，为公民获得中医药服务提供保障。

国家支持社会力量投资中医药事业，支持组织和个人捐赠、资助中医药事业。

第七条 国家发展中医药教育，建立适应中医药事业发展需要、规模适宜、结构合理、形式多样的中医药教育体系，培养中医药人才。

第八条 国家支持中医药科学研究和技术开发，鼓励中医药科学技术创新，推广应用中医药科学技术成果，保护中医药知识产权，提高中医药科学技术水平。

第九条 国家支持中医药对外交流与合作，促进中医药的国际传播和应用。

第十条 对在中医药事业中做出突出贡献的组织和个人，按照国家有关规定给予表彰、奖励。

第二章 中医药服务

第十一条 县级以上人民政府应当将中医医疗机构建设纳入医疗机构设置规划，举办规模适宜的中医医疗机构，扶持有中医药特色和优势的医疗机构发展。

合并、撤销政府举办的中医医疗机构或者改变其中医医疗性质，应当征求上一级人民政府中医药主管部门的意见。

第十二条 政府举办的综合医院、妇幼保健机构和有条件的专科医院、社区卫生服务中心、乡镇卫生院，应当设置中医药科室。

县级以上人民政府应当采取措施，增强社区卫生服务站和村卫生室提供中医药服务的能力。

第十三条 国家支持社会力量举办中医医疗机构。

社会力量举办的中医医疗机构在准入、执业、基本医疗保险、科研教学、医务人员职称评定等方面享有与政府举办的中医医疗机构同等的权利。

第十四条 举办中医医疗机构应当按照国家有关医疗机构管理的规定办理审批手续，并遵守医疗机构管理的有关规定。

举办中医诊所的，将诊所的名称、地址、诊疗范围、人员配备情况等报所在地县级人民政府中医药主管部门备案后即可开展执业活动。中医诊所应当将本诊所的诊疗范围、中医医师的姓名及其执业范围在诊所的明显位置公示，不得超出备案范围开展医疗活动。具体办法由国务院中医药主管部门拟订，报国务院卫生行政部门审核、发布。

第十五条 从事中医医疗活动的人员应当依照《中华人民共和国执业医师法》的规定，通过中医医师资格考试取得中医医师资格，并进行执业注册。中医医师资格考试的内容应当体现中医药特点。

以师承方式学习中医或者经多年实践，医术确有专长的人员，由至少两名中医医师推荐，经省、自治区、直辖市人民政府中医药主管部门组织实践技能和效果考核合格后，即可取得中医医师资格；按照考核内容进行执业注册后，即可在注册的执业范围内，以个人开业的方式或者在医疗机构内从事中医医疗活动。国务院中医药主管部门应当根据中医药技术方法的安全风险拟订本款规定人员的分类考核办法，报国务院卫生行政部门审核、发布。

第十六条 中医医疗机构配备医务人员应当以中医药专业技术人员为主，主要提供中医药服务；经考试取得医师资格的中医医师按照国家有关规定，经培训、考核合格后，可以在执业活动中采用与其专业相关的现代科学技术方法。在医疗活动中采用现代科学技术方法的，应当有利于保持和发挥中医药特色和优势。

社区卫生服务中心、乡镇卫生院、社区卫生服务站以及有条件的村卫生室应当合理配备中医药专业技术人员，并运用和推广适宜的中医药技术方法。

第十七条 开展中医药服务，应当以中医药理论为指导，运用中医药技术方法，并符合国务院中医药主管部门制定的中医药服务基本要求。

第十八条 县级以上人民政府应当发展中医药预防、保健服务，并按照国家有关规定将其纳入基本公共卫生服务项目统筹实施。

县级以上人民政府应当发挥中医药在突发公共卫生事件应急工作中的作用，加强中医药应急物资、设备、设施、技术与人才资源储备。

医疗卫生机构应当在疾病预防与控制中积极运用中医药理论和技术方法。

第十九条 医疗机构发布中医医疗广告，应当经所在地省、自治区、直辖市人民政府中医药主管部门审查批准；未经审查批准，不得发布。发布的中医医疗广告内容应当与经审查批准的内容相符合，并符合《中华人民共和国广告法》的有关规定。

第二十条 县级以上人民政府中医药主管部门应当加强对中医药服务的监督检查，并将下列事项作为监督检查的重点：

（一）中医医疗机构、中医医师是否超出规定的范围开展医疗活动；

（二）开展中医药服务是否符合国务院中医药主管部门制定的中医药服务基本要求；

（三）中医医疗广告发布行为是否符合本法的规定。

中医药主管部门依法开展监督检查，有关单位和个人应当予以配合，不得拒绝或者阻挠。

第三章　中药保护与发展

第二十一条　国家制定中药材种植养殖、采集、贮存和初加工的技术规范、标准，加强对中药材生产流通全过程的质量监督管理，保障中药材质量安全。

第二十二条　国家鼓励发展中药材规范化种植养殖，严格管理农药、肥料等农业投入品的使用，禁止在中药材种植过程中使用剧毒、高毒农药，支持中药材良种繁育，提高中药材质量。

第二十三条　国家建立道地中药材评价体系，支持道地中药材品种选育，扶持道地中药材生产基地建设，加强道地中药材生产基地生态环境保护，鼓励采取地理标志产品保护等措施保护道地中药材。

前款所称道地中药材，是指经过中医临床长期应用优选出来的，产在特定地域，与其他地区所产同种中药材相比，品质和疗效更好，且质量稳定，具有较高知名度的中药材。

第二十四条　国务院药品监督管理部门应当组织并加强对中药材质量的监测，定期向社会公布监测结果。国务院有关部门应当协助做好中药材质量监测有关工作。

采集、贮存中药材以及对中药材进行初加工，应当符合国家有关技术规范、标准和管理规定。

国家鼓励发展中药材现代流通体系，提高中药材包装、仓储等技术水平，建立中药材流通追溯体系。药品生产企业购进中药材应当建立进货查验记录制度。中药材经营者应当建立进货查验和购销记录制度，并标明中药材产地。

第二十五条　国家保护药用野生动植物资源，对药用野生动植物资源实行动态监测和定期普查，建立药用野生动植物资源种质基因库，鼓励发展人工种植养殖，支持依法开展珍贵、濒危药用野生动植物的保护、繁育及其相关研究。

第二十六条 在村医疗机构执业的中医医师、具备中药材知识和识别能力的乡村医生，按照国家有关规定可以自种、自采地产中药材并在其执业活动中使用。

第二十七条 国家保护中药饮片传统炮制技术和工艺，支持应用传统工艺炮制中药饮片，鼓励运用现代科学技术开展中药饮片炮制技术研究。

第二十八条 对市场上没有供应的中药饮片，医疗机构可以根据本医疗机构医师处方的需要，在本医疗机构内炮制、使用。医疗机构应当遵守中药饮片炮制的有关规定，对其炮制的中药饮片的质量负责，保证药品安全。医疗机构炮制中药饮片，应当向所在地设区的市级人民政府药品监督管理部门备案。

根据临床用药需要，医疗机构可以凭本医疗机构医师的处方对中药饮片进行再加工。

第二十九条 国家鼓励和支持中药新药的研制和生产。

国家保护传统中药加工技术和工艺，支持传统剂型中成药的生产，鼓励运用现代科学技术研究开发传统中成药。

第三十条 生产符合国家规定条件的来源于古代经典名方的中药复方制剂，在申请药品批准文号时，可以仅提供非临床安全性研究资料。具体管理办法由国务院药品监督管理部门会同中医药主管部门制定。

前款所称古代经典名方，是指至今仍广泛应用、疗效确切、具有明显特色与优势的古代中医典籍所记载的方剂。具体目录由国务院中医药主管部门会同药品监督管理部门制定。

第三十一条 国家鼓励医疗机构根据本医疗机构临床用药需要配制和使用中药制剂，支持应用传统工艺配制中药制剂，支持以中药制剂为基础研制中药新药。

医疗机构配制中药制剂，应当依照《中华人民共和国药品管理法》的规定取得医疗机构制剂许可证，或者委托取得药品生产许可证的药品生产企业、取得医疗机构制剂许可证的其他医疗机构配制中药制剂。委托配制中药制剂，应当向委托方所在地省、自治区、直辖市人民政府药品监督管理部门备案。

医疗机构对其配制的中药制剂的质量负责；委托配制中药制剂的，委托方和受托方对所配制的中药制剂的质量分别承担相应责任。

第三十二条 医疗机构配制的中药制剂品种，应当依法取得制剂批准文号。但是，仅应用传统工艺配制的中药制剂品种，向医疗机构所在地省、自治区、直辖市人民政府药品监督管理部门备案后即可配制，不需要取得制剂批准文号。

医疗机构应当加强对备案的中药制剂品种的不良反应监测，并按照国家有关规定进行报告。药品监督管理部门应当加强对备案的中药制剂品种配制、使用的监督检查。

第四章 中医药人才培养

第三十三条 中医药教育应当遵循中医药人才成长规律，以中医药内容为主，体现中医药文化特色，注重中医药经典理论和中医药临床实践、现代教育方式和传统教育方式相结合。

第三十四条 国家完善中医药学校教育体系，支持专门实施中医药教育的高等学校、中等职业学校和其他教育机构的发展。

中医药学校教育的培养目标、修业年限、教学形式、教学内容、教学评价及学术水平评价标准等，应当体现中医药学科特色，符合中医药学科发展规律。

第三十五条 国家发展中医药师承教育，支持有丰富临床经验和技术专长的中医医师、中药专业技术人员在执业、业务活动中带徒授业，传授中医药理论和技术方法，培养中医药专业技术人员。

第三十六条 国家加强对中医医师和城乡基层中医药专业技术人员的培养和培训。

国家发展中西医结合教育，培养高层次的中西医结合人才。

第三十七条 县级以上地方人民政府中医药主管部门应当组织开展中医药继续教育，加强对医务人员，特别是城乡基层医务人员中医药基本知识和技能的培训。

中医药专业技术人员应当按照规定参加继续教育，所在机构应当为其接受继续教育创造条件。

第五章 中医药科学研究

第三十八条 国家鼓励科研机构、高等学校、医疗机构和药品生产企业等，运用现代科学技术和传统中医药研究方法，开展中医药科学研究，加强中西医结合研究，促进中医药理论和技术方法的继承和创新。

第三十九条 国家采取措施支持对中医药古籍文献、著名中医药专家的学术思想和诊疗经验以及民间中医药技术方法的整理、研究和利用。

国家鼓励组织和个人捐献有科学研究和临床应用价值的中医药文献、秘方、验方、诊疗方法和技术。

第四十条 国家建立和完善符合中医药特点的科学技术创新体系、评价体系和管理体制，推动中医药科学技术进步与创新。

第四十一条 国家采取措施，加强对中医药基础理论和辨证论治方法，常见病、多发病、慢性病和重大疑难疾病、重大传染病的中医药防治，以及其他对中医药理论和实践发展有重大促进作用的项目的科学研究。

第六章　中医药传承与文化传播

第四十二条　对具有重要学术价值的中医药理论和技术方法，省级以上人民政府中医药主管部门应当组织遴选本行政区域内的中医药学术传承项目和传承人，并为传承活动提供必要的条件。传承人应当开展传承活动，培养后继人才，收集整理并妥善保存相关的学术资料。属于非物质文化遗产代表性项目的，依照《中华人民共和国非物质文化遗产法》的有关规定开展传承活动。

第四十三条　国家建立中医药传统知识保护数据库、保护名录和保护制度。

中医药传统知识持有人对其持有的中医药传统知识享有传承使用的权利，对他人获取、利用其持有的中医药传统知识享有知情同意和利益分享等权利。

国家对经依法认定属于国家秘密的传统中药处方组成和生产工艺实行特殊保护。

第四十四条　国家发展中医养生保健服务，支持社会力量举办规范的中医养生保健机构。中医养生保健服务规范、标准由国务院中医药主管部门制定。

第四十五条　县级以上人民政府应当加强中医药文化宣传，普及中医药知识，鼓励组织和个人创作中医药文化和科普作品。

第四十六条　开展中医药文化宣传和知识普及活动，应当遵守国家有关规定。任何组织或者个人不得对中医药作虚假、夸大宣传，不得冒用中医药名义牟取不正当利益。

广播、电视、报刊、互联网等媒体开展中医药知识宣传，应当聘请中医药专业技术人员进行。

第七章 保障措施

第四十七条 县级以上人民政府应当为中医药事业发展提供政策支持和条件保障，将中医药事业发展经费纳入本级财政预算。

县级以上人民政府及其有关部门制定基本医疗保险支付政策、药物政策等医药卫生政策，应当有中医药主管部门参加，注重发挥中医药的优势，支持提供和利用中医药服务。

第四十八条 县级以上人民政府及其有关部门应当按照法定价格管理权限，合理确定中医医疗服务的收费项目和标准，体现中医医疗服务成本和专业技术价值。

第四十九条 县级以上地方人民政府有关部门应当按照国家规定，将符合条件的中医医疗机构纳入基本医疗保险定点医疗机构范围，将符合条件的中医诊疗项目、中药饮片、中成药和医疗机构中药制剂纳入基本医疗保险基金支付范围。

第五十条 国家加强中医药标准体系建设，根据中医药特点对需要统一的技术要求制定标准并及时修订。

中医药国家标准、行业标准由国务院有关部门依据职责制定或者修订，并在其网站上公布，供公众免费查阅。

国家推动建立中医药国际标准体系。

第五十一条 开展法律、行政法规规定的与中医药有关的评审、评估、鉴定活动，应当成立中医药评审、评估、鉴定的专门组织，或者有中医药专家参加。

第五十二条 国家采取措施，加大对少数民族医药传承创新、应用发展和人才培养的扶持力度，加强少数民族医疗机构和医师队伍建设，促进和规范少数民族医药事业发展。

第八章　法律责任

第五十三条　县级以上人民政府中医药主管部门及其他有关部门未履行本法规定的职责的，由本级人民政府或者上级人民政府有关部门责令改正；情节严重的，对直接负责的主管人员和其他直接责任人员，依法给予处分。

第五十四条　违反本法规定，中医诊所超出备案范围开展医疗活动的，由所在地县级人民政府中医药主管部门责令改正，没收违法所得，并处一万元以上三万元以下罚款；情节严重的，责令停止执业活动。

中医诊所被责令停止执业活动的，其直接负责的主管人员自处罚决定作出之日起五年内不得在医疗机构内从事管理工作。医疗机构聘用上述不得从事管理工作的人员从事管理工作的，由原发证部门吊销执业许可证或者由原备案部门责令停止执业活动。

第五十五条　违反本法规定，经考核取得医师资格的中医医师超出注册的执业范围从事医疗活动的，由县级以上人民政府中医药主管部门责令暂停六个月以上一年以下执业活动，并处一万元以上三万元以下罚款；情节严重的，吊销执业证书。

第五十六条　违反本法规定，举办中医诊所、炮制中药饮片、委托配制中药制剂应当备案而未备案，或者备案时提供虚假材料的，由中医药主管部门和药品监督管理部门按照各自职责分工责令改正，没收违法所得，并处三万元以下罚款，向社会公告相关信息；拒不改正的，责令停止执业活动或者责令停止炮制中药饮片、委托配制中药制剂活动，其直接责任人员五年内不得从事中医药相关活动。

医疗机构应用传统工艺配制中药制剂未依照本法规定备案，或者未按照备案材料载明的要求配制中药制剂的，按生产假药给予处罚。

第五十七条　违反本法规定，发布的中医医疗广告内容与经审查批准的内容不相符的，由原审查部门撤销该广告的审查批准文件，一年内不受理该医疗机构的广告审查申请。

违反本法规定，发布中医医疗广告有前款规定以外违法行为的，依照《中华人民共和国广告法》的规定给予处罚。

第五十八条 违反本法规定，在中药材种植过程中使用剧毒、高毒农药的，依照有关法律、法规规定给予处罚；情节严重的，可以由公安机关对其直接负责的主管人员和其他直接责任人员处五日以上十五日以下拘留。

第五十九条 违反本法规定，造成人身、财产损害的，依法承担民事责任；构成犯罪的，依法追究刑事责任。

第九章 附 则

第六十条 中医药的管理，本法未作规定的，适用《中华人民共和国执业医师法》、《中华人民共和国药品管理法》等相关法律、行政法规的规定。

军队的中医药管理，由军队卫生主管部门依照本法和军队有关规定组织实施。

第六十一条 民族自治地方可以根据《中华人民共和国民族区域自治法》和本法的有关规定，结合实际，制定促进和规范本地方少数民族医药事业发展的办法。

第六十二条 盲人按照国家有关规定取得盲人医疗按摩人员资格的，可以以个人开业的方式或者在医疗机构内提供医疗按摩服务。

第六十三条 本法自 2017 年 7 月 1 日起施行。

二、中医药发展战略规划纲要（2016—2030 年）

国务院关于印发中医药发展战略规划纲要

（2016—2030 年）的通知

国发〔2016〕15 号

各省、自治区、直辖市人民政府，国务院各部委、各直属机构：

现将《中医药发展战略规划纲要（2016—2030 年）》印发给你们，请认真贯彻执行。

国务院

2016 年 2 月 22 日

（此件公开发布）

中医药发展战略规划纲要
（2016—2030 年）

中医药作为我国独特的卫生资源、潜力巨大的经济资源、具有原创优势的科技资源、优秀的文化资源和重要的生态资源，在经济社会发展中发挥着重要作用。随着我国新型工业化、信息化、城镇化、农业现代化深入发展，人口老龄化进程加快，健康服务业蓬勃发展，人民群众对中医药服务的需求越来越旺盛，迫切需要继承、发展、利用好中医药，充分发挥中医药在深化医药卫生体制改革中的作用，造福人类健康。为明确未来十五年我国中医药发展方向和工作重点，促进中医药事业健康发展，制定本规划纲要。

一、基本形势

新中国成立后特别是改革开放以来，党中央、国务院高度重视中医药工作，制定了一系列政策措施，推动中医药事业发展取得了显著成就。中医药总体规模不断扩大，发展水平和服务能力逐步提高，初步形成了医疗、保健、科研、教育、产业、文化整体发展新格局，对经济社会发展贡献度明显提升。截至 2014 年底，全国共有中医类医院（包括中医、中西医结合、民族医医院，下同）3732 所，中医类医院床位 75.5 万张，中医类执业（助理）医师 39.8 万人，2014 年中医类医院总诊疗人次 5.31 亿。中医药在常见病、多发病、慢性病及疑难病症、重大传染病防治中的作用得到进一步彰显，得到国际社会广泛认可。2014 年中药生产企业达到 3813 家，中药工业总产值 7302 亿元。中医药已经传播到 183 个国家和地区。

另一方面，我国中医药资源总量仍然不足，中医药服务领域出现萎缩现象，基层中医药服务能力薄弱，发展规模和水平还不能满足人民群众健康需求；中医药高层次人才缺乏，继承不足、创新不够；中药产业集中度低，野生中药材资源破坏严重，部分中药材品质下降，影响中医药可持续发展；适应中医药发展规律的法律政策体系有待健全；中医药走向世界面临制约和壁垒，国际竞争力有待进一步提升；中医药治理体系和治理能力现代化水平亟待提高，迫切需要加强顶层设计和统筹规划。

当前，我国进入全面建成小康社会决胜阶段，满足人民群众对简便验廉的中医药服务需求，迫切需要大力发展健康服务业，拓宽中医药服务领域。深化医药卫生体制改革，加快推进健康中国建设，迫切需要在构建中国特色基本医疗制度中发挥中医药独特作用。适应未来医学从疾病医学向健康医学转变、医学模式从生物医学向生物—心理—社会模式转变的发展趋势，迫切需要继承和发展中医药的绿色健康理念、天人合一的整体观念、辨证施治和综合施治的诊疗模式、运用自然的防治手段和全生命周期的健康服务。促进经济转型升级，培育新的经济增长动能，迫切需要加大对中医药的扶持力度，进一步激发中医药原创优势，促进中医药产业提质增效。传承和弘扬中华优秀传统文化，迫切需要进一步普及和宣传中医药文化知识。实施“走出去”战略，推进“一带一路”建设，迫切需要推动中医药海外创新发展。各地区、各有关部门要正确认识形势，把握机遇，扎实推进中医药事业持续健康发展。

二、指导思想、基本原则和发展目标

（一）指导思想

认真落实党的十八大和十八届二中、三中、四中、五中全会精神，深入贯彻习近平总书记系列重要讲话精神，紧紧围绕“四个全面”战略布局和党中央、国务院决策部署，牢固树立创新、协调、绿色、开放、共享发展理念，坚持中西医并重，从思想认识、法律地位、学术发展与实践运用上落实中医药与西医药的平等地位，充分遵循中医药自身发展规律，以推进继承创新为主题，以提高中医药发展水平为中心，以完善符合中医药特点的管理体制和政策机制为重点，以增进和维护人民群众健康为目标，拓展中医药服务领域，促进中西医结合，发挥中医药在促进卫生、经济、科技、文化和生态文明发展中的独特作用，统筹推进中医药事业振兴发展，为深化医药卫生体制改革、推进健康中国建设、全面建成小康社会和实现“两个一百年”奋斗目标作出贡献。

（二）基本原则

坚持以人为本、服务惠民。以满足人民群众中医药健康需求为出发点和落脚点，坚持中医药发展为了人民、中医药成果惠及人民，增进人民健康福祉，保证人民享有安全、有效、方便的中医药服务。

坚持继承创新、突出特色。把继承创新贯穿中医药发展一切工作，正确把握好继承和创新的关系，坚持和发扬中医药特色优势，坚持中医药原创思维，充分利用现代科学技术和方法，推动中医药理论与实践不断发展，推进中医药现代化，在创新中不断形成新特色、新优势，永葆中医药薪火相传。

坚持深化改革、激发活力。改革完善中医药发展体制机制，充分发挥市场在资源配置中的决定性作用，拉动投资消费，推进产业结构调整，更好发挥政府在制定规划、出台政策、引导投入、规范市场等方面的作用，积极营造平等参与、公平竞争的市场环境，不断激发中医药发展的潜力和活力。

坚持统筹兼顾、协调发展。坚持中医与西医相互取长补短，发挥各自优势，促进中西医结合，在开放中发展中医药。统筹兼顾中医药发展各领域、各环节，注重城乡、区域、国内国际中医药发展，促进中医药医疗、保健、科研、教育、产业、文化全面发展，促进中医中药协调发展，不断增强中医药发展的整体性和系统性。

（三）发展目标

到 2020 年，实现人人基本享有中医药服务，中医医疗、保健、科研、教育、产业、文化各领域得到全面协调发展，中医药标准化、信息化、产业化、现代化水平不断提高。中医药健康服务能力明显增强，服务领域进一步拓宽，中医医疗服务体系进一步完善，每千人口公立中医类医院床位数达到 0.55 张，中医药服务可得性、可及性明显改善，有效减轻群众医疗负担，进一步放大医改惠民效果；中医基础理论研究及重大疾病攻关取得明显进展，中医药防治水平大幅度提高；中医药人才教育培养体系基本建立，凝聚一批学术领先、医术精湛、医德高尚的中医药人才，每千人口卫生机构中医执业类（助理）医师数达到 0.4 人；中医药产业现代化水平显著提高，中药工业总产值占医药工业总产值 30% 以上，中医药产业成为国民经济重要支柱之一；中医药对外交流合作更加广泛；符合中医药发展规律的法律体系、标准体系、监督体系和政策体系基本建立，中医药管理体制更加健全。

到2030年，中医药治理体系和治理能力现代化水平显著提升，中医药服务领域实现全覆盖，中医药健康服务能力显著增强，在治未病中的主导作用、在重大疾病治疗中的协同作用、在疾病康复中的核心作用得到充分发挥；中医药科技水平显著提高，基本形成一支由百名国医大师、万名中医名师、百万中医师、千万职业技能人员组成的中医药人才队伍；公民中医健康文化素养大幅度提升；中医药工业智能化水平迈上新台阶，对经济社会发展的贡献率进一步增强，我国在世界传统医药发展中的引领地位更加巩固，实现中医药继承创新发展、统筹协调发展、生态绿色发展、包容开放发展和人民共享发展，为健康中国建设奠定坚实基础。

三、重点任务

（一）切实提高中医医疗服务能力

1.完善覆盖城乡的中医医疗服务网络。全面建成以中医类医院为主体、综合医院等其他类别医院中医药科室为骨干、基层医疗卫生机构为基础、中医门诊部和诊所为补充、覆盖城乡的中医医疗服务网络。县级以上地方人民政府要在区域卫生规划中合理配置中医医疗资源，原则上在每个地市级区域、县级区域设置1个市办中医类医院、1个县办中医类医院，在综合医院、妇幼保健机构等非中医类医疗机构设置中医药科室。在乡镇卫生院和社区卫生服务中心建立中医馆、国医堂等中医综合服务区，加强中医药设备配置和中医药人员配备。加强中医医院康复科室建设，支持康复医院设置中医药科室，加强中医康复专业技术人员的配备。

2.提高中医药防病治病能力。实施中医临床优势培育工程，加强在区域内有影响力、科研实力强的省级或地市级中医医院能力建设。建立中医药参与突发公共事件应急网络和应急救治工作协调机制，提高中医药应急救治和重大传染病防治能力。持续实施基层中医药服务能力提升工程，提高县级中医医院和基层医疗卫生机构中医优势病种诊疗能力、中医药综合服务能力。建立慢性病中医药监测与信息管理制度，推动建立融入中医药内容的社区健康管理模式，开展高危人群中医药健康干预，提升基层中医药健康管理水平。大力发展中医非药物疗法，充分发挥其在常见病、多发病和慢性病防治中的独特作用。建立中医医院与基层医疗卫生机构、疾病预防控制机构分工合作的慢性病综合防治网络和工作机制，加快形成急慢分治的分级诊疗秩序。

3. 促进中西医结合。运用现代科学技术，推进中西医资源整合、优势互补、协同创新。加强中西医结合创新研究平台建设，强化中西医临床协作，开展重大疑难疾病中西医联合攻关，形成独具特色的中西医结合诊疗方案，提高重大疑难疾病、急危重症的临床疗效。探索建立和完善国家重大疑难疾病中西医协作工作机制与模式，提升中西医结合服务能力。积极创造条件建设中西医结合医院。完善中西医结合人才培养政策措施，建立更加完善的西医学习中医制度，鼓励西医离职学习中医，加强高层次中西医结合人才培养。

4. 促进民族医药发展。将民族医药发展纳入民族地区和民族自治地方经济社会发展规划，加强民族医医疗机构建设，支持有条件的民族自治地方举办民族医医院，鼓励民族地区各类医疗卫生机构设立民族医药科，鼓励社会力量举办民族医医院和诊所。加强民族医药传承保护、理论研究和文献的抢救与整理。推进民族药标准建设，提高民族药质量，加大开发推广力度，促进民族药产业发展。

5. 放宽中医药服务准入。改革中医医疗执业人员资格准入、执业范围和执业管理制度，根据执业技能探索实行分类管理，对举办中医诊所的，将依法实施备案制管理。改革传统医学师承和确有专长人员执业资格准入制度，允许取得乡村医生执业证书的中医药一技之长人员在乡镇和村开办中医诊所。鼓励社会力量举办连锁中医医疗机构，对社会资本举办只提供传统中医药服务的中医门诊部、诊所，医疗机构设置规划和区域卫生发展规划不作布局限制，支持有资质的中医专业技术人员特别是名老中医开办中医门诊部、诊所，鼓励药品经营企业举办中医坐堂医诊所。保证社会办和政府办中医医疗机构在准入、执业等方面享有同等权利。

6. 推动“互联网 +”中医医疗。大力发展中医远程医疗、移动医疗、智慧医疗等新型医疗服务模式。构建集医学影像、检验报告等健康档案于一体的医疗信息共享服务体系，逐步建立跨医院的中医医疗数据共享交换标准体系。探索互联网延伸医嘱、电子处方等网络中医医疗服务应用。利用移动互联网等信息技术提供在线预约诊疗、候诊提醒、划价缴费、诊疗报告查询、药品配送等便捷服务。

（二）大力发展中医养生保健服务

7. 加快中医养生保健服务体系建设。研究制定促进中医养生保健服务发展的政策措施，支持社会力量举办中医养生保健机构，实现集团化发展或连锁化经营。实施中医治未病健康工程，加强中医医院治未病科室建设，为群众提供中医健康咨询评估、干预调理、随访管理等治未病服务，探索融健康文化、健康管理、健康保险于一体的中医健康保障模式。鼓励中医医院、中医医师为中医养生保健机构提供保健咨询、调理和药膳等技术支持。

8. 提升中医养生保健服务能力。鼓励中医医疗机构、养生保健机构走进机关、学校、企业、社区、乡村和家庭，推广普及中医养生保健知识和易于掌握的理疗、推拿等中医养生保健技术与方法。鼓励中医药机构充分利用生物、仿生、智能等现代科学技术，研发一批保健食品、保健用品和保健器械器材。加快中医治未病技术体系与产业体系建设。推广融入中医治未病理念的健康工作和生活方式。

9. 发展中医药健康养老服务。推动中医药与养老融合发展，促进中医医疗资源进入养老机构、社区和居民家庭。支持养老机构与中医医疗机构合作，建立快速就诊绿色通道，鼓励中医医疗机构面向老年人群开展上门诊视、健康查体、保健咨询等服务。鼓励中医医师在养老机构提供保健咨询和调理服务。鼓励社会资本新建以中医药健康养老为主的护理院、疗养院，探索设立中医药特色医养结合机构，建设一批医养结合示范基地。

10. 发展中医药健康旅游服务。推动中医药健康服务与旅游产业有机融合，发展以中医药文化传播和体验为主题，融中医疗养、康复、养生、文化传播、商务会展、中药材科考与旅游于一体的中医药健康旅游。开发具有地域特色的中医药健康旅游产品和线路，建设一批国家中医药健康旅游示范基地和中医药健康旅游综合体。加强中医药文化旅游商品的开发生产。建立中医药健康旅游标准化体系，推进中医药健康旅游服务标准化和专业化。举办"中国中医药健康旅游年"，支持举办国际性的中医药健康旅游展览、会议和论坛。

（三）扎实推进中医药继承

11. 加强中医药理论方法继承。实施中医药传承工程，全面系统继承历代各家学术理论、流派及学说，全面系统继承当代名老中医药专家学术思想和临床诊疗经验，总结中医优势病种临床基本诊疗规律。将中医古籍文献的整理纳入国家中华典籍整理工程，开展中医古籍文献资源普查，抢救濒临失传的珍稀与珍贵古籍文献，推动中医古籍数字化，编撰出版《中华医藏》，加强海外中医古籍影印和回归工作。

12. 加强中医药传统知识保护与技术挖掘。建立中医药传统知识保护数据库、保护名录和保护制度。加强中医临床诊疗技术、养生保健技术、康复技术筛选，完善中医医疗技术目录及技术操作规范。加强对传统制药、鉴定、炮制技术及老药工经验的继承应用。开展对中医药民间特色诊疗技术的调查、挖掘整理、研究评价及推广应用。加强对中医药百年老字号的保护。

13. 强化中医药师承教育。建立中医药师承教育培养体系，将师承教育全面融入院校教育、毕业后教育和继续教育。鼓励医疗机构发展师承教育，实现师承教育常态化和制度化。建立传统中医师管理制度。加强名老中医药专家传承工作室建设，吸引、鼓励名老中医药专家和长期服务基层的中医药专家通过师承模式培养多层次的中医药骨干人才。

（四）着力推进中医药创新

14. 健全中医药协同创新体系。健全以国家和省级中医药科研机构为核心，以高等院校、医疗机构和企业为主体，以中医科学研究基地（平台）为支撑，多学科、跨部门共同参与的中医药协同创新体制机制，完善中医药领域科技布局。统筹利用相关科技计划（专项、基金等），支持中医药相关科技创新工作，促进中医药科技创新能力提升，加快形成自主知识产权，促进创新成果的知识产权化、商品化和产业化。

15. 加强中医药科学研究。运用现代科学技术和传统中医药研究方法，深化中医基础理论、辨证论治方法研究，开展经穴特异性及针灸治疗机理、中药药性理论、方剂配伍理论、中药复方药效物质基础和作用机理等研究，建立概念明确、结构合理的理论框架体系。加强对重大疑难疾病、重大传染病防治的联合攻关和对常见病、多发病、慢性病的中医药防治研究，形成一批防治重大疾病和治未病的重大产品和技术成果。综合运用现代科技手段，开发一批基于中医理论的诊疗仪器与设备。探索适合中药特点的新药开发新模式，推动重大新药创制。鼓励基于经典名方、医疗机构中药制剂等的中药新药研发。针对疾病新的药物靶标，在中药资源中寻找新的候选药物。

16. 完善中医药科研评价体系。建立和完善符合中医药特点的科研评价标准和体系，研究完善有利于中医药创新的激励政策。通过同行评议和引进第三方评估，提高项目管理效率和研究水平。不断提高中医药科研成果转化效率。开展中医临床疗效评价与转化应用研究，建立符合中医药特点的疗效评价体系。

（五）全面提升中药产业发展水平

17.加强中药资源保护利用。实施野生中药材资源保护工程，完善中药材资源分级保护、野生中药材物种分级保护制度，建立濒危野生药用动植物保护区、野生中药材资源培育基地和濒危稀缺中药材种植养殖基地，加强珍稀濒危野生药用动植物保护、繁育研究。建立国家级药用动植物种质资源库。建立普查和动态监测相结合的中药材资源调查制度。在国家医药储备中，进一步完善中药材及中药饮片储备。鼓励社会力量投资建立中药材科技园、博物馆和药用动植物园等保育基地。探索荒漠化地区中药材种植生态经济示范区建设。

18.推进中药材规范化种植养殖。制定中药材主产区种植区域规划。制定国家道地药材目录，加强道地药材良种繁育基地和规范化种植养殖基地建设。促进中药材种植养殖业绿色发展，制定中药材种植养殖、采集、储藏技术标准，加强对中药材种植养殖的科学引导，大力发展中药材种植养殖专业合作社和合作联社，提高规模化、规范化水平。支持发展中药材生产保险。建立完善中药材原产地标记制度。实施贫困地区中药材产业推进行动，引导贫困户以多种方式参与中药材生产，推进精准扶贫。

19.促进中药工业转型升级。推进中药工业数字化、网络化、智能化建设，加强技术集成和工艺创新，提升中药装备制造水平，加速中药生产工艺、流程的标准化、现代化，提升中药工业知识产权运用能力，逐步形成大型中药企业集团和产业集群。以中药现代化科技产业基地为依托，实施中医药大健康产业科技创业者行动，促进中药一二三产业融合发展。开展中成药上市后再评价，加大中成药二次开发力度，开展大规模、规范化临床试验，培育一批具有国际竞争力的名方大药。开发一批中药制造机械与设备，提高中药制造业技术水平与规模效益。推进实施中药标准化行动计划，构建中药产业全链条的优质产品标准体系。实施中药绿色制造工程，形成门类丰富的新兴绿色产业体系，逐步减少重金属及其化合物等物质的使用量，严格执行《中药类制药工业水污染物排放标准》（GB 21906-2008），建立中药绿色制造体系。

20.构建现代中药材流通体系。制定中药材流通体系建设规划，建设一批道地药材标准化、集约化、规模化和可追溯的初加工与仓储物流中心，与生产企业供应商管理和质量追溯体系紧密相连。发展中药材电子商务。利用大数据加强中药材生产信息搜集、价格动态监测分析和预测预警。实施中药材质量保障工程，建立中药材生产流通全过程质量管理和质量追溯体系，加强第三方检测平台建设。

（六）大力弘扬中医药文化

21.繁荣发展中医药文化。大力倡导“大医精诚”理念，强化职业道德建设，形成良好行业风尚。实施中医药健康文化素养提升工程，加强中医药文物设施保护和非物质文化遗产传承，推动更多非药物中医诊疗技术列入联合国教科文组织非物质文化遗产名录和国家级非物质文化遗产目录，使更多古代中医典籍进入世界记忆名录。推动中医药文化国际传播，展示中华文化独特魅力，提升我国文化软实力。

22.发展中医药文化产业。推动中医药与文化产业融合发展，探索将中医药文化纳入文化产业发展规划。创作一批承载中医药文化的创意产品和文化精品。促进中医药与广播影视、新闻出版、数字出版、动漫游戏、旅游餐饮、体育演艺等有效融合，发展新型文化产品和服务。培育一批知名品牌和企业，提升中医药与文化产业融合发展水平。

（七）积极推动中医药海外发展

23.加强中医药对外交流合作。深化与各国政府和世界卫生组织、国际标准化组织等的交流与合作，积极参与国际规则、标准的研究与制订，营造有利于中医药海外发展的国际环境。实施中医药海外发展工程，推动中医药技术、药物、标准和服务走出去，促进国际社会广泛接受中医药。本着政府支持、民间运作、服务当地、互利共赢的原则，探索建设一批中医药海外中心。支持中医药机构全面参与全球中医药各领域合作与竞争，发挥中医药社会组织的作用。在国家援外医疗中进一步增加中医药服务内容。推进多层次的中医药国际教育交流合作，吸引更多的海外留学生来华接受学历教育、非学历教育、短期培训和临床实习，把中医药打造成中外人文交流、民心相通的亮丽名片。

24.扩大中医药国际贸易。将中医药国际贸易纳入国家对外贸易发展总体战略，构建政策支持体系，突破海外制约中医药对外贸易发展的法律、政策障碍和技术壁垒，加强中医药知识产权国际保护，扩大中医药服务贸易国际市场准入。支持中医药机构参与“一带一路”建设，扩大中医药对外投资和贸易。为中医药服务贸易发展提供全方位公共资源保障。鼓励中医药机构到海外开办中医医院、连锁诊所和中医养生保健机构。扶持中药材海外资源开拓，加强海外中药材生产流通质量管理。鼓励中医药企业走出去，加快打造全产业链服务的跨国公司和知名国际品牌。积极发展入境中医健康旅游，承接中医医疗服务外包，加强中医药服务贸易对外整体宣传和推介。

四、保障措施

（一）健全中医药法律体系

推动颁布并实施中医药法，研究制定配套政策法规和部门规章，推动修订执业医师法、药品管理法和医疗机构管理条例、中药品种保护条例等法律法规，进一步完善中医类别执业医师、中医医疗机构分类和管理、中药审批管理、中医药传统知识保护等领域相关法律规定，构建适应中医药发展需要的法律法规体系。指导地方加强中医药立法工作。

（二）完善中医药标准体系

为保障中医药服务质量安全，实施中医药标准化工程，重点开展中医临床诊疗指南、技术操作规范和疗效评价标准的制定、推广与应用。系统开展中医治未病标准、药膳制作标准和中医药保健品标准等研究制定。健全完善中药质量标准体系，加强中药质量管理，重点强化中药炮制、中药鉴定、中药制剂、中药配方颗粒以及道地药材的标准制定与质量管理。加快中药数字化标准及中药材标本建设。加快国内标准向国际标准转化。加强中医药监督体系建设，建立中医药监督信息数据平台。推进中医药认证管理，发挥社会力量的监督作用。

（三）加大中医药政策扶持力度

落实政府对中医药事业的投入政策。改革中医药价格形成机制，合理确定中医医疗服务收费项目和价格，降低中成药虚高药价，破除以药补医机制。继续实施不取消中药饮片加成政策。在国家基本药物目录中进一步增加中成药品种数量，不断提高国家基本药物中成药质量。地方各级政府要在土地利用总体规划和城乡规划中统筹考虑中医药发展需要，扩大中医医疗、养生保健、中医药健康养老服务等用地供给。

（四）加强中医药人才队伍建设

建立健全院校教育、毕业后教育、继续教育有机衔接以及师承教育贯穿始终的中医药人才培养体系。重点培养中医重点学科、重点专科及中医药临床科研领军人才。加强全科医生人才、基层中医药人才以及民族医药、中西医结合等各类专业技能人才培养。开展临床类别医师和乡村医生中医药知识与技能培训。建立中医药职业技能人员系列，合理设置中医药健康服务技能岗位。深化中医药教育改革，建立中医学专业认证制度，探索适应中医医师执业分类管理的人才培养模式，加强一批中医药重点学科建设，鼓励有条件的民族地区和高等院校开办民族医药专业，开展民族医药研究生教育，打造一批世界一流的中医药名校和学科。健全国医大师评选表彰制度，完善中医药人才评价机制。建立吸引、稳定基层中医药人才的保障和长效激励机制。

（五）推进中医药信息化建设

按照健康医疗大数据应用工作部署，在健康中国云服务计划中，加强中医药大数据应用。加强中医医院信息基础设施建设，完善中医医院信息系统。建立对患者处方真实有效性的网络核查机制，实现与人口健康信息纵向贯通、横向互通。完善中医药信息统计制度建设，建立全国中医药综合统计网络直报体系。

五、组织实施

（一）加强规划组织实施

进一步完善国家中医药工作部际联席会议制度，由国务院领导同志担任召集人。国家中医药工作部际联席会议办公室要强化统筹协调，研究提出中医药发展具体政策措施，协调解决重大问题，加强对政策落实的指导、督促和检查；要会同相关部门抓紧研究制定本规划纲要实施分工方案，规划建设一批国家中医药综合改革试验区，确保各项措施落到实处。地方各级政府要将中医药工作纳入经济社会发展规划，加强组织领导，健全中医药发展统筹协调机制和工作机制，结合实际制定本规划纲要具体实施方案，完善考核评估和监督检查机制。

（二）健全中医药管理体制

按照中医药治理体系和治理能力现代化要求，创新管理模式，建立健全国家、省、市、县级中医药管理体系，进一步完善领导机制，切实加强中医药管理工作。各相关部门要在职责范围内，加强沟通交流、协调配合，形成共同推进中医药发展的工作合力。

（三）营造良好社会氛围

综合运用广播电视、报刊等传统媒体和数字智能终端、移动终端等新型载体，大力弘扬中医药文化知识，宣传中医药在经济社会发展中的重要地位和作用。推动中医药进校园、进社区、进乡村、进家庭，将中医药基础知识纳入中小学传统文化、生理卫生课程，同时充分发挥社会组织作用，形成全社会“信中医、爱中医、用中医”的浓厚氛围和共同发展中医药的良好格局。

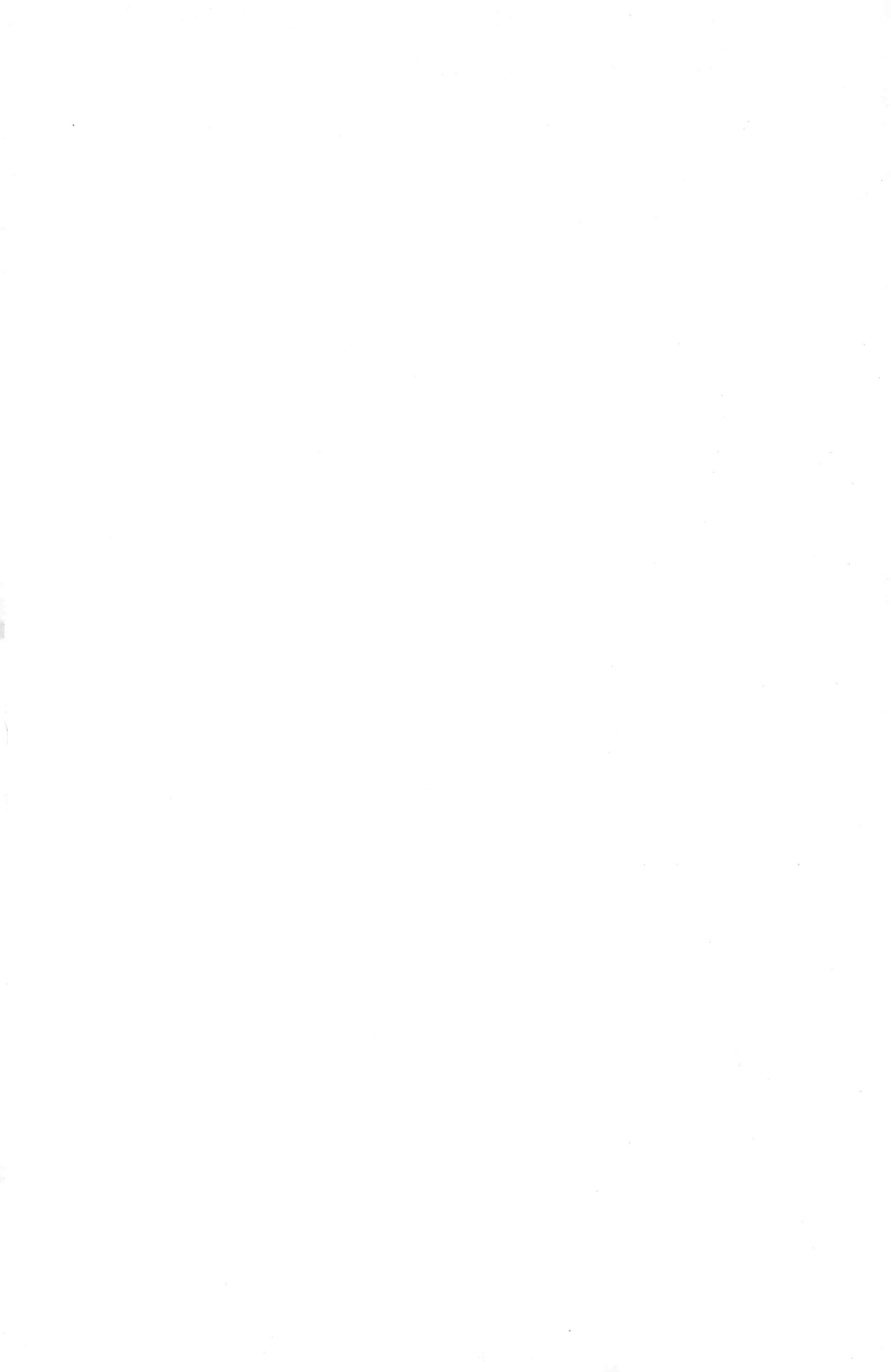

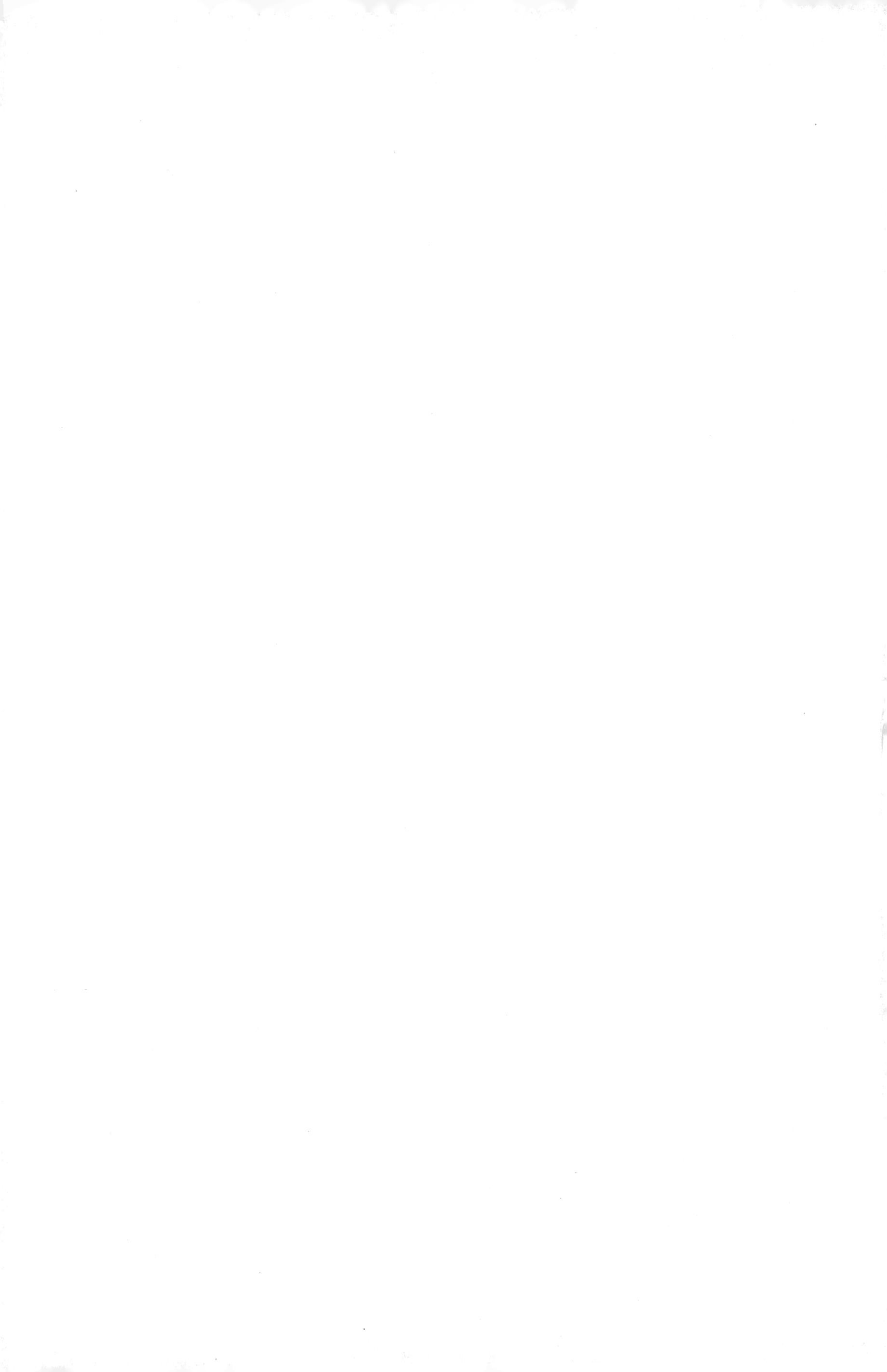